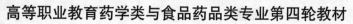

高等职业教育药学类与食品药品类专业第四轮教材

U0265551

实用方剂与中成药 第②版

（供药学类、中医药类、药品与医疗器械类专业用）

主　编　赵宝林　陆鸿奎

副主编　张灿云　高翠芳　马　江　邱　佳

编　者　（以姓氏笔画为序）

马　江（通辽职业学院）　　　　　　　刘　衡（保山中医药高等专科学校）

闫　晨（天津生物工程职业技术学院）　吴建沙（邢台医学高等专科学校）

邱　佳（遵义医药高等专科学校）　　　张灿云（长春医学高等专科学校）

陆鸿奎（楚雄医药高等专科学校）　　　罗红柳（重庆三峡医药高等专科学校）

赵宝林（安徽中医药高等专科学校）　　钟长军（安徽中医药高等专科学校）

高翠芳（山东药品食品职业学院）　　　谈利红（重庆医药高等专科学校）

黄欲立（济南护理职业学院）　　　　　梁　爽（淄博职业学院）

中国健康传媒集团

中国医药科技出版社

内容提要

本教材为"高等职业教育药学类与食品药品类专业第四轮教材"之一，系根据本套教材的编写指导思想和原则要求，结合专业培养目标和本课程的教学目标、内容与任务要求编写而成。本教材具有专业针对性强、紧密结合新时代行业要求和社会用人需求、与职业技能鉴定相对接的特点；内容主要包括方剂与中成药基本知识、常用方剂与中成药以及实践应用等。本教材为书网融合教材，即纸质教材有机融合电子教材、教学配套资源（PPT、微课、视频等）、题库系统、数字化教学服务（在线教学、在线作业、在线考试）。

本教材主要供药学类、中医药类、药品与医疗器械类等专业师生使用，亦可作为执业药师资格考试的参考用书。

图书在版编目（CIP）数据

实用方剂与中成药/赵宝林，陆鸿奎主编．— 2 版．— 北京：中国医药科技出版社，2021.7
（2024.7重印）

高等职业教育药学类与食品药品类专业第四轮教材

ISBN 978 – 7 – 5214 – 2580 – 2

Ⅰ．①实… Ⅱ．①赵… ②陆… Ⅲ．①方剂学 – 高等职业教育 – 教材 ②中成药 – 高等职业教育 – 教材
Ⅳ．①R289 ②R286

中国版本图书馆 CIP 数据核字（2021）第 143388 号

美术编辑　陈君杞

版式设计　友全图文

出版　**中国健康传媒集团** | 中国医药科技出版社

地址　北京市海淀区文慧园北路甲 22 号

邮编　100082

电话　发行：010 – 62227427　邮购：010 – 62236938

网址　www. cmstp. com

规格　889×1194mm $\frac{1}{16}$

印张　19 $\frac{1}{4}$

字数　533 千字

初版　2017 年 1 月第 1 版

版次　2021 年 7 月第 2 版

印次　2024 年 7 月第 5 次印刷

印刷　三河市万龙印装有限公司

经销　全国各地新华书店

书号　ISBN 978 – 7 – 5214 – 2580 – 2

定价　55.00 元

获取新书信息、投稿、为图书纠错，请扫码联系我们。

出版说明

　　"全国高职高专院校药学类与食品药品类专业'十三五'规划教材"于2017年初由中国医药科技出版社出版，是针对全国高等职业教育药学类、食品药品类专业教学需求和人才培养目标要求而编写的第三轮教材，自出版以来得到了广大教师和学生的好评。为了贯彻党的十九大精神，落实国务院《国家职业教育改革实施方案》，将"落实立德树人根本任务，发展素质教育"的战略部署要求贯穿教材编写全过程，中国医药科技出版社在院校调研的基础上，广泛征求各有关院校及专家的意见，于2020年9月正式启动第四轮教材的修订编写工作。

　　党的二十大报告指出，要办好人民满意的教育，全面贯彻党的教育方针，落实立德树人根本任务，培养德智体美劳全面发展的社会主义建设者和接班人。教材是教学的载体，高质量教材在传播知识和技能的同时，对于践行社会主义核心价值观，深化爱国主义、集体主义、社会主义教育，着力培养担当民族复兴大任的时代新人发挥巨大作用。在教育部、国家药品监督管理局的领导和指导下，在本套教材建设指导委员会专家的指导和顶层设计下，依据教育部《职业教育专业目录（2021年）》要求，中国医药科技出版社组织全国高职高专院校及相关单位和企业具有丰富教学与实践经验的专家、教师进行了精心编撰。

　　本套教材共计66种，全部配套"医药大学堂"在线学习平台，主要供高职高专院校药学类、药品与医疗器械类、食品类及相关专业（即药学、中药学、中药制药、中药材生产与加工、制药设备应用技术、药品生产技术、化学制药、药品质量与安全、药品经营与管理、生物制药专业等）师生教学使用，也可供医药卫生行业从业人员继续教育和培训使用。

　　本套教材定位清晰，特点鲜明，主要体现在如下几个方面。

　　1. 落实立德树人，体现课程思政

　　教材内容将价值塑造、知识传授和能力培养三者融为一体，在教材专业内容中渗透我国药学事业人才必备的职业素养要求，潜移默化，让学生能够在学习知识同时养成优秀的职业素养。进一步优化"实例分析/岗位情景模拟"内容，同时保持"学习引导""知识链接""目标检测"或"思考题"模块的先进性，体现课程思政。

　　2. 坚持职教精神，明确教材定位

　　坚持现代职教改革方向，体现高职教育特点，根据《高等职业学校专业教学标准》要求，以岗位需求为目标，以就业为导向，以能力培养为核心，培养满足岗位需求、教学需求和社会需求的高素质技能型人才，做到科学规划、有序衔接、准确定位。

　　3. 体现行业发展，更新教材内容

　　紧密结合《中国药典》（2020年版）和我国《药品管理法》（2019年修订）、《疫苗管理法》（2019

年)、《药品生产监督管理办法》(2020年版)、《药品注册管理办法》(2020年版) 以及现行相关法规与标准，根据行业发展要求调整结构、更新内容。构建教材内容紧密结合当前国家药品监督管理法规、标准要求，体现全国卫生类 (药学) 专业技术资格考试、国家执业药师职业资格考试的有关新精神、新动向和新要求，保证教育教学适应医药卫生事业发展要求。

4. 体现工学结合，强化技能培养

专业核心课程吸纳具有丰富经验的医疗机构、药品监管部门、药品生产企业、经营企业人员参与编写，保证教材内容能体现行业的新技术、新方法，体现岗位用人的素质要求，与岗位紧密衔接。

5. 建设立体教材，丰富教学资源

搭建与教材配套的 "医药大学堂"（包括数字教材、教学课件、图片、视频、动画及习题库等），丰富多样化、立体化教学资源，并提升教学手段，促进师生互动，满足教学管理需要，为提高教育教学水平和质量提供支撑。

6. 体现教材创新，鼓励活页教材

新型活页式、工作手册式教材全流程体现产教融合、校企合作，实现理论知识与企业岗位标准、技能要求的高度融合，为培养技术技能型人才提供支撑。本套教材部分建设为活页式、工作手册式教材。

编写出版本套高质量教材，得到了全国药品职业教育教学指导委员会和全国卫生职业教育教学指导委员会有关专家以及全国各相关院校领导与编者的大力支持，在此一并表示衷心感谢。出版发行本套教材，希望得到广大师生的欢迎，对促进我国高等职业教育药学类与食品药品类相关专业教学改革和人才培养作出积极贡献。希望广大师生在教学中积极使用本套教材并提出宝贵意见，以便修订完善，共同打造精品教材。

数字化教材编委会

主　编　赵宝林　陆鸿奎
副主编　张灿云　高翠芳　马　江　邱　佳
编　者　（以姓氏笔画为序）
　　　　马　江（通辽职业学院）
　　　　刘　衡（保山中医药高等专科学校）
　　　　闫　晨（天津生物工程职业技术学院）
　　　　吴建沙（邢台医学高等专科学校）
　　　　邱　佳（遵义医药高等专科学校）
　　　　张灿云（长春医学高等专科学校）
　　　　陆鸿奎（楚雄医药高等专科学校）
　　　　罗红柳（重庆三峡医药高等专科学校）
　　　　赵宝林（安徽中医药高等专科学校）
　　　　钟长军（安徽中医药高等专科学校）
　　　　高翠芳（山东药品食品职业学院）
　　　　谈利红（重庆医药高等专科学校）
　　　　黄欲立（济南护理职业学院）
　　　　梁　爽（淄博职业学院）

实用方剂与中成药是高等职业教育药学、中医药学等专业必修的专业课。为了贯彻党的十九大精神，落实国务院《国家职业教育改革实施方案》文件精神，将"落实立德树人根本任务，发展素质教育"的战略部署要求，促进教学质量和人才培养质量的不断提高。根据《职业教育专业目录》（2021年）的新要求，结合高职高专教育特点和人才培养模式及课程体系改革的需求编写本教材。

本教材在第一版的基础上修订而成，按照模块、项目、任务组织教材内容，以便更好地体现项目引领、任务驱动的高等职业技术教育教学模式。教材共包括八个模块、三十七个项目和实践技能训练，并在每个项目中分若干任务和目标检测等，强化实践训练，便于学习和应用。其中模块一为方剂与中成药基本知识。模块二至模块八以《国家执业药师考试大纲》及《卫生职业资格考试大纲》为参考，分别介绍内科、外科、妇科、儿科、眼科、耳鼻喉和口腔科、骨伤科等常用方剂与中成药。共选择方剂与中成药262首（含附方），其中掌握106首，熟悉78首，了解78首。最后设实践技能训练。为了便于学生学习、掌握、检测各知识要点，在保持教材主体框架不变的基础上，设计生动、活泼的学习引导、学习目标、知识链接、实例分析等教材编写模块，以满足教学互动需求。同时本教材为书网融合教材，即纸质教材有机融合电子教材、教学配套资源（PPT、微课、视频等）、题库系统、数字化教学服务（在线教学、在线作业、在线考试）。

本教材适用于高职高专院校药学类、中医药学类、药品与医疗器械类等专业教学使用，同时兼顾了多个岗位的需求，亦可作为执业药师资格考试的参考用书。

本教材的编写得到了各参编单位的全力支持，同时参阅了多位专家、学者及同行的著作及相关资料，在此一并表示衷心的感谢！

由于编者水平所限，书中难免有错漏和不妥之处，敬请专家学者和各校师生提出宝贵意见，以便进一步修订完善。

编　者
2021 年 5 月

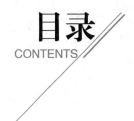

目录
CONTENTS

模块一
方剂与中成药
基本知识

PPT

学习引导

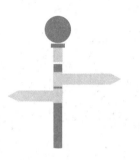

　　方剂是医生根据患者的病情临证组方，具有加减灵活、善于变通等特点；中成药属"成品制剂"，其组成、主治、剂型规格、服法用量固定不变。中药代表青蒿素是从菊科植物黄花蒿茎叶中提取的有过氧基团的倍半萜内酯的一种无色针状晶体，屠呦呦研究员凭借青蒿素的抗疟疾功效，获得 2015 年诺贝尔生理学或医学奖。

　　本项目主要介绍方剂与中成药的概念、发展简史。

学习目标

1. **掌握**　方剂与中成药的概念。
2. **熟悉**　历代医家在方剂与中成药方面的代表著作和主要成就。
3. **了解**　方剂与中成药在中医药学体系中的地位。

任务一　方剂与中成药概念

一、方剂与中成药的概念

　　方剂是在辨证审因立法的基础上，按照组方原则，选择具有特定疗效的药物，酌定剂量、剂型、用法而成；是中医运用中药防治疾病的主要形式，是中医理、法、方、药重要组成部分。中成药是在中医药理论指导下，以中医方剂为依据、中药材为原料，按规定处方和工艺制备成批生产的疗效确切、质量稳定可控、随时可以取用、具有一定剂型的成品制剂。

 实例分析 1-1

　　实例　独参汤来源于《修月鲁般经后录》引《十药神书》。处方以人参 20～30g（去芦），用水 300ml，大枣 5 个，同煎至 150ml，随时细细服之。令患者熟睡一觉。独参汤具有补气固脱的作用。主诸般失血与疮疡溃后，气血俱虚，面色苍白，恶寒发热，手足清冷，自汗或出冷汗，脉微细欲绝者。

　　问题　1. 独参汤只有人参一味药，根据方剂与中成药概念应该归类于方剂还是中成药？

　　2. 人参为何要去芦头？试根据所学知识区别中药、方剂与中成药的区别？

答案解析

方剂、中成药与中药三者均是在中医药理论指导下应用的。中药的应用具有其独特的理论体系和应用形式，它是用中医药理论来阐述单味药物的药性、归经、功效及主治，是构成方剂与中成药的基础，中药的应用主要是通过方剂与中成药的形式体现出来，即"方以药成"。方剂与中成药又是中药治病的进一步发展，是在中医理论指导下，经辨证审因、确立治法后，按照组方原则，有目的地选择适应病情的单味或多味中药有机地配合在一起，集其所长，避其所短，起着减毒、增效的双重作用。即"方之既成，能使药各全其性，亦能使药各失其性"。这种质的变化是方剂、中成药与中药的根本区别。它们之间表现为并存互动，相互促进，共同发展，是中医理论与中药理论的高度统一。虽然中药是构成方剂与中成药的基础，但方剂与中成药的功效不等于方中药味各自功能的简单相加，而是方中诸多药物综合作用的体现。

二、实用方剂与中成药课程任务

一是通过对基础理论、基本知识及一定数量常用方剂与中成药的学习，使学生掌握组方原理和配伍规律，能对常见方剂与中成药进行简单的处方分析，并具有一定的复方研发能力。二是要与临床运用密切结合，在继承和发扬传统制药技术的同时，结合现代科学技术，研发符合药物性能、临床运用的新药、新剂型。为今后从事中药工作及继续学习和发展奠定理论基础。

任务二　方剂与中成药发展史 ⓔ 微课 I

方剂与中成药的起源历史久远。早在原始社会，我们的祖先就发现了药物并知道运用药物治疗疾病。药物的名称、形态、产地、采收、炮制、药性、功能等是本草学范畴，而以此为基础，以一定的制剂、给药方式及运用药物配伍来治病便是方剂与中成药的内容。

一、先秦

早在原始社会，我们的祖先们在长期的生活和生产实践中，经过日积月累的口尝身受，逐步形成了动、植物药物知识。单味药物的使用，是方剂与中成药产生的基础。随着有意识利用单味药物治病，到认识到几味药物配合起来比单味药疗效更好，于是逐渐产生了方剂。商代汤液的出现，为后世方剂的诞生奠定了基础。同时，人们在应用药物或方剂时，发现通过简单的加工，如捣汁或捣碎服用，能达到更好的治疗效果，并且相互传习，推广应用，这种简单的加工方法，可以看作是中成药最早的孕育阶段。夏、商、周时期，由于有了比较成熟的耕种技术，我们的祖先开始用谷物酿酒。人们在酿酒和饮酒的同时，还用酒来制药，做成酒剂治病。酒剂和洗剂相继在这一时期出现，都说明中成药在这一时期有了进一步发展。

我国现存最早的方书是《五十二病方》。据考证，该书为殷商至春秋战国期间的作品，该书全面反映战国时期的方剂学成就。共收载医方283首，用药242种，治疗52种疾病。书中收载有酒、丸、散、丹、油膏等十余种中成药剂型，从剂型的制作方法来看，制作精细，方法较多。

《黄帝内经》约成书于春秋战国时期，是中医理论的经典著作，为中医学的发展起着重要的奠基作用。此书虽是专门阐述中医基本理论的重要巨著，但对方剂与中成药的发展也很有贡献。书中记载了生铁落饮、小金丹等13首方剂，其中汤剂4首，其余9首均为成药，含丸、散、膏、丹、酒剂等多种剂型。从 13 首方剂的内容来看，仍较古朴，但剂型已较为丰富。全书总结的"君臣佐使"的方剂配伍原则，药物气味的配伍原理，大、小、缓、急、奇、偶、重的方剂分类方法，为方剂与中成药的形成与发展初步奠定理论基础。

二、两汉

东汉末年，著名医家张仲景著《伤寒杂病论》，创造性地融理、法、方、药于一体，被后世医家誉为"方书之祖"。《伤寒杂病论》的问世，标志着方剂与中成药的发展已相当成熟。一般认为，现存的《伤寒论》和《金匮要略》，即是在原书流传过程中分离出来的。《伤寒论》载方 113 首，主要以六经论伤寒，《金匮要略》载方 245 首，主要以脏腑论杂病，除去重复者，两书收方合计 323 方。书中载方有理有法，配伍严谨，选药精当，用量准确，变化巧妙，且疗效确切，深为后世医家推崇，将其所载之方称为"经方"。《伤寒杂病论》记载中成药 60 余种，有丸剂、散剂、酒剂、软膏剂、洗剂、浴剂、栓剂、熏剂、滴耳剂、灌鼻剂等十余种剂型，并记载了成药的制作方法和多种剂型的应用，其中有的方法和剂型如蜜煎导法、蛇床子散坐药等，都给后世以很大启发，并已发展成相应的新药，如甘油栓、开塞露等。《伤寒杂病论》首创用动物胶汁、炼蜜、淀粉制丸剂的赋形剂。张仲景较系统地总结了我国古代药品制备上的成就，奠定了中药制剂的基础。

三、魏晋南北朝

魏晋南北朝医家在临床制方选药上多注重实用，略于理论探讨。提倡用药简捷，价格便宜，注重疗效。其代表为东晋医家葛洪的《肘后备急方》，该书共收单方 510 首、复方 494 首，文字简要，并载录药方用法。所收之方为治疗卒中、昏厥、溺水、外伤、中毒等突发急症为主的方剂。葛洪主张将药物加工成一定的剂型，贮之以备急用，使中成药又有了进一步的发展。书中增加了干浸膏、铅硬膏、浓缩丸、蜡丸、尿道栓、饼、丹等剂型，首次将中成药列专章论述，第一次使用了"成剂药"这一名词术语，进一步丰富和发展了药物剂型的内容。葛洪并著有《抱朴子内篇》，专论丹剂，介绍了不少炼丹炼汞的方法。

即学即练 1-1

《肘后备急方》的特点是（　　）

答案解析　　A. 简　　B. 便　　C. 廉　　D. 急　　E. 验

陶弘景在所著《本草经集注》中收载药物 730 种，剂型有汤剂、酒剂、丸剂、膏剂等。在"合药分科治法"项中指出，药物产地、采治之法和疗效有密切关系，并考证药物度量衡，对于配制药剂时质量保证和疗效提高有一定作用。

此外，在该时期开始出现外科的专科方书，即晋末《刘涓子鬼遗方》。在古代因战争频发，外伤科疾病较多，故外伤科的方书出现较早，而儿科、妇科、眼科喉科等方书在其之后才出现。

四、唐代

唐代药王孙思邈著《备急千金要方》和《千金翼方》，其中《备急千金要方》共 30 卷，132 门，载方 5300 余首；《千金翼方》亦为 30 卷，载方 2200 余首。两书虽以方书为名，但实为综合类医学巨著。书中还收录了若干保健、美容方剂，为后世补虚弱、抗衰老、保健美容留下许多珍贵的方剂和经验。其中著名的方剂与中成药如温胆汤、独活寄生汤、苇茎汤、孔圣枕中丹、磁朱丸、紫雪等影响深远，至今沿用不衰。同时书中记载秤、铁臼、磁钵、绢罗等 16 种制药工具，该书第一次提出丸剂包装宜采用蜡密封包裹防潮的见解。

王焘著《外台秘要》，是唐代又一部大规模的方书和临床医学著作。全书共 40 卷，1104 门，收方 6800 余首。该书整理并保存了一大批唐代及唐代以前的名方和一些海外传来的方剂，使用了进口药材。如以苏合香为原料制备的"乞力伽丸"，即苏合香丸，现代研制的"冠心苏合丸""苏冰滴丸"均源于此方。孙思邈、王焘不仅著书收载了大量的成方，同时还对中成药生产工艺进行了完善，推动了中成药的发展。

五、宋代

宋代是高度中央集权的王朝，国家的统一，经济的振兴使科学文化达到了前所未有的高峰，方剂学也得到了相应的发展。中成药制备已官方化，药事管理上分工更加明确。宋代太医局设立了"熟药所"经营制药和售药，以后又扩大为"惠民和剂局"，专门制备丸、散、膏、丹等中成药出售，为中国历史上第一个官办药局。由于宋代发明了活字印刷术，加速和增大了医药学知识的传播，是方剂与中成药发展的高峰时期。这一时期的方书，影响较大的是《太平惠民和剂局方》《太平圣惠方》《圣济总录》三部集大成性巨著。

《太平惠民和剂局方》是北宋大观年间由政府诏令名医裴宗元、陈师文将官药局所收之成药处方范本进行校正而成，载方 788 首，是我国第一部由国家组织编制的成药典。书中每方之后除列主证和药物外，对药物的炮制和制剂进行了详细的论述，并作为修制成药的根据，将中成药的规范化生产推向了高潮，成为中成药发展史上的第一个里程碑。书中一些著名成方如牛黄清心丸、至宝丹、藿香正气散等，都是临床常用的中成药。

《太平圣惠方》由北宋翰林医官院组织王怀隐等人编写，共 100 卷，收载成方 16934 首，是由政府诏令编撰的第一部大型方书。该书内容丰富，主治详明，先列诊法，次述处方用药法则，然后按类分叙各科病证并出治方，是一部切合临床实用的方书。

《圣济总录》是北宋徽宗时期由朝廷组织人员编著的，载方约 20000 首，是宋代载方最多的方书，是对宋以前方剂的总结。

此时期，民间刊行的方书也层出不穷，如钱乙的《小儿药证直诀》、严用和的《济生方》、许叔微《普济本事方》、陈无择的《三因极一病证方论》、陈自明的《妇人大全良方》等。上述方书所载部分方剂与中成药至今沿用，如《小儿药证直诀》中抱龙丸、七味白术散、六味地黄丸，《济生方》中归脾丸、橘核丸，《普济本事方》中二神丸、四神丸。这些来自临床实践的方书，从各个方面反映了宋朝时期医学的成就，对后世方剂与中成药的发展起到了极大的推动作用。

六、金元

金元时代产生了四个主要医学流派，即金元四大家。其中，刘完素善用寒凉，著《宣明论方》，创防风通圣散、六一散等；张从正主张攻下，著《儒门事亲》，创木香槟榔丸、禹功散等；李东垣专补脾胃，著《脾胃论》，创补中益气汤、朱砂安神丸等；朱震亨力倡滋阴，著《丹溪心法》，创大补阴丸、越鞠丸等。这些著作均述理甚辨，制方都有各自的特点和创新。在宋儒理学"格物致知"的理论影响下，成无己著《伤寒明理论》，是第一部剖析方剂理论的专著，首次运用君、臣、佐、使理论剖析了《伤寒论》中的 20 首常用方剂，开创了后世方论研究之先河，使《内经》的制方理论在后世医家创制化裁新方中得以推广，标志着方剂的研究从经验开始上升到理论。

元代忽思慧著《饮膳正要》，首次记载用蒸馏工艺制药酒，使酒中含醇量大为提高。用高度酒提取药材，其有效成分较多，且不易变质，对酒参与制剂的药效产生了质的飞跃，使中成药发展趋于完善。

七、明代

明代侧重方药共同发展，此期不仅本草学昌盛，方剂学同样获得了巨大成就，中成药剂型发展较为全面。先后出现了我国有史以来规模最大的方剂大全《普济方》，该书共 426 卷，载方 61739 首，成为 15 世纪前收方最多的方书。书中许多是成药，并按《太平圣惠方》的格式，将外用膏药、丹药、药酒等制剂列专篇介绍。李时珍著《本草纲目》，不仅载药 1892 种，附方 11096 首，还收载近 40 种中成药剂型。吴昆的《医方考》成为第一部方论专著，由于吴氏临床经验丰富，故《医方考》还包括一些吴氏自制经验方，如知柏地黄丸、龟鹿二仙胶、清气化痰丸，均为现代临床常用。王肯堂的《证治准绳》广收临床灵验之方。张介宾《景岳全书》中的"古方八阵"，将历代众多方剂按"以法分类"的原则，由博返约地分为八阵，从而使治法成为方剂学研究的重要内容；其自制的方剂列为"新方八阵"。这种以法分类的方法和部分自制的方剂，对后世影响很大。陈实功著《外科正宗》为外科名著，书中首载治疗瘰疬的消风散，治疗破伤风的玉真散，治疗疔疮的七星剑，均是传世名方。此外，徐春甫的《温古今医统大全》、孙一奎的《赤水玄珠》、楼英的《医学纲目》等，对方剂与中成药的发展有很大的贡献，留下了许多传世的新方。

八、清代

清代的方剂学虽没有出现鸿篇巨著，但仍有若干特色和成就。如陈修园的《时方歌括》、张秉成的《成方便读》等便于诵读和记忆的入门方歌著作的出现，对方剂知识进一步普及起到了推动作用；如汪昂的《医方集解》促进了方剂释义的深入，还首开综合分类方剂的先例；如吴仪洛的《成方切用》收方 1000 余首，以汪氏分类法为主，列为 24 门，对方剂学的分类有一定影响。吴谦等著《医宗金鉴》，选用成方 20000 余首。吴尚先著《理瀹骈文》，集外用膏剂之大成。清代，温病学派兴起，创制了银翘散、桑菊饮、安宫牛黄丸等一系列温热急症的有效急救成药，促进了中成药的发展，至今仍广泛应用于临床。

 知识链接

新安医学与方剂学

皖南徽州古称新安郡，辖安徽省歙县、休宁、黟县、祁门、绩溪和婺源（今属江西省）6 县，新安徽州一府六邑是新安医学的发源地，以祁门县有新安山而得名。新安地区名家学者层出不穷，医学流风影响很大，形成了独树一帜的新安医学。新安医学作为徽州文化的一个分支，其医学活动自唐代就有明确的文献记载，历经宋、元、明、清至近代，随着徽州文化经济的发展而发展、鼎盛和延续。

新安医学以历史悠久、医家众多、医著丰富著称于世。在医家方面，自宋迄清见于资料记载的新安医家达 800 余人，其中在医学史有影响的医家有 600 多人。新安医家撰写的医学著作有 835 种，而在这些著作中方论类著作就有 363 种，其他各类著作中也含有丰富的方剂学内容。较为著名的有如方剂学发展史上的第一部方论著作《医方考》、首创方剂综合分类法《医方集解》、创立"医门八法"《医学心悟》等。

新安医学的发展，体现中华文化、中医文化与治国理政思维的交融，体现"传承中华优秀传统文化"。

九、1912 年以来

民国时期，方剂与中成药的研究开始吸收西方科学（主要是西医学）的思想与方法，自此，方剂与中成药的发展进入了一个新时期。张锡纯的《医学衷中参西录》首开以西医的理论研究方剂与中成药之端。张氏主张运用方剂可结合西医诊断，如自拟镇肝息风汤治疗"脑充血"症；其次，张氏合用中、西药以创新方，如"石膏阿司匹林汤"治疗关节肿痛而夹有实热者。陆渊雷《伤寒论今释》，书中凡对仲景方剂的解析，亦从西医药理学出发，加以阐发。

1949 年以后，随着中医药事业的发展与振兴，方剂与中成药亦得到迅速的发展，众多医家又研制出许多新的行之有效的方剂，同时对一大批古代的重要方书，如《肘后方》《小品方》《千金要方》《外台秘要》《太平惠民和剂局方》等，进行了校刊出版、影印或辑复，为古方和方剂学史的研究提供了极大的方便。重新编辑的古今医方、验方、方书辞典及其他方剂工具书亦大量涌现，其中尤以南京中医药大学主编的《中医方剂大辞典》最具代表性。此书分 11 个分册，收录历代方剂 96592 首，汇集了古今方剂学研究的成果，内容浩瀚，考订严谨，填补了自明初《普济方》问世以来缺少大型方书的空白。中成药亦得到了应有的重视与发展，为了加强中成药的管理，全国各地相继建立了各级药品监督管理及检验机构，先后颁布了《中华人民共和国药典》《中华人民共和国药品管理法》《新药审批办法》等。这些管理条例及办法的实施，从法律意义上对中成药的生产、经营和使用进行了规范，最大限度地确保中成药的质量。

目前方剂与中成药发展迅速，采用生物学、生物化学、病理学、药理学、免疫学、医学生物工程学等多学科密切配合和交叉渗透进行研究，对方剂与中成药的作用实质进行研究，加速了方剂与中成药现代化的进程。同时随着中药制剂学的分化，中成药在生产工艺、剂型改进、药效、药理、毒理、质量标准和临床应用等方面，都取得了举世瞩目的进步。

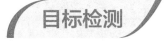

目标检测

答案解析

一、选择题

（一）A 型题

1. 第一次使用了"成剂药"这一术语的医家是（　　）

　　A. 张仲景　　　　　　　　B. 孙思邈　　　　　　　　C. 王焘

　　D. 葛洪　　　　　　　　　E. 李时珍

2. 我国第一部按照君、臣、佐、使剖析方剂配伍理论的医著是（　　）

　　A.《伤寒杂病论》　　　　　B.《黄帝内经》　　　　　　C.《伤寒明理论》

  D.《普济方》   E.《本草纲目》

3. 六味地黄丸是著名方剂，其出处是（　　）

  A.《小儿药证直诀》   B.《普济方》   C.《伤寒论》

  D.《太平惠民和剂局方》 E.《太平圣惠方》

4. 第一次提出丸剂包装宜采用蜡密封包裹的医家是（　　）

  A. 张仲景   B. 孙思邈   C. 王焘

  D. 葛洪   E. 李时珍

5. 首次记载用蒸馏工艺制药酒的医家是（　　）

  A. 张仲景   B. 孙思邈   C. 王焘

  D. 忽思慧   E. 葛洪

6. 我国古代载方量最多的方书是（　　）

  A.《备急千金要方》   B.《中医方剂大辞典》 C.《普济方》

  D.《太平圣惠方》   E.《本草纲目》

（二）X 型题

7. 由宋代政府组织编写刊行的方书是（　　）

  A.《外台秘要》   B.《太平圣惠方》 C.《太平惠民和剂局方》

  D.《圣济总录》   E.《医方考》

8. 方剂、中成药与中药的关系是（　　）

  A. 并存互动   B. 相辅相成   C. 相互促进

  D. 相反相成   E. 共同发展

二、问答题

1. 分析 1949 年以后方剂与中成药的发展成就。

2. 分析方剂、中成药与中药的关系。

书网融合……

    知识回顾   微课   习题

（赵宝林）

项目二　方剂的基础知识

PPT

学习引导

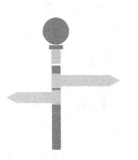

　　方剂是理、法、方、药的重要组成部分之一，是在中医理论指导下，有目的、有法度地运用药物防治疾病的主要工具。"方以药成"，方剂的组成是在辨证立法的基础上通过合理的药物配伍而成。只有合理的药物配伍，才能使各具特性的群药组合成一个新的有机整体，以符合辨证论治的要求。方中君、臣、佐、使的设定是以所治病情和被选药物在方中所起的主次地位为依据。

　　本项目主要介绍方剂与治法的关系、方剂的组成与变化。

学习目标

1. **掌握**　方剂与治法的关系；方剂的组方原则与基本结构及君、臣、佐、使的含义。
2. **熟悉**　常用治法的基本内容；药物配伍及药物配伍在方剂中的作用。
3. **了解**　方剂的组成变化的三种形式。

任务一　方剂与治法 　微课2.1

　　辨证论治是中医学的一大特点，完成它的全过程是通过理、法、方、药来实现，而方剂与治法均是其中重要环节，两者关系极为密切，是辨证统一、相辅相成的。

一、方剂与治法的关系

　　治法是在辨清证候、辨证审因、辨明病机的基础上，有针对性地采取的基本治疗方法。中医学的治法可以归纳为两个层次。一是具有一定概况性的、针对某一类病机共性所确立的治法，称为治疗大法，如表证用汗法、寒证用温法、热证用清法、虚证用补法、实证用泻法等。二是针对具体证候所确定的治疗方法，即具体治法。

　　从方剂与治法产生的源流分析，治法的形成和发展经历了一个漫长的历史过程，是后于方剂形成的一种理论。治法的具体内容也是古代有关药物和方剂的各种分类以及在此基础上从配伍、功用不同角度抽象出的共性规律而赋予的。当治法已经由经验总结上升为理论之后，就完成了病证与方药之间的衔接，形成了临床运用成方和创制新方的依据和指导原则。即"方从法出，以法统方"。例如，一个感冒患者，经过四诊合参，审证求因，确定其为风寒所致的表寒证后，根据表证当用汗法、治寒当以温法的治疗大法，决定用辛温解表法治疗，选用相应的有效成方加减，或自行选药组成辛温解表剂，如法煎服，以使汗出表解，邪去人安。否则，辨证与治法不符，组方与治法脱节，必然治疗无效，甚至使病情恶化。由此可见，在临床辨证论治的过程中，辨证的目的在于确定病机，论治的关键在于确立治法，治法是针对病机产生，而方剂必须相应地体现治法。所以，治法是遣药组方的指导原则，方剂是体现和完成治法的主要手段，二者之间是辩证统一、相互依存的关系。

二、常用治法

治法的沿革历史悠久，内容也极为丰富，历代医家在长期的医疗实践中制定了众多治法，逐渐形成体系，内容丰富多彩，有效的为临床各科服务。其中具有代表性、概括性、系统性的当推程国彭的"八法"，他在《医学心悟》卷首中说，"论病之源，以内伤外感四字括之。论病之情，则以寒热、虚实、表里、阴阳八字统之。而论治病之方，则又以汗、和、下、消、吐、清、温、补八法尽之"。后世医家通常把"八法"作为常用治法的代表。现将常用的八法内容，简要介绍如下。

1. 汗法 亦称解表法，是通过开泄腠理，调和气血，宣发肺气，以促进发汗，使邪气随汗而解的治法。汗法具有发汗解表，透邪外出及发越水湿，宣通血脉等作用。汗法不仅是解除表证的主要治疗方法，对某些虽非表邪所致，但邪气有外出趋向的病证，也配合汗法因势利导以治之。故汗法除了用于治疗外感表证外，对于麻疹初起、疹未透发者，风湿在表和水肿实证兼有表证者，疮疡、痢疾、疟疾初起而有寒热表象者，都是汗法的治疗范围。由于病情有寒热之分，体质有强弱之异，邪气有兼夹的不同，故汗法又有辛温、辛凉之别，以及汗法常与补法、下法、消法、清法、温法等治法的结合运用。

2. 吐法 是指通过呕吐，使停留于咽喉、胸膈、胃脘等部位的痰涎、宿食或毒物从口排出的一种治疗方法。由于吐法具有引导、促使呕吐，以使有形实邪从口迅速排除，以达愈病目的的作用，所以吐法主要适用于有形病邪停滞、发病部位较高、邪气有上越趋势的病证。如咽喉痰涎壅阻，顽痰停滞胸膈，宿食留滞胃脘，误食毒物尚在胃中等。因吐法易伤胃气，故体虚气弱、妇人新产、孕妇等均应慎用。如确需使用，应严格掌握适应证，谨慎从事。必要时，还应做好相应的防护救急措施，以防意外之变。

3. 下法 又称泻下法，是指通过泻下、荡涤、攻逐等作用，使停留于胃肠的宿食、燥屎、冷积、瘀血、结痰、停水等从下窍而出，以祛邪除病的一类治法。凡邪在肠胃而致大便不通、燥屎内结，或热结旁流，以及停痰留饮、瘀血积水等形证俱实之证，均可使用。在外感温热病和杂病如卒中等危重急证的治疗中，下法也常与其他治法配合应用。由于积滞有寒热之别，正气有盛衰之分，邪气有兼夹的不同，所以下法又分为寒下、温下、润下、逐水、攻补兼施等。下法以攻逐为特点，易耗伤正气，故临床以有形实邪停留肠胃的里实证为宜，对于孕妇、年老体弱者、失血者及妇女产后、月经期等，均应慎用。

4. 和法 是通过和解与调和的作用，以达祛除病邪、调整脏腑功能的治疗方法。适用于邪在少阳的半表半里证，肝脾不和、肠胃不和、表里不和等病证。和法的特点是作用缓和，应用广泛，适用于证情比较复杂者。它不同于汗、吐、下三法以攻邪为目的，也不同于补法以补虚扶弱为目的，而是通过舒畅、和解以解除病邪，使脏腑功能归于平衡。

5. 温法 又称温里法，是指通过温里、散寒、回阳、通脉等作用，使寒邪去，阳气复，经络通，血脉和的一种治疗方法。主要适用于中焦虚寒、亡阳厥逆、经脉寒凝等病证。由于寒邪的部位在中、在下、在脏、在腑及在经络骨节的不同，因而温法中又有温中散寒、温暖肝肾、温通经脉、回阳救逆之区分。寒证的发生常表现为阳虚与寒邪并存，故温法也常与补法等配合运用。其他尚有温肺化痰、温胃降逆、温肾纳气、温中行气、温经活血、温里解表等治法。

6. 清法 即通过清热、泻火、解毒、凉血等以消除里热的一种治疗方法。清法主要适用于气分热盛证、热入营血证、火毒壅盛诸证、暑热证、脏腑热证、久病阴虚热伏于里的虚热证等。清法具有清气分热、清营凉血、清热解毒、清脏腑热、清热祛暑、清虚热等作用。里热证多为外邪入里化热或五志过极化火所致，又涉及温热病、火毒证、湿热病、暑热证、虚热证等多种病证，发病也有气分、营分、血分等不同阶段，病位也分布在不同脏腑，因此清法又有清热泻火法、清营凉血法、清热解毒法、清热祛暑法、清脏腑热法、清虚热法等多种具体治法。由于火热毒邪最易伤津耗气，故清法常与生津、益气之品配伍。至于温病后期阴伤，或久病阴虚热伏于里的虚热，又当清热与滋阴并用，切不可纯用苦寒泻火之品，服之热必不除，且又有耗阴伤津之弊。

7. 消法 即通过消食导滞、消坚散结等方法，使结聚于体内的气、血、痰、食、水、虫等有形之邪渐消缓散的一种治疗方法。消法具有消滞、消坚、散结等作用，以渐消缓散为特点，主要适用于饮食停滞、气滞血瘀、癥瘕积聚、水湿内停、痰饮不化、疳积虫积等逐渐形成的有形实邪。消法与下法虽皆治有形之实邪，但两者有所不同。下法是对于病势急迫，形证俱实，必须在急下使邪从下窍而出的情况下使用。消法则是针对病在脏腑、经络、肌肉之间，渐积而成，病势较缓，而多虚实夹杂，必须渐消缓散而不宜急于排除的情况下使用。但两者亦可配合使用，并依据病情之寒热，与温法、清法合用，若有正虚者，又需与补法配合应用。

8. 补法 亦称补益法，是指是通过补益人体气血阴阳，以主治各种虚弱证候的一类治法。补法的目的，在于通过药物的补益，使人体气血阴阳虚弱或脏腑之间的失调状态得到纠正，复归于平衡。此外，在正虚不能祛邪外出时，也可以补法扶助正气，并配合其他治法，达到助正祛邪的目的。虽然补法有时可收到间接祛邪的效果，但一般是在无外邪时使用，以避免"闭门留寇"之弊。补法的具体内容甚多，既有补益气、血、阴、阳的不同，又有分补五脏之侧重，但较常用的治法分类仍以补气、补血、补阴、补阳为主。在这些治法中，已包括了分补五脏之法。

即学即练2-1

消法适用于下列哪些病证（　　）

A. 气滞血瘀　　　B. 痰饮不化　　　C. 肝脾不和　　　D. 癥瘕积聚　　　E. 中焦虚寒

答案解析

"八法"除吐法较少使用外，都是临床常用的。由于病情的复杂性，往往一法难以胜任治疗的需要，常需数法配合应用。因此，在具体运用时要通常达变，灵活运用，体现法中有法。正如程国彭在《医学心悟·医门八法》中所说，"一法之中，八法备焉，八法之中，百法备焉"。随着临床治法的发展，"八法"已经不能概括目前的所有治法，故后世医家先后发展了开窍法、固涩法、安神法、息风法等均从不同角度对"八法"予以补充。

任务二　方剂的组成与变化

一、药物配伍 ｅ 微课2.2

药物的功用各有所长，只有通过合理的组织，调其偏性，制其毒性，增强或改变原有功能，消除或缓解其对人体的不良因素，发挥其相辅相成或相反相成的综合作用，使各具特性的群药组合成一个新的有机整体，才能符合辨证论治的要求。这种运用药物的组合过程，中医药学称之为"配伍"。"配"，有组织、搭配之义；"伍"，有队伍、序列之义。药物通过配伍，可以起到下述作用。

1. 增强药力 功用相近的药物配伍，能增强治疗作用。这种配伍方法在组方运用中较为普遍。如党参、黄芪同用以健脾益气，桃仁、红花同用以活血祛瘀等。另外，药物之间在某些方面具有一定的协同作用，常相互需求而增强某种疗效。如附子和干姜相配，俗称"附子无姜不热"，体现了先后天脾肾阳气同温，"走而不守"和"守而不走"协同，大大增强了温阳祛寒的作用。

2. 控制多功用单味中药的发挥方向 如桂枝具有解表散寒、调和营卫、温经止痛、温经活血、温阳化气、平冲降逆等多种功用，但其具体的功用发挥方向往往受复方中包括配伍环境在内的诸多因素所控制。如在解表散寒方面，多和麻黄相配；调和营卫方面，又须与芍药相配；温经止痛方面，往往和细辛相配；温经活血方面，常与丹皮、赤芍相配；温阳化气方面，常需与茯苓、白术相配；平冲降逆方面，则多与茯苓、甘草相配。又如柴胡有疏肝理气、升举阳气、发表退热的作用，但调肝多配芍药，升阳多伍升麻，和解少阳则须配黄芩。由此可见，通过配伍，可以控制药物功用的发挥方向，从而减少临床运用方药的随意性。

3. 扩大治疗范围 在长期的医疗实践中，经历代医家反复经验总结，积累了很多行之有效的基础方剂，如四君子汤、四物汤、二陈汤等。随着临床病情的不断变化，为了应对疾病的复杂多变，往往通过对基础方剂的随证配伍，使其不断扩大治疗范围。如四君子汤具有益气健脾的功用，是主治脾胃气虚证的基础方。若脾虚生湿，气机阻滞，配伍陈皮，则方名为异功散；若痰湿较重，再配半夏，则为六君子汤；若再配伍木香、砂仁入方，则方为香砂六君子汤。通过药物的配伍使基础方剂派生出大量的衍生方，扩大了治疗范围，适应了疾病的变化，也丰富了方剂学的内容。

4. 控制药物的毒副反应 利用药物的配伍控制毒副反应，主要表现在两个方面。一是利用"相杀"和"相畏"的作用来减轻药物的毒副反应，如生姜能减轻和消除半夏的毒性；二是利用多味功用相近药物同时配伍的方式减轻药物的毒副反应。如十枣汤中的甘遂、芫花、大戟都有毒，都能泻下逐水，单味药习惯用量亦大致相似，在组成十枣汤时，以三味各等分为末，枣汤调服。其三味药合用总量相当于单味药的常用量。这种方式既可利用相近功用药物的协同作用，又能有效减轻药物毒副反应的发生。由于功用相近的多味药物同用，可以减少单味药物的用量，而多味药物之间，其副作用的发挥方向往往不尽一致，即同性毒力共振、异性毒力相制。对药物毒副反应的控制，也可以通过准确的用量，特定的炮制方法，药材的选择，及煎药、服药、剂型等方式实现。

可见药物通过配伍，使各具特性的药物最大限度地发挥了相辅相成或相反相成的综合作用，以适应各种病情的需要。

二、组方原则

方剂的组成不是药物随意的堆砌、主观的选择，而是必须遵循一定的组成原则。组方是在辨证立法的基础上，针对病因病机，以药物的性味、归经、功用为依据，所用药物与其病证的病机丝丝入扣，使药物配伍后的综合效用与所立治法高度统一。所以，组成的原则可概括为"依法选药，主次有序，辅反成制，方证相合"。遣药组方既要重视药物之间的配伍关系，还应重视药物配伍与病证的针对性，做到"以法统方，方中有法，药证相应"。

每一首方剂，固然要根据病情，在辨证立法的基础上选择合适的药物，妥善配伍而成。但在组织不同作用和地位的药物时，还应符合严密的组方基本结构，即"君、臣、佐、使"的组方形式。这样才能做到主次分明，全面兼顾，扬长避短，提高疗效。

把"君、臣、佐、使"作为组方基本结构的理论，最早见于《黄帝内经》。《素问·至真要大论》曰："主病之谓君，佐君之谓臣，应臣之谓使"。即通过借喻封建国家体制中君、臣、佐、使的等级设置，以说明药物在方中的主次地位与从属关系。明代何柏斋曰："大抵药之治病，各有所主。主治者，君也。辅治者，臣也。与君药相反而相助也，佐也。引经及引治病之药至病所者，使也"。使组方理论不断地渐臻完善。

1. 君药 即针对主病或主证起主要治疗作用的药物。君药是为解决疾病主要矛盾或对矛盾的主要方面起主要作用的药物，即针对病证的主要病因、病机或主要症状而设，是方剂组成中的核心，不可或缺的部分。君药通常具有药力较强、药味较少以及用量较大的特点。

 知识链接

古人对君药的定义

《素问·至真要大论》云："主病谓之君。"金人张元素言"力大者为君"，并在《医学启源·用药各定分两》中更具体地指出："为君最多，臣次之，佐使又次之，药之于证，所主停者，则各等分也。"元代李东垣《脾胃论》对君药论述较为详尽，其曰："君药分量最多，臣药次之，佐使药又次之，不可令臣过于君。君臣有序，相与宣摄。""凡药人所用，皆以气味为主，补泻在味，随时换气，主病为君，假令治风，防风为君，治寒，附子为君，……兼见何病，以佐使药治之，此治方之要也。"清·吴仪洛在《成方切用》中进一步解释："主病者，对证之要药也，故谓之君，君者味数少而分两重，赖之以为主也。佐君谓之臣，味数稍多，而分两稍轻……"

2. 臣药 作用有二：一是辅助君药加强治疗主病或主证作用；二是治疗主要的兼病或兼证。臣药通常药味可多于君药，但药力、药量次于君药。

3. 佐药 作用有三：一是佐助药，即助君、臣药加强治疗作用，或治疗次要的兼病、兼证；二是佐制药，消除或减弱君、臣药的毒性或峻烈之性；三是反佐药，根据病情的需要，配伍与君药性味相反而在治疗中起相成作用的药物。多用于病重邪盛、拒药不纳时，防止药病格拒。佐药通常药味多于臣药，其药力、药量次于臣药，佐助、佐制药使用较多，反佐药使用相对较少。

4. 使药 作用有二：一是引经药，能引导方中药力直达病所；二是调和药，能调和方中诸药的性能，协调方中诸药的相互作用或起矫味作用。使药通常药味较少，用量较小。

方中君、臣、佐、使的设定是以所治病情和被选药物在方中所起的主次地位为依据。君药是方中的核心部分，是方中唯一不可缺少的药物，而臣、佐、使药则是围绕君药起着协同或加强的作用，从而达到整体的治疗效应。但有时君药可兼引经作用，可不用使药；君、臣药无毒或药性平缓，可不用佐药。因而在具体组方时，除君药外，臣、佐、使药是否俱备，需视病情的需要而定。

⟫⟫ 实例分析 2-1

实例 患者，男，28岁。因感寒后出现头痛、恶寒、无汗、发热、咳喘等症，苔薄白，脉浮紧。诊断：风寒感冒。治宜发汗解表，宣肺平喘。医生拟处方：麻黄 9g，桂枝 6g，杏仁 6g，炙甘草 3g，水煎服用。

问题 根据组方原则分析方中四药的作用。

答案解析

三、方剂的组成变化 📱微课2.3

方剂的组成既有原则性，又有灵活性。任何一首古方、成方都是针对某种特定的证候而制定的。由于患者的体质、年龄、性别、生活习惯的不同，所处的环境、季节、气候的差异，使临床所见证候千差万别。因此，临床遣药组方时，要有充分的灵活性，做到"师其法而不泥其方，师其方而不泥其药"。针对具体病情，在组方原则的指导下进行加减变化，做到方药与病证相吻合。方剂的变化形式有三种。

（一）药味的加减变化

药味加减变化是指原方在主证、主病不变的情况下，随着次证或兼证的不同，通过增减原方的某些与现证不相适宜的药物，或加上某些应用需要的而原方中没有的药物，以适应变化了的病情需要，又称为"随证加减"。药味加减的变化包括佐使药物加减和臣药加减两种形式。因佐使药在方中的药力较小，其加减不会引起原方功效的根本改变。如四君子汤主治脾胃气虚证，功效益气健脾，若气虚而兼气滞，见有脘闷腹胀者，可在四君子汤中加入陈皮，行气消胀，仍治疗脾胃气虚但兼有气滞之证。原方剂的功效未发生改变。臣药的加减，则会引起原方主要配伍关系的改变，导致原方功用发生本质的变化。如三拗汤是麻黄汤中减去臣药桂枝而成，减去桂枝则发汗力减弱，且配以杏仁为臣，其功用由发汗解表为主，改变为宣肺散寒为主。所以，临床对成方中的药物进行增减时，应当很好地把握方中各药的配伍关系。

（二）药量的加减变化

药量的加减变化是指方剂的药物组成不变，因病情的需要，将方中的药量进行增减，从而改变了其药效的强弱乃至配伍关系，以达到治疗的目的。药量的加减对于方剂功效的影响主要有两种情况：一是由于药量的加减而使原方的药力增强或减弱。如四逆汤和通脉四逆汤均由附子、干姜、炙甘草三药组成，且均以附子为君、干姜为臣、炙甘草为佐使。但由于两方中附子、干姜用量不同，使其功用、主治甚至方名均不相同（表2-1）。二是由于药量的增减导致原方君药的改变，从而使其主要功用发生变化。如小承气汤与厚朴三物汤均由大黄、枳实、厚朴组成，由于方中药物的用量发生了变化，而使两方中的君药各不相同（表2-2）。

表 2-1 四逆汤与通脉四逆汤比较

方名	药物组成			主治证候	功用
	君	臣	佐　使		
四逆汤	生附子一枚	干姜一两五钱	炙甘草二两	阴盛阳微所致四肢厥逆，恶寒蜷卧，下利清谷，脉沉微细	回阳救逆
通脉四逆汤	生附子一枚（大者）	干姜三两	炙甘草二两	阴盛格阳所致四肢逆厥，身反不恶寒，下利清谷，脉微欲绝	回阳通脉

注：上述药物剂量，是《伤寒论》原方记载的用量。

表2-2 小承气汤与厚朴三物汤比较

方名	药物组成			主治证候	功用
	君	臣	佐 使		
小承气汤	大黄四两	枳实三枚	厚朴二两	阳明腑实证（热结）。潮热谵语，大便秘结，腹痛拒按	泻热通便
厚朴三物汤	厚朴八两	枳实五枚	大黄四两	气滞便秘（气滞）。脘腹满痛不减，大便秘结	行气通便

注：上述药物剂量，是《伤寒论》原方记载的用量

从以上举例来看，四逆汤和通脉四逆汤的主治证候和病机基本相同，仅有病情的轻重之别，故两方在药物的用量上就有大小之异，但两方药物剂量的改变并未影响原方的配伍关系。小承气汤和厚朴三物汤则由于药量的增减导致了方中君药及其配伍关系的改变，以致两方的功用和主治证发生了较大的变化。由此可知，方剂中药物剂量的适度增减，可以是单纯药力的改变，也可以随着组成配伍关系的改变，而发生功用主治的变化。

（三）剂型的更换变化

剂型的更换变化是指同一方剂的药物、药量不变，根据病情的需要，将应用的剂型加以改变，使其药效的快慢、药力的峻缓发生相应变化，以适应病情的需要。主要是根据病情的轻重缓急决定。若病情轻而病势较缓者，可采用丸剂缓治，若病情重而病势较急者，可采用汤剂以速治。如九味羌活汤为治疗外感风寒湿邪兼有里热所致感冒的常用方，但王好古在《此事难知》中说本方"治杂病如神"，并指出"炼蜜作丸尤效"。

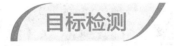

答案解析

一、选择题

（一）A 型题

1. 以下不属于"八法"的是（ ）
   A. 下、和　　　　　　　B. 宣、通　　　　　　　C. 温、清
   D. 汗、吐　　　　　　　E. 消、补

2. 温法最常与下列何法配合运用的是（ ）
   A. 和法　　　　　　　　B. 消法　　　　　　　　C. 吐法
   D. 清法　　　　　　　　E. 补法

3. 提出"八法"的医书是（ ）
   A.《医方考》　　　　　　B.《医方集解》　　　　　C.《医学心悟》
   D.《医林改错》　　　　　E.《小品方》

4. 方剂的基本结构不包括（ ）
   A. 臣　　　　　　　　　　B. 使　　　　　　　　　C. 佐
   D. 君　　　　　　　　　　E. 主辅

5. 小承气汤变化为厚朴三物汤是属于（ ）
   A. 药味加减的变化　　　B. 药量加减的变化　　　C. 药味、药量的变化

D. 剂型更换的变化   E. 药味、药量、剂型均变化

6. 将银翘散改为银翘解毒片属于 (　　)

  A. 药味加减的变化   B. 药量加减的变化   C. 剂型更换的变化

  D. 药物替代的变化   E. 药味、药量加减的变化

（二）X 型题

7. 佐药包括 (　　)

  A. 佐助药   B. 佐制药   C. 引经药

  D. 反佐药   E. 调和药

8. 方剂组成的基本要素是 (　　)

  A. 药物为基础   B. 特定的疗效   C. 形成一定的结构

  D. 按照组方的配伍原则   E. 中医理论为指导

9. 君药的特点是 (　　)

  A. 药量大   B. 药力强   C. 起主要治疗作用

  D. 药味少   E. 药味多

二、问答题

1. 阐述"一法之中，八法备焉，八法之中，百法备焉"的含义。

2. 以小承气汤与厚朴三物汤为例，说明药量增减对方剂功效、主治的影响。在今后制药工作岗位上，投药下料时应注意什么？

书网融合……

知识回顾   微课1   微课2   微课3   习题

（赵宝林）

PPT

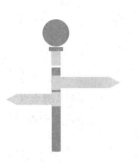

随着中成药临床应用的增加、适用范围的扩大、医药知识的普及和对中成药现代研究的深入，中成药应用日益广泛。在中成药应用过程中也逐渐发现了一些中成药如果应用不合理，可能会出现不良反应。那么，中成药在应用过程中应该如何合理应用，中成药是否能够和西药配伍使用，如何防治中成药的不良反应？

本项目主要介绍中成药的命名与分类、常用剂型及中成药的应用。

学习目标

1. **掌握** 中成药常见命名方式；中成药的配伍应用、配伍禁忌。

2. **熟悉** 中成药分类依据；常用中成药剂型的种类、制备方法和主要特点；中成药不良反应的临床表现；问病荐药要点。

3. **了解** 引起中成药不良反应的原因及防治。

中成药是以疗效确切的方剂，按规定处方标准加工制成的具有一定剂型的成药。由于中成药便于贮藏、携带，随时可以取用，因此，中成药既可供医生治病使用，亦可由有一定医药知识的患者自行购用。

任务一 中成药的命名与分类

一、中成药的命名 @ 微课3.1

中成药的命名原则有传统命名原则和按《中国药品通用名称命名原则》规定的命名原则。

（一）传统命名

传统命名是在长期医疗实践中形成的。由于中成药的品种繁多，创制的历史时期不同，又受我国的传统文化的熏陶和影响，因此，中成药传统命名方式多样，名称各异。

1. 以方剂的来源命名 是按照该方的来源、创制人、产地等来源出处命名。如金匮肾气丸源于《金匮要略》、济生肾气丸源于《济生方》，马应龙麝香痔疮膏、云南白药、天台乌药散等分别是人名、地名命名。

2. 以成方的功用命名 是以该方的主要治疗作用或功用为命名依据，或以药物功用加剂型命名。

如大补阴丸、逍遥散、艾附暖宫丸。

3. 以成方药物组成命名　是以该方的组成药物加剂型为依据命名，如良附丸、香连丸、参苓白术散、木香槟榔丸等。或以该方药物部分成分加剂型命名，如乌梅丸、独活寄生汤等。

4. 以成品外观、性状命名　是以该方药物成品某些特殊的颜色、形状、性质或裱褙材料等，加以剂型为命名依据。如紫雪丹、桃花散、碧玉散、狗皮膏等。

5. 以成方服用剂量、服用方法命名　是以该成药在使用时的特殊要求如服用剂量、服用方法等，结合剂型为命名依据。如七厘散、十滴水、川芎茶调散、鸡鸣散等。

 知识链接

"七厘散"的由来

七厘散出自《良方集腋》，主要成分是血竭、乳香、红花、儿茶、人工麝香、朱砂等，具有化瘀消肿和止血止痛功效，常用于外伤出血或者是跌伤扭伤。本方作用较猛烈，方中朱砂、血竭均有小毒，麝香、冰片辛香走窜之性大，内服易耗伤正气，故不宜量多久服，以"七厘"为度，相当于今之2.1g。主要是强调每次用量极少，以便在治病的同时，确保用药安全。

6. 以中医术语和病证命名　是以中医五行、脏腑乘侮关系和中药归经的理论等阐明药物的用途。如泻肺热的泻白散，健神安眠的安泰丸，治心脾气血两虚的归脾丸，治疗产后恶露的失笑散，治疗小儿惊风证的小儿惊风散，治疗风湿证的风湿骨痛酒等。

7. 以历史典故、人名和传说命名　是以此寓意该药物神奇或独特的作用，并伴有一定的纪念性和功用续传性的命名。如华佗膏、史国公酒、玉泉丸、天王补心丹、青娥丸等。

8. 以传统儒家思想命名　是为了增强对该类药物的信赖感，而利用人们崇拜传统思想的心理有意在冠名中突出遵古色彩。如至圣丹、孔圣枕中丹、六神丸、定坤丹等。

（二）现代命名

《药品通用名称命名原则》中提出命名应明确、简短、科学，不用容易混同的名称，命名不应与已有的药品重名，中成药一般不另起商品名。

1. 中成药中文名　剂型应放在名称之后，在名称中不采用人名、地名、企业名称和固有特定含义名词的谐音及夸大、自诩、不切实际的用语，封建迷信色彩及不健康内容的用语等。在名称中一般不采用"复方"字样，名称字数一般不超过8个字。

2. 单味制剂　一般应采用中药材、中药饮片或中药提取物加剂型命名。如三七片、益母草膏等。

3. 复方制剂　一是由中药材、中药饮片及中药提取物制成的复方制剂命名。二是源自古方的品种，如不违反命名原则，可采用古方名称。三是可采用处方中的药味数、中药材名称、药性、功能等并加剂型命名；也可采用主要功能加剂型命名、主要药材名和功能结合并加剂型命名、药味数与主要药材名或药味数与功能并结合剂型命名、主要药材和药引结合并加剂型命名等。四是用处方中主要药材名称的缩写并结合剂型命名。五是由两味药材组方者，可采用方内药物剂量比例加剂型命名。六是必要时可加该药临床所用的科名或加该药的用法命名。七是采用形象比喻结合剂型命名。

4. 中药与其他药物组成的复方制剂的命名　应符合中药复方制剂命名基本原则，兼顾其他药物名称。

二、中成药的分类

中成药大多是由方剂成方中衍生、制备而成，中成药的分类方法大多和方剂分类相同。但由于中成药有其自身特点和规律，所以在中成药分类上以功用、剂型分类为主。随着现代临床分科的细化，按照科别及病名对中成药进行分类更为普遍，也是中成药分类法的进一步发展。

1. 按功用分类 便于辨证临床应用。如解表类、祛暑类、泻下类、温里类、止咳平喘类、开窍类、固涩类、补益类等。

2. 按病证分类 便于临床对证应用及问病荐药。如感冒类、头痛类、咳嗽类、胃痛类、食滞类、便秘类、腹泻类、眩晕类、失眠类等。

3. 按剂型分类 此种分类方法便于经营保管。如蜜丸类、水丸类、糊丸类、散剂类、膏滋类、膏药类、药酒类、片剂类。

4. 按笔画、拼音分类 此种分类方法便于查阅。如《中华人民共和国药典》中收载的中成药。

5. 按临床科属分类 如按内科、外科、妇科、儿科、五官科及其他科分类，此分类法突出科别分类，便于临床专科医生使用专方。

任务二　中成药的常用剂型

剂型是指中成药存在的形式和状态。它是根据组成药物的性质、用药的目的、给药的途径、临床的需要，将药材原料通过加工制成具有一定质量标准的药品形态，如丸剂、片剂、散剂等。

一、丸剂

丸剂俗称丸药，是将药物研成细粉或用药材提取物，加适宜的黏合剂制成的圆形固体剂型。丸剂的特点是吸收较慢，药效持久，节省药材，体积较小，便于携带与服用。多适用于慢性、虚弱性疾病，如六味地黄丸、补中益气丸等；也有取峻药缓治而用丸剂的，如十枣丸、抵当丸等；还有因方剂中含较多芳香走窜药物，不宜入汤剂煎煮而制成丸剂的，如安宫牛黄丸、苏合香丸等。常用的丸剂有蜜丸、水丸、糊丸、浓缩丸等。

1. 蜜丸 是将药物细粉用炼制的蜂蜜为黏合剂制成的丸剂，分为大蜜丸和小蜜丸两种。蜜丸性质柔润，作用缓和持久，并有补益和矫味作用，常用于治疗慢性病和虚弱性疾病，如理中丸、六味地黄丸等。

2. 水丸 是将药物细粉用水（冷开水或蒸馏水）或酒、醋、蜜水、药汁等为黏合剂制成的小丸，又称水泛丸。水丸较蜜丸易于崩解，吸收快，易于吞服，适用于多种疾病，如银翘解毒丸、左金丸等。

3. 糊丸 是将药物细粉用米糊、面糊等为黏合剂制成的小丸。糊丸黏合力强，质地坚硬，崩解、溶散迟缓，内服可延长药效，减轻毒剧药的不良反应和对胃肠的刺激，如舟车丸、黑锡丹等。

4. 浓缩丸 是将药物或方中部分药物煎汁浓缩成膏，再与其他药物细粉混合干燥、粉碎，用水或蜂蜜或药汁制成丸剂。因其体积小，有效成分含量高，服用剂量小，用于治疗多种疾病。

其他还有蜡丸、水蜜丸、微丸，还有具有现代制剂特点的滴丸等。

> ▶▶ **实例分析 3-1**
>
> **实例** 桂枝茯苓丸载于《金匮要略》，具活血祛瘀、缓消癥块功效。原为治疗妇人素有癥块，妊娠漏下不止，或胎动不安，血色紫黑晦暗，腹痛拒按，或经闭腹痛，或产后恶露不尽而腹痛拒按者，舌质紫暗或有瘀点，脉沉涩。但《济阴纲目》将本方改为汤剂，易名催生汤，改用于产妇临产，见腹痛、腰痛而胞浆已下时服，有催生之功。
>
> **问题** 1. 桂枝茯苓丸与桂枝茯苓汤剂型更改后为何主治也不同？
>
>   2. 汤剂与丸剂的主要特点是什么？
>
> 答案解析

二、散剂

散剂是将药物粉碎，混合均匀而制成的粉末状制剂。根据其用途，分内服和外用两类。内服散剂一般是研制细粉，以温开水冲服，量小者亦可直接吞服，如七厘散、行军散等。外用散剂一般作为外敷、掺撒疮面或患病部位，如金黄散、生肌散等；亦有作点眼、吹喉等外用的，如冰硼散等。散剂的特点是制备简便，吸收较快，节省药材，性质较稳定，不易变质，便于服用与携带。

三、膏剂

膏剂是将药物用水或植物油煎熬去渣而制成的剂型。有内服和外用两种，内服膏剂有流浸膏、浸膏、煎膏三种，其中以煎膏最为常用，流浸膏与浸膏除少数单味药制剂直接用于临床外，一般均用作调配其他制剂，如合剂、糖浆剂、冲剂、片剂等；外用膏剂分软膏、硬膏两种。其中流浸膏与浸膏多数用于调配其他制剂使用，如合剂、糖浆剂、冲剂、片剂等。现将煎膏与外用膏剂分述如下。

1. 煎膏 又称膏滋，是将药物加水反复煎煮，去渣浓缩后，加炼蜜或炼糖制成的半液体剂型。其特点是体积小，含量高，便于服用，口味甜美，有滋润补益作用，一般用于慢性虚弱的患者。如鹿胎膏、八珍益母膏等。

2. 软膏 又称药膏，是将药物细粉与适宜的基质制成具有适当稠度的半固体外用制剂，其中用乳剂型基质的亦称乳膏剂。软膏具有一定的黏稠性，外涂于皮肤、黏膜或创面后渐渐软化或溶化，使药物慢慢吸收，持久发挥疗效，多适用于外科疮疡疖肿、烧烫伤等。如生肌玉红膏、金黄膏等。根据"内病外治"的原理，一些内科疾病也可以用软膏在适当部位外涂，如定喘膏、冠心膏等，用于哮喘、冠心病的防治。

3. 硬膏 又称膏药，古称薄贴，是用植物油将药物煎至一定程度后去渣，再煎至滴水成珠状，加入黄丹等搅匀、冷却制成的硬膏。用时加温摊涂在布或纸上，软化后贴于患处或穴位上。硬膏具有药效持久、使用与携带方便的优点，可用于治疗局部疾病和全身性疾病，如疮疡肿毒、跌打损伤、风湿痹证以及腰痛、腹痛等，常用的有狗皮膏、暖脐膏等。

四、丹剂

丹剂并非一种固定的剂型，内服丹剂有丸剂，也有散剂，每以药品贵重或药效显著而名之曰丹，如至宝丹、活络丹等。外用丹剂亦称丹药，是以某些矿物类药经高温烧炼制成的不同结晶形状的制品。常研粉涂撒疮面，亦可制成药条、药线和外用膏剂，主要用于外科的疮疽、瘰瘤等。

五、酒剂

酒剂是将药物用白酒或黄酒浸泡，或加温隔水炖煮，去渣取液供内服或外用。酒有活血通络、易于发散和助长药效的特性，故常在祛风通络和补益剂中使用，如风湿药酒、参茸药酒、五加皮酒等。外用酒剂尚可祛风活血、止痛消肿，多用于风寒湿痹、筋骨酸痛等。

 知识链接

酒剂应用历史

酒剂又名药酒，古称酒醴。药酒的起源与酒是密不可分的，我国是人工酿酒最早的国家，早在距今4000多年前的夏代，仪狄开始制酒，据《说文》和《战国策》记载，"仪狄酒，禹饮而甘之"。而后又有曹操《短歌行》中"何以解忧，唯有杜康"之说。《伤寒杂病论》中更是载有红蓝花酒、瓜蒌薤白白酒汤。更有酒在不同剂型以及不同治法中的记载。药酒的使用在隋唐时期最为广泛，其中记载最为丰富的是《千金方》，涉及中医内科多个方面，更在妇科、儿科的应用中有较为突出的论述，是我国现存最早的对药酒的专题论著。

六、栓剂

栓剂古称坐药或塞药，是将药物细粉与基质混合制成的一定形状的固体制剂，用于腔道并在其间熔化或溶解而释放药物，有杀虫止痒、润滑、收敛等作用。《伤寒杂病论》中曾有蛇床子散坐药及蜜煎导法，即最早的阴道栓与肛门栓。栓剂的特点是通过直肠（或阴道）黏膜吸收，有50%～70%的药物不经过肝脏而直接进入血液循环，一方面可减少药物对肝脏的毒性和副作用，同时还可以避免胃肠对药物的影响及对胃黏膜的刺激作用。婴儿直肠给药尤为方便，常用的有小儿解热栓、消痔栓等。

七、冲剂

冲剂是将药材提取物加适量赋形剂或部分药物细粉制成的干燥颗粒状或块状制剂，用时以开水冲服。冲剂具有作用迅速，味道可口，体积较小，服用方便等特点。常用冲剂有板蓝根冲剂、感冒退热冲剂等。

八、片剂

片剂是将药物细粉或药材提取物与辅料混合压制成片状的剂型。片剂包上糖衣还有矫正药物苦味的作用，如需在肠道吸收的药物，则又可包肠溶衣，使之在肠道中崩解。此外，尚有口含片、泡腾片等。片剂具有剂量准确，质量稳定，产量高，成本低，服用、携带、运输方便等优点。常用片剂有复方丹参片、银翘解毒片、消炎利胆片等。

九、糖浆剂

糖浆剂是将药物煎煮去渣取汁浓缩后，加入适量蔗糖溶解制成的浓蔗糖水溶液。糖浆剂具有味甜量小，服用方便，吸收较快等特点。尤适用于儿童服用。常用糖浆剂如止咳糖浆等。

十、注射剂

注射剂俗称针剂，是将药物经过提取、精制、配制等步骤而制成的灭菌溶液、无菌混悬液或供配制成液体的无菌粉末，供皮下、肌内、静脉注射的一种制剂。具有剂量准确，药效迅速，给药方便，药物不受消化液和食物的影响等特点。主要适于急救，对于神志昏迷、难于口服用药的患者尤为适宜。如清开灵注射液、生脉注射液等。

十一、胶囊剂

胶囊剂分硬胶囊、软胶囊（胶丸）和肠溶胶囊剂，大多供口服用。

1. 硬胶囊剂 是将一定量的药材提取物与药粉或辅料制成均匀的粉末或颗粒，充填于空心胶囊中制成；或将药粉末直接分装于空心胶囊中制成，如全天麻胶囊、羚羊感冒胶囊等。

2. 软胶囊剂 是指将一定量的药材提取物密封于球形或椭圆形的软质囊材中，可用滴制法或压制法制备。软胶囊外观整洁，易于服用，可掩盖药物不良气味，提高药物稳定性，有的尚能定时定位释放药物，为较理想的药物剂型之一。如牡荆油胶丸、荟香油胶丸、麻仁软胶囊等。

3. 肠溶胶囊剂 是指硬胶囊或软胶囊经药用高分子材料处理或用其他适宜方法加工而成，其囊壳不溶于胃液，但能在肠液中崩解而释放活性成分。

十二、气雾剂

气雾剂是指将药物和抛射剂共同装封于带有阀门的耐压容器中，使用时借助抛射剂气化产生的压力将内容物呈雾状物喷出的制剂，气雾剂除用于呼吸系统疾患外，在冠心病、感冒、烧伤和皮肤用药上都有应用。如复方细辛气雾剂、复方桂枝气雾剂等。

以上诸种剂型，各有特点，临证应根据不同病证和方剂的特点，选择制作不同的剂型。此外，尚有灸剂、熨剂、灌肠剂等，临床中都在广泛应用，而且一些新的剂型还在不断地研制过程中。

任务三　中成药的应用 ❷ 微课 3.2

药物具有双重性，即除了具有防病治病的作用外，还具有不良反应。不合理用药会对人体造成伤害。绝对合理的用药是难以达到的，一般所指的合理用药只是相对的，其内涵可用"合乎病理，合乎人理，合乎药理"来解释。当今比较公认的合理用药应包含安全性、有效性、经济性与适当性四个基本要素。中成药的临床应用也必须符合合理用药的基本要求。

一、中成药的合理应用

中成药以治疗人体疾病为主要目标。每种中成药都有特定功效和相应的适应证。因此，掌握中成药的功效和适应证，准确选择和使用，是中成药合理应用的首要环节。

（一）对证用药

中医用药的基本原则是辨证施治。证是对人体在疾病发展过程中某一阶段的病理概括，包括病变的部位、原因、性质以及邪正关系，揭示了疾病发展某一阶段的病理实质。辨证施治就是在辨明证候的基础上，选择对证中药进行治疗。绝大多数中成药都是针对证候的治疗药物，如六味地黄丸是针对肾阴虚证候的治疗药。因此，首先根据中医药理论认识疾病的证候，根据证候确定治法，再依据治法选择合适的中成药，使中成药的主治证候与患者的具体证候对应起来，就是对证用药。

（二）对病用药

病即疾病，是在一定致病因素作用下，人体健康状态受到破坏，人体阴阳平衡失调所表现出来的全部病理变化过程。每种病都有各自的病因病机、诊断要点、鉴别要点。在疾病发展的全过程中，随着病的变化，各个阶段可以表现为若干不同证候。中医学重视辨证施治，也不排斥对病用药形式。如血脂康胶囊针对高血脂就属于对病用药。因此，根据中成药的适应证，对病使用也是正确选药的内容之一。

（三）对症用药

症是指单一的症状，即患者自身感觉到的不适，如发热、口渴、头痛等。症状是疾病的表现，根据急则治其标的原则，有些中成药主要针对症状进行治疗，以解燃眉之急。如元胡止痛片针对疼痛症状的治疗。准确使用中成药解除某些突出症状，从而缓解病痛，也是正确选药的内容之一。

（四）辨证和辨病结合

病是人体阴阳平衡失调所表现出来的全过程，证是疾病发展过程中某一阶段病理本质的反应，症则是疾病过程中的临床表现。症状是诊断疾病的依据，也是辨证的依据。中医通过收集分析临床症状产生的原因、性质、病变的部位、趋势的分析判断来辨证，故中医认识疾病既辨病又辨证。因此，辨证和辨病相结合是在中医理论指导下合理使用中成药优先考虑的原则。

由于不同的患者体质各不相同，导致同一类疾病的临床症状也千差万别，在西医学看来是同一种疾病，而在中医看来其中证候却不同。例如，同样感受风寒之邪的感冒患者，体质较好者和体质较差者临床表现也完全不一样，不能都用九味羌活颗粒来治疗，即所谓"同病异治"。

二、中成药的配伍应用

由于中成药是按照固定处方制备的，有一定的治疗范围，而临床病情常常是错综复杂的，有时单用一种中成药治疗照顾不到全面病情，还需要与其他中成药、药引、汤药等配合使用。

（一）中成药与中成药配伍

根据辨证论治的需要，可将两种或两种以上中成药配伍应用，以增强疗效，减少偏性和副作用，扩大治疗范围。其配伍原则大致如下。

1. 相辅配伍 将功用相近的中成药合用，以扩大治疗范围和增强疗效的配伍方法。如归脾丸和十全大补丸合用，不仅可以治疗气血不足、心脾两虚致心悸失眠，而且还可兼治气血不足之皮肤紫斑。

2. 相须配伍 将功用不同的中成药合用，以治疗不同性质疾病的配伍方法。如藿香正气散和保和丸合用，治疗外感暑湿、内伤饮食较重者。

3. 相制配伍 将两种或两种以上中成药合用，使彼此互相制约的配伍方法。如长期服用青娥丸可以加服二至丸。峻下逐水的舟车丸，配合四君子丸同用，可使其峻下而不伤正气。

（二）中成药与药引配伍

药引又称引药，是某些中药方剂不可忽略的组成部分。由于药引有引药归经、增强疗效、调和诸药以及矫味等作用，故其与中成药适当配合，每可收到相得益彰的效果。

1. **大枣** 补中益气，养血宁神。适用于脾胃虚弱，中气不足等证。如治疗脾虚腹泻可用大枣汤送服健脾丸或理中丸。

2. **生姜** 温中止呕，解表止咳。适用于外感风寒，胃寒呕吐。如治疗风寒感冒可用姜葱汤送服九味羌活丸。

3. **红糖** 补血，散寒，祛瘀。适用于产后病。如治产后乳汁不下，用红糖水送服下乳涌泉散。

4. **黄酒、白酒** 温通经脉，发散风寒。适用于风寒湿痹证及跌打损伤。如用黄酒或白酒送服小活络丹和七厘散。

5. **芦根** 清热，生津，止渴。适用于外感风热感冒及小儿麻疹初起。如用芦根汤送服银翘解毒丸治疗风热感冒。

（三）中成药与汤药的配伍

1. **中成药与汤药同服** 对于因含贵重药或挥发性成分的中成药，因不宜同饮片一起入煎，可以用汤药送服或化服中成药。如治疗高热、神昏、抽搐，可用清瘟败毒饮（汤药）配安宫牛黄丸或紫雪同服。

2. **中成药与汤药交替服用** 这是指同种处方组成的成药与汤剂交替使用。如白天服汤药，晚上服中成药；或根据病情，先服汤药治其急，后服成药以巩固疗效。

3. **中成药与饮片同煎** 为了促使中成药内服后尽快吸收起效，可将中成药装入布袋或直接与饮片同煎。

（四）中成药与西药配伍

中西药合理配伍，固然可以增强疗效，但因中西药分属两个截然不同的医学体系，不兼通中西医药知识的医生和患者，切勿盲目将中西药配伍使用，以免引起不良后果。如含麻黄碱及麻黄的中成药如大活络丸、防风通圣丸、定喘丸、人参再造丸、哮喘冲剂等不宜与洋地黄、地高辛等强心药合用。麻黄中麻黄碱及其制剂是拟肾上腺素药，使血压上升，合用强心药会增加强心药对心脏的毒性。含朱砂成分的中药制剂，如朱砂安神丸、七厘散、磁朱丸、归神丹、辰砂丸与溴化物、碘化物同服，朱砂中的汞离子可分别产生溴化汞和碘化汞的沉淀而刺激肠壁，导致赤痢样大便，引起肠炎并对肝肾产生毒性。为防止其发生，应避免不必要的中西药合用，尽可能地搞清药物中所含的化学成分、药理作用及体内代谢过程，不应轻率联合使用。

三、中成药的配伍禁忌

中成药合理联用有利于治疗，但应注意多种药物合用会因药物相互作用而增加不良反应的发生率，为了用药安全，避免毒副反应的产生，使用中成药时，必须根据其组成注意配伍禁忌。

1. **含"十八反""十九畏"药味中成药的配伍禁忌** 中成药之间的联合用药中，避免"十八反""十九畏"药物的使用。例如治疗风寒湿痹证的大活络丸、天麻丸、人参再造丸等含有附子，如果与含有川贝、半夏，用于止咳化痰的川贝枇杷糖浆、蛇胆川贝液、通宣理肺丸等中成药联用，前者所含成分附子与后者所含的川贝、半夏属于配伍禁忌。再如心通口服液、内消瘰疬丸中含有海藻，祛痰颗粒中含有甘遂，如果与含有甘草的橘红痰咳颗粒、镇咳宁胶囊、通宣理肺丸联用，也属于配伍禁忌。

2. **含有毒性药物的增量和叠加** 联合使用的中成药中往往含有一种或几种相同的成分，容易造成药物的增量和叠加，如果含有毒性成分的两种或两种以上中成药联用，就会引起药物的中毒现象。处方组成和功效基本相似的复方丹参滴丸与速效救心丸合用，因两者都含有药性寒凉的冰片，服用剂量过大易损伤患者脾胃，导致胃寒胃痛。

实例分析 3-2

实例 某患者因失眠，自行购买服用朱砂安神丸、天王补心丸，约2周后开始出现恶心、呕吐、食欲不振、记忆力减退现象，经就医停药后好转。

问题 1. 朱砂安神丸与天王补心丸合用为什么会出现不良反应？

2. 朱砂安神丸与天王补心丸能否联合服用？

答案解析

3. 不同功效药物联用的辨证论治和禁忌 如果对不同功效的中成药联用辨证不当，则出现疗效降低，或者产生不良反应。如附子理中丸与牛黄解毒片的联用情况，因前者属于温中散寒之剂，适用于脾胃虚寒所致的胃脘痛、呕吐、腹泻等症状，后者性质寒凉，为清热解毒泻火之剂，适用于火热毒邪炽盛于内而上扰清窍者，两药药性相反，不宜联用。

4. 药物之间的相互作用 药物相互作用是指两种或两种以上的药物合并或先后序贯使用时，所引起的药物作用和效应的变化。药物相互作用是双向的，既可能产生对患者有益的结果，使疗效增加或毒性降低；也可能产生对患者有害的结果，使疗效降低和毒性增强，即药物间的配伍禁忌。如含麻黄的中成药忌与降血压的中成药如复方罗布麻片、降压片、珍菊降压片、牛黄降压丸等合用，也不能与扩张冠脉的中成药如速效救心丸、山海丹、活心丹、心宝丸、益心丸等联用，因为麻黄中麻黄碱具有肾上腺素样作用，起到收缩血管、升高血压的作用，同时兴奋心脏，增强心肌收缩力，增加心肌耗氧量，如果同时使用会产生拮抗作用。

即学即练 3-1

下列属于配伍禁忌的是（ ）

A. 附子理中丸与牛黄解毒片联用

B. 复方丹参滴丸与速效救心丸合用

C. 人参再造丸与川贝枇杷糖浆合用

D. 归脾丸与十全大补丸合用

E. 朱砂安神丸与天王补心丸合用

答案解析

四、中成药的不良反应与防治

中成药的不良反应是指在中医理论指导下预防、诊断、治疗疾病或调节生理功能过程中，患者接受正常剂量的药物时出现的任何有伤害的和与用药目的无关的反应。

（一）引起中成药不良反应的原因

引起中成药不良反应发生的原因复杂多样，包括药物的质量问题、方药证候、疗程、个体差异、配伍用药等多方面因素，主要原因分析如下。

1. 药物质量不符合要求 质量问题是引起中成药不良反应的主要原因之一。

（1）药材品种混乱，使用不当，或缺乏药材质量标准，引起不良反应。如龙胆泻肝丸中以关木通代替无毒的木通使用，可引起肾毒性。

（2）炮制时不严格执行炮制规范，粗制滥造，尤其是含毒性成分的药材，炮制不当，易引起不良反应。如大活络丸、人参再造丸中含有附子，如果炮制不当，则引起机体的中毒现象。

（3）对药材所含成分的理化性质认识不清，制剂选用不当，出现不良反应。如桔梗、远志含有皂苷成分，有溶血作用，一般制成内服制剂，而不应制成注射剂，后者注入人体内后引起溶血现象。

（4）生产工艺不稳定。目前中药注射剂引起不良反应的事件屡有发生，主要原因是中药材在提取过程中未除尽杂质，残留的杂质注入机体后作为抗原或半抗原，刺激机体引起过敏反应。

2. 方药证候不符 中成药有其确定的中医证候及主治，如果辨证不当或适应证把握不准确，违反治疗原则，则出现药物乱用、药不对证现象，故而达不到其应有的疗效，甚至出现不良反应。

3. 疗程不当 中成药均有偏性，加大剂量或长期用药，尤其是含毒性成分的中成药则极易发生不良反应甚至中毒死亡。如含有黄药子的中成药，有明显的肝毒性，过量或长期服用，可导致肝脏损害；含蟾酥的中成药，使用不当会导致心脏损害和心律失常；含马钱子的中成药，使用过量会引起神经系统损害。

4. 个体差异 不同的个体对同一剂量的药物有不同的反应。某些药物的处方剂量虽在安全范围之内，但可因个体差异、年老体弱等因素而致中毒。儿童、老年人、孕妇以及过敏体质者都较易发生不良反应。

5. 配伍不当 在临床治疗中，中成药之间、中成药与西药之间，如果配伍不当，就会导致不良反应。如含虎杖、大黄、诃子、五倍子等中成药，不能与磺胺类药物同服，因前者含有较多鞣质，能与磺胺类药物结合，影响磺胺的排泄，导致血及肝内磺胺药物浓度增高，严重者可发生中毒性肝炎。

（二）中成药不良反应的临床表现

1. 循环系统症状 表现为心悸、胸闷、面色苍白、四肢厥冷、血压突变、心律失常、传导阻滞等症状。主要中成药有六神丸、牛黄解毒丸（片）、脉络宁、清开灵注射液、复方丹参注射液。

2. 呼吸系统症状 表现为咳嗽、气喘、血痰、发绀、急性肺水肿、呼吸衰竭、过敏性哮喘等症状。主要中成药有牛黄解毒丸（片）、鱼腥草注射液、双黄连注射液、丹参注射液等。

3. 过敏（变态）反应症状 表现为瘙痒、皮疹、胸闷、气短、心慌、休克等急性反应。能引起此类反应的中成药很多。

4. 消化系统（肝损害）症状 表现为恶心、呕吐、食欲不振、腹痛、腹胀、腹泻、胃黏膜病变、吐血、便血、黄疸、肝功能异常等症状。主要中成药有壮骨关节丸、复方青黛丸（片）、六神丸、牛黄解毒丸等。

5. 泌尿系统（肾损害）症状 表现为尿少、尿闭、尿频尿急、尿潴留、血尿、蛋白尿、肾炎、酸中毒、尿毒症、急性肾功能衰竭等症状。主要中成药有安宫牛黄丸、牛黄清心丸、龙胆泻肝丸、止咳化痰丸、牛黄解毒丸等。

6. 血液系统症状 表现为血小板减少、紫癜、溶血性贫血、白细胞减少和粒细胞减少、过敏性紫癜、骨髓抑制、急性白血病等症状。主要中成药有复方丹参片（注射液）、六神丸、复方青黛丸（片）、双黄连注射液等。

（三）中成药不良反应的防治

1. 加强药品质量管理 保证药品质量是预防中成药不良反应发生的基本条件。药品生产企业和经营企业、医疗机构应认真贯彻执行国家有关中成药管理方面的现行法规，加强与药品质量有关的各环节管理。制备中成药过程中必须严格控制药品来源，遵循中药炮制规范，合理选择剂型，严格制定生产工艺和标准操作规程，尤其是中药注射剂在生产工艺上必须具有严格的技术控制条件和质量控制标准，使其达到安全、有效、可靠、稳定的要求。对于毒性中药应严格按照《医疗用毒性药品管理办法》的有关规定，加强药品的收购、经营、加工、使用及保管各个环节的管理，最大限度地降低和减少中成药不良反应的发生。

2. 避免盲目滥用药物 合理用药是预防中成药不良反应发生的根本措施。根据用药对象的具体情况，辨证审因，根据证候确定治则治法，选用适宜的中成药和采用合理的剂量和疗程，使药证相符，达到最佳治疗效果。对于患者而言，在不能正确诊断自己的病证的情况下，应避免盲目、滥用中成药，引起不良反应。

3. 严格遵循疗程用药 对于有明确使用剂量的中成药，严格遵照医嘱或药品说明书规定的剂量使用中成药，不得随意改动，应慎重超剂量使用，避免造成毒副反应，尤其对于含有毒性或药性猛烈的中成药严格按规定的剂量用药。也不宜减少用药剂量，使药物起不到应有的治疗作用。

4. 注意个体差异 对于老年人、婴幼儿、妊娠和哺乳期妇女，分别针对其生理特点，慎重用药，如老年体虚者慎用以大黄、芒硝、火麻仁、牵牛子、甘遂等药物为主组成的泻下作用峻猛的中成药，以防耗损患者的胃气，加重体虚症状；对于肝肾功能不良者，避免使用对其相关脏器有害的药物；对于过敏体质者，应特别注意用药禁忌，应密切观察其服药后的反应，尤其是中药注射剂品种，如有过敏反应，应及时处理，以防止发生严重不良反应。

5. 加强不良反应监测 加强用药观察及中成药不良反应监测，注重对中成药不良反应资料的全面搜集，完善中成药不良反应报告制度，并运用流行病学的原理和方法进行分析研究，明确药物与不良反应之间的因果关系，为临床合理、安全、有效的用药提供准确可靠数据参考。

6. 合理配伍用药 中成药联合用药过程中应注意避免因药物之间相互作用而可能引起的不良反应。药师需要对中成药的配伍用药情况进行细致分析和研究，防止联合用药而导致的不良反应。

五、问病荐药

问病荐药是指不需要医师处方而根据患者诉求，由具有一定医药理论水平和实践经验的技术人员，凭患者主诉病症和简单诊断后售给对症的中成药，并指导患者合理用药。问病荐药主要用于指导自我药疗的人群，它是零售药店药学服务工作岗位的主要技能之一。

（一）对药师的要求

问病荐药工作需要药师不仅掌握疾病诊断的相关知识，还需要掌握药物的所有信息及具备药学服务的能力。

（1）具备扎实的中药学专业知识，掌握药品说明书上所有信息，能详细地向患者说明药品的正确用法、用量、不良反应等内容。

（2）具有临床医学基础知识，根据患者疾病的特点，能够看懂辅助检查如血常规、肝肾功能、影像学检查结果，并为患者解释一些基本的检验数据和结果的临床意义。

（3）掌握一些常见病、多发病，如"三高"症、骨质疏松症、心脑血管病、消化系统疾病、糖尿病等的诊治原则及用药知识，指导患者合理用药。

（4）具有开展药学服务工作的实践经验和能力，具备药学服务相关的药事管理与法规知识以及高尚的职业道德。同时，还应具备较好的交流沟通能力，使患者获得有关用药的指导，以利于疾病的治疗。

（二）问病内容

1. 发病的原因及诱因 询问起病的环境与时间，是否有明显的起病原因或诱因。

2. 主要症状及时间 问患者现在最痛苦的症状、体征特点及持续时间。

3. 诊治经过 起病是否就医，是否服用何药治疗，用药效果如何，有无不良反应等。

4. 身体状况 发病过程中饮食、二便、睡眠、精神状况。

5. 既往史 既往健康状况和既往患病情况。

6. 个人生活史 社会经历、职业及工作条件、生活起居、饮食嗜好、婚姻生育史等。

7. 家族史 直系亲属及配偶的健康和患病情况，有无传染病史或与遗传有关的疾病等。

8. 妇女 要问月经史。

（三）问病技术

1. 认真聆听 问病时应亲切和蔼，热情耐心认真。问病人员认真的倾听会让患者感觉到自己被重视，从而在心理上有安全感。聆听既表达尊重和礼貌，同时表示关注和重视程度。问病人员要仔细听取揣摩患者表述信息的内容和意思，不要轻易打断对方的谈话，以免影响说话者的思路和内容的连贯性。

2. 用语技巧 注意语言的表达，与患者沟通时注意多使用服务用语和通俗易懂的语言，尽量避免使用专业术语，谈话时尽量使用短句。因此，问病人员一定要多用日常用语，这样才能够在与患者的交流时做到深入浅出。可以用打比方等方法尽量形象地告诉患者，使用开放式的提问方式，如："关于该药医生都跟您说了什么？"而不是问："医生告诉您怎么用药了吗？"（用"是""不是"或简单一句话就可以答复的问题）；问病时应避免套问和揭示性诱问，如"你胃痛时通感向左肩放射吗？"而应问："你胃痛时对别的部位有什么影响吗？"避免患者在不甚解其意的情况下随声附和，为判断疾病和给药针对性造成困难。

3. 边问边听边思考 在问病的过程中，问病人员要边听患者的叙述，边观察患者，并及时分析患者所陈述的各种症状间的内在联系，分清主次、辩明因果、抓住重点。在倾听患者陈述病情的时候，要根据所述事实，联想到可能的疾病，经过详细地询问，逐步确定证型，便于推荐药品。特别是对诊断有意义的部分，一定要询问得清楚无误。

4. 注意掌握时间 谈话时间不宜过长，有时过多的信息不利于对病情的掌握。问清症状主次，能够辨别诊断某种疾病的某种证型即可。也可准备一些资料发给患者，方便在问询时沟通。

5. 关注特殊人群 对婴幼儿、老年人、少数民族和境外患者等，需要特别详细提示服用药品的方法。比如对于老年人，其视力、听力和用药依从性差，应反复交代药品的用法、禁忌证和注意事项，直至患者完全明白。同时，老年人的记忆力减退、反应迟钝，容易忘服或误服药品，甚至因商品名的不同而致重复用药而药物过量的现象时有发生。因此，在用药时，宜选择每日服用几次药品，在书面写清楚用法并交代清晰（或贴附提示标签），有条件可配备单剂量药盒，并叮嘱老年患者家属、亲属或子女敦促老年人按时、按量服用。

（四）荐药技术

问病荐药要求向购药者提供科学、合理、客观、可靠的用药指导和咨询服务，对不适合自我药疗的患者，或驻店执业药师不能确切肯定推荐的药品或患者拟购买的药品是否对症病情时，药店药学技术人员应向患者提出到医院诊治或向医院临床药师寻求合理用药意见。正确"荐药"应符合上面提到的中成药合理应用原则，掌握好正确选用、合理配伍、正确的用量用法，避免用药禁忌等。

目标检测

答案解析

一、选择题

（一）A 型题

1. 下列为依方剂来源命名的是（   ）

    A. 定坤丸　　　　　　　　B. 十灰散　　　　　　　　C. 紫雪散

    D. 金匮肾气丸　　　　　　E. 补中益气丸

2. 按功用分类的目的是（   ）

    A. 便于辨证临床应用　　　　　　　B. 便于临床对证应用及问病荐药

    C. 便于经营保管　　　　　　　　　D. 便于查阅

    E. 便于加强临床医师、药师用药的规范性

3. 白带丸、理中丸、健脾丸的命名是（   ）

    A. 依成药成品外观、性状　　B. 以成方的功用　　　　　C. 依成方服用方法

    D. 依组成比例　　　　　　　E. 依炮制方法

4. 对于长期风湿痹痛的患者比较适应的剂型是（   ）

    A. 汤剂　　　　　　　　　　B. 蜜丸　　　　　　　　　C. 散剂

    D. 酒剂　　　　　　　　　　E. 注射剂

5. 用于儿童止咳药物的剂型宜选（   ）

    A. 散剂　　　　　　　　　　B. 糖浆剂　　　　　　　　C. 汤剂

    D. 针剂　　　　　　　　　　E. 胶囊剂

6. 动物的骨、角、皮、甲类、质地坚实，应用时宜制成（   ）

    A. 丸剂　　　　　　　　　　B. 散剂　　　　　　　　　C. 胶剂

    D. 胶囊剂　　　　　　　　　E. 针剂

7. 表现为心悸、胸闷、面色苍白、四肢厥冷、血压突变、心律失常症状属于（   ）

    A. 呼吸系统症状　　　　　　B. 循环系统症状　　　　　C. 过敏（变态反应）症状

    D. 消化系统症状　　　　　　E. 泌尿系统症状

8. 下列哪两种中成药能联合使用（   ）

    A. 舟车丸与四君子丸合用　　　　　B. 大活络丸与蛇胆川贝液合用

    C. 心通口服液与橘红痰咳颗粒合用　D. 内消瘰疬丸与通宣理肺丸合用

    E. 朱砂安神丸与天王补心丸合用

9. 含有黄药子的中成药，过量或长期服用可导致（   ）

    A. 心脏损害　　　　　　　　B. 神经系统损害　　　　　C. 肝脏损害

    D. 肾脏损害　　　　　　　　E. 消化道损害

（二）X 型题

10. 中成药的分类有（　　）

　　A. 按病证分类　　　　　　　B. 按组成分类　　　　　　　C. 按临床科属分类

　　D. 按功用分类　　　　　　　E. 按剂型分类

11. 下列属于按病证分类的有（　　）

　　A. 感冒类　　　　　　　　　B. 头痛类　　　　　　　　　C. 咳嗽类

　　D. 食滞类　　　　　　　　　E. 清热类

12. 膏剂包括（　　）

　　A. 煎膏　　　　　　　　　　B. 软膏　　　　　　　　　　C. 硬膏

　　D. 流浸膏　　　　　　　　　E. 浸膏

13. 下列制剂属现代新剂型的是（　　）

　　A. 注射液　　　　　　　　　B. 片剂　　　　　　　　　　C. 胶囊剂

　　D. 栓剂　　　　　　　　　　E. 汤剂

14. 中成药的用药原则包括（　　）

　　A. 安全性　　　　　　　　　B. 稳定性　　　　　　　　　C. 有效性

　　D. 经济性　　　　　　　　　E. 适当性

二、问答题

1. 中成药剂型制作应考虑哪些因素？

2. 何谓中成药的不良反应？如何加强中成药不良反应的防治？

书网融合……

知识回顾　　　　　微课1　　　　　微课2　　　　　习题

（陆鸿奎）

模块二
内科常用方剂与中成药

项目四　解表剂

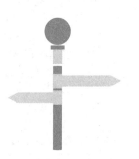

学习引导

所谓"表"是指肌表，表证是指六淫疫疠邪气经皮毛、口鼻侵入时所产生的证候。表证的病位在皮毛肌腠，病轻易治，多见于外感病的初期，一般起病急、病程短。表证有两个明显的特点。一是外感时邪，表证是由邪气入侵人体所引起。二是病邪轻。表证由于外感病邪性质、患者体质之别，加之表证亦有寒热错杂、邪盛正虚，故要寒温并用、扶正祛邪等法相结合。

本项目主要介绍解表剂的分类，常用解表剂的组成、功用、主治、配伍意义和临床应用。

📖 学习目标

知识要求

1. **掌握**　桂枝汤、九味羌活汤、银翘散、桑菊饮、败毒散的组成、功用、主治、配伍意义和临床应用。

2. **熟悉**　解表剂的概念、适用范围、分类及使用注意事项；正柴胡饮颗粒、荆防颗粒、参苏丸的组成、功用、主治、主要配伍意义和临床应用。

3. **了解**　表实感冒颗粒、感冒清热颗粒、连花清瘟胶囊、双黄连口服液、羚羊感冒胶囊的组成和主治。

凡具有发汗、解肌、透疹作用，治疗表证的方剂，称为解表剂。属于"八法"中的"汗法"。

解表剂为治疗六淫外邪侵袭人体肌表、肺卫所致的表证而设。此时邪未深入，病势轻浅，可用辛散轻宣的药物使外邪从肌表而出。故凡风寒所伤或温病初起，以及麻疹、疮疡、水肿、痢疾等病初之时，见恶寒、发热、头痛、身痛、无汗或有汗、苔薄白、脉浮等表证者，均可用解表剂治疗。表证病性有寒热之异，患者体质有强弱之别。表寒者，当辛温解表；表热者，当辛凉解表；兼见气、血、阴、阳诸不足者，还须结合补益法，以扶正祛邪。故解表剂分为辛温解表、辛凉解表、扶正解表三类。

使用解表剂要辨证准确，辨明邪之内外、邪之寒热以及有无兼证。若表邪未尽，而又见里证者，一般应先解表，后治里；表里并重者，则当表里双解。若外邪已经入里，或麻疹已透，或疮疡已溃，则不宜使用。由于解表剂多为辛散轻宣之品组方，故不宜久煎，以免药性耗散，影响疗效。在服法上一般宜温服，服后要增加衣被或辅之以热粥。服药期间，还应忌食生冷、油腻等不易消化之品，以免影响药物吸收与药效发挥。

任务一　辛温解表

辛温解表剂主要具有发散风寒作用，适用于外感风寒表证。临床表现多见恶寒发热，头项强痛，肢体酸痛，口不渴，无汗或有汗，舌苔薄白，脉浮紧或浮缓等。

桂枝汤《伤寒论》　<small>微课4</small>

【组成】桂枝9g　芍药9g　甘草（炙）6g　生姜9g　大枣3g

【功用】解肌发表，调和营卫。

【主治】风寒表虚证。症见头痛发热，汗出恶风，或鼻鸣干呕，苔白不渴，脉浮缓或浮弱。

【配伍意义】本方证治为外感风寒，营卫不和所致。外感风寒，以风邪为主，风性开泄，卫气因之失其固护之性，"阳强而不能密"，不能固护营阴，致令营阴不能内守而外泄，故汗出、脉浮缓或浮弱；感受风寒，卫气被遏，不能温煦肌表，则恶风；卫阳抗邪，正邪斗争则发热；风寒束表，太阳经气不利，则头痛；邪气郁滞，肺气不利，则鼻塞，胃气上逆则干呕。风寒在表，应辛温发散以解表，但本方证属表虚，腠理不固，故治宜解肌发表，调和营卫。方中桂枝辛甘而温，透营达卫，温通经络，解肌发表，外散风寒，用治"卫强"，为君药。芍药酸甘以益阴敛营，敛固外泄之营阴，用治"营弱"，为臣药。君臣二药等量合用，一治卫强，一治营弱，一散一收，调和营卫，使发汗而不伤阴，止汗而不恋邪，有"相反相成"之妙用。生姜辛温发散，助桂枝解肌调卫，又能和胃止呕；大枣甘平，益气补中，滋脾生津，助芍药益阴和营，姜枣相合，加强桂、芍调和营卫之功，共为佐药。炙甘草甘缓调和，益气和中，与桂枝相合，可辛甘化阳以实卫，与芍药相伍，则酸甘化阴以和营；功兼佐使之用。诸药合用，辛甘发散，酸甘收敛，辛散不伤阴，收敛不留邪，共奏解肌发表、调和营卫之功。

【临床应用】

1. 辨证要点　本方是治疗外感风寒表虚证的代表方。以恶风，发热，汗出，脉浮缓为证治要点。

2. 现代应用　常用于治疗感冒、流行性感冒、原因不明的低热、荨麻疹、皮肤瘙痒症、冻疮、妊娠呕吐、产后或病后低热等证属营卫不和者。

【使用注意】表实无汗，或表寒里热，不汗出而烦躁，以及温病初起，见发热口渴，咽痛脉数时，皆不宜使用。服药期间禁食生冷、肉食油腻、五辛、酒酪。

【用法用量】水煎服，服后及时啜热稀粥或喝少量热开水，冬季并盖被保温，以助药力，令取微汗。若服后汗出病瘥，不必尽剂；若不汗，照前法再服。病重者，可昼夜给药，密切观察，汗出停药。

【其他剂型】桂枝颗粒，桂枝合剂。

【方歌】桂枝汤治太阳风，芍药甘草姜枣同，桂麻相合名各半，太阳如虐此为功。

九味羌活汤《此事难知》

【组成】羌活9g　苍术9g　防风9g　细辛3g　白芷6g　川芎6g　生地黄6g　黄芩6g　甘草6g

【功用】发汗祛湿，兼清里热。

【主治】外感风寒湿邪，兼有里热证。症见恶寒发热，无汗，头痛项强，肢体酸楚疼痛，口苦微渴，舌苔白或微黄，脉浮。

【配伍意义】本方证治为外感风寒湿邪，内有蕴热所致。风寒湿邪，束于肌表，腠理闭塞，故恶寒发热，无汗；寒湿相搏，邪着经络，致气血运行不畅，故头痛，肢体酸楚疼痛或重痛。内有蕴热，故口苦、微渴。治宜发散风寒，祛除湿邪，兼清里热。方中羌活辛温发表，入太阳经，善祛在表之风寒湿邪，为君药。防风入太阳、厥阴经，长于散风；苍术主入太阴，除湿力强，二药相伍，助君药祛风散寒，除湿止痛，共为臣药。细辛、白芷、川芎祛风散寒，宣痹止痛，其中细辛善治少阴经头痛，白芷善治阳明经头痛，川芎善治厥阴经、少阳经头痛，与羌活、防风、苍术合用，体现"分经论治"的思想；黄芩入少阳，与生地黄同奏清泄里热之功，兼防辛香温燥之品助热伤津，均为佐药。甘草调和诸药，为使药。诸药合用，既通治风寒湿邪，又兼顾协调表里，共奏发汗祛湿、兼清里热之功。

【临床应用】

1. 辨证要点 本方为治四时外感风寒湿邪兼有里热证的代表方。以恶寒发热，寒多热少，头痛无汗，肢体重痛，口苦微渴为证治要点。

2. 现代应用 常用于治疗感冒、急性肌炎、风湿性关节炎、偏头痛、腰肌劳损等证属于外感风寒湿邪，兼有里热者。

【使用注意】 本方之药多属辛温香燥之品，故风热表证、湿热证、里热亢盛及阴虚气弱不宜使用。

【用法用量】 水煎服。若寒邪较重，宜热服，且应啜粥以助药力；若寒邪不重，则不必啜粥，温服即可。

【其他剂型】 九味羌活丸，九味羌活口服液，九味羌活颗粒，九味羌活片。

【方歌】 九味羌活用防风，细辛苍芷与川芎，黄芩生地同甘草，分经论治宜变通。

 实例分析 4-1

> **实例** 张某，女，30岁。2010年1月2日初诊。昨日因淋雨出现恶寒，发热，无汗，周身酸楚疼痛，舌苔白，脉浮。药用九味羌活汤，昨晚服药后，出现全身微微汗出，今晨起床后上述症状消失。处方：羌活6g，防风6g，细辛3g，苍术6g，白芷6g，川芎6g，黄芩3g，生地3g，生甘草3g。5剂，水煎温服。
>
> **问题** 请问方剂选用是否正确？剩余4剂药是否继续服用？如若继续服用，会有何副作用？
>
> 答案解析

表实感冒颗粒《中国药典》

【组成】 紫苏叶150g 葛根150g 白芷100g 麻黄100g 防风150g 桔梗100g 桂枝150g 甘草100g 陈皮100g 生姜83.3g 炒苦杏仁100g

【功用】 发汗解表，祛风散寒。

【主治】 感冒风寒表实证。症见恶寒重，发热轻，无汗，头项强痛，鼻流清涕，咳嗽，痰白稀。

【配伍意义】 本方证为风寒束表，肺失宣降所致。风寒客表，卫气被遏，则恶寒；感受风寒，正邪斗争剧烈，则发热；风寒束表，皮毛闭塞，则无汗；寒主收引，气血运行不畅，则头项强痛；风寒犯肺，肺失宣降，则咳嗽、鼻塞、流清涕。治宜发汗解表，祛风散寒。方中麻黄辛、苦温，既能发汗解表，又能开宣肺气而止咳平喘；桂枝辛、甘温，善解肌发表、温经通脉。二药配伍，共为君药。紫苏叶辛温，解表散寒；防风辛而微温，善祛风散寒，胜湿止痛；白芷辛温，善散寒发表、通窍止痛。三药合用，共为臣药。葛根甘、辛平，善解肌发表；生姜辛而微温，善发汗解表、温肺止咳；陈皮辛、苦温，善理气化痰；桔梗辛苦而平，善宣肺利咽；炒苦杏仁苦温降气止咳。五药相合共为佐药。甘草甘平，既能止咳，又调和诸药，故为使药。全方配伍，辛温宣散，共奏发汗解表、祛风散寒之功。

【临床应用】

1. 辨证要点　本方为治外感风寒表实证的常用方。以恶寒重，发热轻，无汗，鼻流清涕为证治要点。

2. 现代应用　临床常用于普通感冒、流行性感冒、上呼吸道感染等证属风寒束表，肺失宣降者。

【使用注意】风热感冒及寒郁化热明显者忌服。服药期间，忌食辛辣、油腻。可食用热粥，以助汗出。因含麻黄，故高血压、心脏病者慎用。

【用法用量】口服。一次 10～20g，一日 2～3 次；小儿酌减。

感冒清热颗粒《中国药典》

【组成】荆芥穗200g　薄荷60g　防风100g　柴胡100g　紫苏叶60g　葛根100g　桔梗60g　苦杏仁80g　白芷60g　苦地丁200g　芦根160g

【功用】疏风散寒，解表清热。

【主治】外感风寒，里有蕴热证。症见头痛发热，恶寒身痛，鼻流清涕，咳嗽，咽干，舌淡苔白或薄黄，脉浮。

【配伍意义】本方证为外感风寒，内有蕴热所致。外感风寒，郁遏肌表，则恶寒；感受风寒，周身气血运行不畅，则头痛、身痛；正邪斗争则发热；风寒犯肺，肺气失宣，则鼻流清涕、咳嗽；内有伏热，则咽干。治宜疏风散寒，解表清热。方中荆芥穗、防风辛温，祛风解表散寒，共为君药。紫苏叶解表散寒，白芷解表散寒止痛；柴胡、薄荷、葛根解肌散热，且能制约荆、防、苏、芷辛温香燥助热伤津，五药相合，既助君药发散风寒，又解肌清热，故为臣药。芦根甘寒清透，清肺胃热，生津止渴；苦地丁清热解毒，散结消肿；苦杏仁降气止咳，共为佐药。桔梗祛痰利咽，引诸药直达肺经，为佐使药。诸药合用，共奏疏风散寒、解表清热之功。

【临床应用】

1. 辨证要点　本方为治外感风寒，内有蕴热证的常用方。以头痛发热，恶寒身痛，咳嗽咽干为证治要点。

2. 现代应用　临床应用于普通感冒、流行性感冒、上呼吸道感染等证属外感风寒，内有蕴热证者。

【使用注意】服药期间忌食生冷、油腻之物。

【用法用量】开水冲服。一次 1 袋，一日 2 次。

正柴胡饮颗粒《中国药典》

【组成】柴胡100g　陈皮100g　防风80g　赤芍150g　甘草40g　生姜70g

【功用】发散风寒，解热止痛。

【主治】外感风寒表证。症见发热恶寒，头痛，无汗，鼻塞，喷嚏，咽痒咳嗽，四肢酸痛，舌苔薄白或薄黄，脉浮。

【配伍意义】本方证治为外感风寒所致。风寒束表，卫阳被遏，营阴郁滞，皮毛闭塞，经脉不通，故恶寒发热、无汗、头痛、四肢酸痛；风寒犯肺，肺气不宣，故鼻塞、喷嚏、咽痒咳嗽。舌苔薄白，脉浮均为风寒袭表之象。治宜发散风寒，解热止痛。方中柴胡苦泄辛散微寒，解表退热，为君药。防风祛风解表，胜湿止痛；生姜发汗解表，温肺止咳。二药相合，既发散风寒、胜湿止痛，助君药解除表邪，又温肺止咳，共为臣药。赤芍清热散瘀止痛；陈皮理气化痰。二药相合，助君臣药解热止痛，化痰止咳，俱为佐药。甘草既止咳，又调和诸药，为使药。诸药合用，共奏发散风寒、解热止痛之功。

【临床应用】

1. 辨证要点 本方为治外感风寒表证常用方。以发热恶寒，头痛，苔白，脉浮为证治要点。

2. 现代应用 常用于感冒、流行性感冒、疟疾初起以及妇女经期、妊娠、产后感冒等证属外感风寒者。

3. 不良反应 极个别患者使用后有胃部不适感，停药后消失。

【使用注意】 对本药及其成分过敏者禁用；体虚外感者慎用。

【用法用量】 开水冲服。一次 10g 或 3g（无蔗糖），一日 3 次。

【其他剂型】 正柴胡饮合剂，正柴胡饮胶囊。

荆防颗粒《部颁药品标准》

【组成】 荆芥 75g　防风 75g　羌活 75g　独活 75g　柴胡 75g　前胡 75g　川芎 75g　枳壳 75g　茯苓 75g　桔梗 75g　甘草 25g

【功用】 解表散寒，祛风胜湿。

【主治】 外感风寒夹湿证。症见头身酸楚疼痛，恶寒无汗，鼻塞流涕，咳嗽，舌淡苔白，脉浮。

【配伍意义】 本方证治为外感风寒夹湿所致。风寒之邪，伤于肌表，腠理闭塞，故恶寒发热，无汗；寒湿之邪，阻滞气机，气血运行不畅，故头身酸楚疼痛。风寒袭肺，肺气失宣，则鼻塞流涕、咳嗽。治宜解表散寒，祛风胜湿。方中荆芥辛而微温，善散风解表；防风善祛风胜湿、发表止痛，为"风中之润剂"，共为君药。羌活、独活辛温苦燥，既解表散寒，又除一身上下之风湿，通利关节而止痹痛；川芎辛温行散，善活血行气、祛风止痛。三药合用，共为臣药。柴胡苦辛微寒，解表退热；前胡辛、苦微寒，疏风宣肺；桔梗辛苦而平，开宣肺气、祛痰止咳；茯苓甘淡而平，健脾利湿；枳壳苦辛微寒，理气化湿。五药合用，助君臣药解表散寒、祛风胜湿止痛，共为佐药。甘草调和诸药，为使药。诸药配伍，共奏解表散寒、祛风胜湿之功。

【临床应用】

1. 辨证要点 本方为治外感风寒夹湿证的常用方。以头身酸楚疼痛，恶寒无汗为证治要点。

2. 现代应用 临床应用于普通感冒、流行性感冒、上呼吸道感染等证属外感风寒夹湿者。

【使用注意】 风热感冒或湿热证慎用。服药期间，忌烟、酒及辛辣、生冷、油腻食物。不宜在服药期间同时服用滋补性中成药。

【用法用量】 开水冲服，一次 15g，一日 3 次。

<h1 align="center">任务二　辛凉解表</h1>

辛凉解表剂主要具有疏散风热作用，适用于外感风热表证和温病初起。临床表现多见发热，微恶风寒，头痛咳嗽，口渴，咽痛，苔薄白或薄黄，脉浮数。

银翘散《温病条辨》

【组成】 银花 30g　连翘 30g　苦桔梗 18g　薄荷 18g　竹叶 12g　生甘草 5g　荆芥穗 12g　淡豆豉 15g　牛蒡子 18g

【功用】 辛凉透表，清热解毒。

【主治】 温病初起。症见发热无汗，或有汗不畅，微恶风寒，头痛口渴，咳嗽咽痛，舌尖红，苔薄白或微黄，脉浮数。

【配伍意义】本方证治为温病初起，肺卫被郁所致。感受温邪，正邪斗争剧烈，且温为阳邪，故发热；温病初起，邪在卫分，卫气被遏，则微恶风寒；邪郁卫分，腠理闭塞，故无汗或有汗不畅；风热上犯于肺，肺气失宣而咳嗽；热蕴成毒，搏结于咽喉，则咽痛；风热上攻则头痛；温邪伤津，故口渴；舌尖红，苔薄白或微黄，脉浮数均为风热在表之征。治宜辛凉透表，清热解毒。方中银花、连翘既疏散风热，清热解毒，又具有芳香辟秽，切中温热病邪易蕴结成毒及多夹秽浊之病机，共为君药。薄荷、牛蒡子辛凉，疏散风热，清利头目，且可解毒利咽；荆芥穗、淡豆豉虽辛而微温，但配入大队辛凉解表药中，恰能助君药辛散透表之力，俱为臣药。桔梗宣肺止咳化痰；竹叶清心除烦，引热下行，合为佐药。甘草调和诸药，配桔梗以利咽，为佐使之用。诸药合用，共奏辛凉透表、清热解毒之功。

 知识链接

银翘散的用法

银翘散是吴瑭论治温病所创第一方，其在《温病条辨》中的地位犹如桂枝汤之于《伤寒论》。该方煎服法亦有特色：上杵为散，每服六钱，鲜苇根汤煎，香气大出，即取服，勿过煮。肺药取轻清，过煮则味厚而入中焦矣。病重者，约二时一服，日三服，夜一服；轻者三时一服，日二服，夜一服；病不解者，作再服。现代用法发生了如下变化：按原方比例酌情增减，改为汤剂，加入芦根适量，水煎服；亦可制丸剂或散剂服用。

【临床应用】

1. 辨证要点 本方是治疗风热表证的常用方，有"辛凉平剂"之称。以发热，微恶风寒，咽痛，口渴，脉浮数为证治要点。

2. 现代应用 常用于普通感冒、流行性感冒、急性扁桃体炎、麻疹初起、流行性腮腺炎、乙型脑炎初起见有风热表证或温病初起者。

3. 不良反应 偶有心慌，胸闷，呼吸困难，大汗淋漓，面色苍白，眼前发黑，恶心呕吐等。

【使用注意】外感风寒及湿热病初起者忌用。因本方中多为芳香轻宣之品，故不宜久煎。

【用法用量】共为粗末，每次用18g，以鲜芦根煎汤代水煎服，一日2～3次。现多作汤剂，加鲜芦根15～30g，水煎服。

【其他剂型】银翘解毒丸，银翘解毒片，银翘解毒胶囊，银翘解毒颗粒。

【方歌】银翘散主上焦疴，竹叶荆牛豉薄荷，甘桔芦根凉解法，清疏风热煮无过。

桑菊饮《温病条辨》

【组成】桑叶7.5g　菊花3g　杏仁6g　连翘5g　薄荷2.5g　桔梗6g　生甘草2.5g　苇根6g

【功用】疏风清热，宣肺止咳。

【主治】风温初起。症见咳嗽，身热不甚，口微渴。

【配伍意义】本方证治为外感风温袭肺，肺失清肃所致。风温初起，邪在肺络，肺气失宣，故以咳嗽为主症。感邪轻浅，故身热不甚，口微渴。治宜疏风清热，宣肺止咳。方中桑叶甘苦性凉，疏散上焦风热，且善走肺络，能清宣肺热而止咳；菊花辛甘苦凉，散风热，长于清散上焦风热而利头目，二药相须，旨在清上焦邪热，共为君药。薄荷疏散风热，以助君药疏散上焦风热；桔梗、杏仁，一升一降，宣肺肃肺以止咳，共为臣药。连翘清热解毒；芦根清热生津而止渴，俱为佐药。甘草调和诸药，为使药，且与桔梗相合而利咽喉。诸药合用，共奏疏风清热、宣肺止咳之功。

【临床应用】

1. 辨证要点　本方是治疗风温或风热犯肺轻证的常用方，有"辛凉轻剂"之称。以咳嗽，发热不甚，微渴，脉浮数为证治要点。

2. 现代应用　常用于治疗流行性感冒、急性支气管炎、急性扁桃体炎、上呼吸道感染、急性结膜炎等证属风热犯肺轻证者。

【使用注意】　风寒感冒忌用。本方为轻清宣透之剂，不宜久煎。

【用法用量】　水煎服。

【其他剂型】　桑菊片，桑菊丸，桑菊散，桑菊糖浆，桑菊冲剂，桑菊合剂。

【方歌】　桑菊饮中桔杏翘，芦根甘草薄荷饶，清疏肺卫轻宣剂，风温咳嗽服之消。

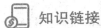 **知识链接**

银翘散、桑菊饮功用异同

银翘散与桑菊饮，都能治疗温病初起，均有连翘、桔梗、薄荷、芦根、甘草五药。但银翘散有金银花、荆芥穗、豆豉、牛蒡子、竹叶，透表清热之力强，为"辛凉平剂"；桑菊饮有桑叶、菊花、杏仁，肃肺止咳之力强，而解表清热作用较弱，为"辛凉轻剂"。

即学即练 4 - 1

银翘散与桑菊饮共有的药物有（　　）

答案解析　　A. 桔梗　　　　B. 薄荷　　　　C. 连翘　　　　D. 甘草　　　　E. 苇根

连花清瘟胶囊《中国药典》

【组成】　连翘 255g　金银花 255g　炙麻黄 85g　炒苦杏仁 85g　石膏 255g　板蓝根 255g　绵马贯众 255g　鱼腥草 255g　广藿香 85g　大黄 51g　红景天 85g　薄荷脑 7.5g　甘草 85g

【功用】　清瘟解毒，宣肺泄热。

【主治】　流行性感冒属热毒袭肺证。症见发热，恶寒，肌肉酸痛，鼻塞流涕，咳嗽，头痛，咽干咽痛，舌偏红，苔黄或黄腻。

【配伍意义】　本方证为温病初起，热毒袭肺所致。温热毒邪外袭，卫气被郁，则发热、恶寒、头痛、肌肉酸痛；热毒袭肺，肺气失宣，则鼻塞流涕、咳嗽；热毒袭肺，则咽干咽痛。舌红，苔黄亦是肺热之体现。治宜清瘟解毒，宣肺泄热。连翘、金银花疏散风热，清热解毒，相须为用，共为君药。炙麻黄、石膏清宣肺热，两者合用，宣肺不助热，清肺不凉遏；炒苦杏仁降肺止咳，三药助君清宣肺热止喘咳，共为臣药。板蓝根清热解毒，凉血利咽；薄荷脑疏散风热，清利头目，利咽喉；绵马贯众清热解毒；鱼腥草清解肺热，消痈排脓；广藿香解表化湿；大黄泻热通便，导热下行；红景天清肺止咳，共为佐药。甘草，调和诸药，为使药。全方配伍，汗、下、清三法并用，卫气同治，共奏清瘟解毒、宣肺泄热之功。

【临床应用】

1. 辨证要点　本方是治疗热毒袭肺证的常用方。以发热，咳嗽，头痛，咽痛，舌红，苔黄为证治要点。

2. 现代应用 常用于流行性感冒、上呼吸道感染、急性扁桃体炎、单纯性疱疹等证属热毒袭肺者。

【使用注意】风寒感冒者不适用。忌烟、酒及辛辣、生冷、油腻食物。不易在服药期间同时服用滋补性中药。

【用法用量】口服。一次4粒，一日3次。

【其他剂型】连花清瘟颗粒，连花清瘟片。

双黄连口服液《中国药典》

【组成】金银花375g 黄芩375g 连翘750g

【功用】疏风解表，清热解毒。

【主治】外感风热所致的感冒。症见发热，咳嗽，咽痛。

【配伍意义】本方证治为温热毒邪犯肺，肺失宣肃所致。温热毒邪犯肺，肺失宣肃，则发热、咳嗽、咽痛。治宜疏风解表，清热解毒。方中金银花甘寒，善疏散风热，清热解毒，为君药。黄芩苦寒清泄，善清肺热，泻火解毒；连翘苦微寒而清解，善清热解毒，疏散风热，共为臣药。诸药合用，药少力专，共奏疏风解表、清热解毒之功。

【临床应用】

1. 辨证要点 本方是治疗外感风热所致感冒的常用方。以发热，咳嗽，咽痛为证治要点。

2. 现代应用 常用于普通感冒、流行性感冒、急性扁桃腺炎、麻疹初起、流行性腮腺炎、乙型脑炎初起见有风热表证者。

3. 不良反应 有文献报道，使用本品引起的不良反应涉及神经、循环、泌尿、消化、呼吸、血液等系统，呈现出过敏性皮疹、过敏性休克、胃肠道反应等症状。

【使用注意】风寒感冒者忌用。忌烟、酒及辛辣、生冷、油腻食物。不宜在服药期间同时服用滋补性中药。

【用法用量】口服。一次20ml，一日3次。小儿酌减或遵医嘱。

【其他剂型】双黄连颗粒，双黄连片，双黄连胶囊，双黄连栓，双黄连注射液。

羚羊感冒胶囊《卫生部药品标准中药成方制剂第六册》

【组成】羚羊角3.4g 牛蒡子109g 淡豆豉68g 金银花164g 荆芥82g 连翘164g 淡竹叶82g 桔梗109g 薄荷素油0.68ml 甘草68g

【功用】清热解表。

【主治】流行性感冒属风热证。症见发热恶风，头痛头晕，咳嗽，胸闷，咽喉肿痛。

【配伍意义】本方证治为温热之邪袭表，肺卫失和所致。温邪袭表，上犯头目，则发热恶风，头痛头晕；肺气失宣，则咳嗽、胸闷、咽喉肿痛。治宜清热解表。方中羚羊角质重咸寒清泄，清热解毒；金银花甘寒清热解毒，疏散风热；连翘苦微寒而清泄轻疏，清热解毒，疏散风热。三药配伍，既清热解毒，又疏散风热，共为君药。牛蒡子疏散风热，解毒利咽；荆芥散风发表；淡豆豉宣散郁热，均为臣药。桔梗宣肺祛痰，止咳利咽，载药上行，以利于头面部与肺经风热火毒的疏散与清解；淡竹叶清中兼透，善凉散上焦风热；薄荷素油芳香，善疏风利咽，俱为佐药。甘草既止咳，又调和诸药，为使药。诸药合用，共奏清热解表之功。

【临床应用】

1. **辨证要点** 本方为治疗流行性感冒属风热证常用方。以伤风咳嗽，头晕发热，咽喉肿痛为证治要点。

2. **现代应用** 常用于治疗流行性感冒、病毒性感冒、上呼吸道感染等见风热者。

3. **不良反应** 有文献报道，使用本品引起的不良反应涉及神经、循环、泌尿、消化、呼吸、血液等系统，呈现出过敏性皮疹等症状。

【使用注意】 外感风寒者忌用，忌食辛辣刺激性食物。

【用法用量】 口服。一次4片，一日2次。

【其他剂型】 羚羊感冒片，羚羊感冒颗粒，羚羊感冒口服液。

任务三 扶正解表

扶正解表剂主要具有扶助正气，解除表邪作用，适用于素体虚弱，又感受外邪所致表证。外邪有风寒、风热之别，体质有气虚、血虚、阴虚、阳虚之不同，治疗须根据阴阳、气血虚弱之不同，以解表药分别配伍益气、助阳、滋阴、养血等药物组成方剂。

败毒散《小儿药证直诀》

【组成】 人参30g 前胡30g 桔梗30g 羌活30g 独活30g 川芎30g 柴胡30g 枳壳30g 茯苓30g 甘草15g

【功用】 益气解表，散寒祛湿。

【主治】 气虚外感风寒湿表证。症见憎寒壮热，无汗，头项强痛，肢体酸痛，鼻塞声重，咳嗽有痰，胸膈痞满，舌淡苔白腻，脉浮而按之无力。

【配伍意义】 本方证治为正气素虚，又外感风寒湿邪，表阳被遏，肺气失宣所致。外邪袭于肌表，卫阳被遏，正邪交争，故见憎寒壮热，无汗；外邪客于肢体、骨节、经络，气血运行不畅，故头痛项强，肢体酸痛。风寒夹湿犯肺，肺气不宣，故鼻塞声重，咳嗽有痰，胸膈痞闷。舌苔白腻，脉浮按之无力，是虚人外感风寒湿之征。治宜益气解表，散寒祛湿。方中羌活、独活发散风寒，除湿止痛，通治周身风寒湿邪而止头身疼痛，共为君药。川芎活血祛风，善止头痛；柴胡疏散解肌，助羌、独散外邪，止疼痛，共为臣药。桔梗宣肺，枳壳降气，升降结合，宽胸利气；前胡化痰；茯苓渗湿，皆为佐药。更少佐人参，用之益气扶正，既可扶助正气，鼓邪外出，又能散中有补，不致耗伤正气。甘草调和诸药，兼以益气和中，生姜、薄荷为引，以助解表之力，皆属佐使之品。诸药合用，共奏益气解表、散寒祛湿之功。

【临床应用】

1. **辨证要点** 本方为治疗气虚外感风寒湿表证的常用方，又名人参败毒散。以恶寒发热，肢体酸痛，无汗，脉浮按之无力为证治要点。

2. **现代应用** 常用于治疗感冒、支气管炎、过敏性皮炎、荨麻疹、湿疹、风湿性关节炎等证属外感风寒湿邪兼气虚者。

【使用注意】 痢下不爽，里急后重，或便脓血，无表证者，为邪已入里化热，不宜使用。

【用法用量】 共为粗末，每次用6g，入生姜、薄荷煎服。亦可作汤剂，加生姜3片，薄荷少许，水煎服，用量参照原方比例酌定。

【其他剂型】败毒胶囊。

【方歌】人参败毒茯草芎，羌独柴前枳桔供，薄荷少许姜三片，时行感冒有奇功。

参苏丸《中国药典》

【组成】党参75g 紫苏叶75g 葛根75g 前胡75g 茯苓75g 半夏（制）75g 陈皮50g 枳壳（炒）50g 桔梗50g 甘草50g 木香50g

【功用】益气解表，疏风散寒，祛痰止咳。

【主治】气虚外感风寒，内有痰湿证。症见恶寒发热，头痛鼻塞，咳嗽痰多，胸闷呕逆，乏力气短，苔白脉弱。

【配伍意义】本方证治为素体脾肺气虚，内有痰湿，复感风寒所致。外感风寒，则恶寒发热，头痛；痰阻气滞，肺气不宣，则鼻塞，咳嗽痰多，胸闷呕逆；乏力气短，则是正气不足之象。治宜益气解表，疏风散寒，祛痰止咳。方中党参益气扶正；紫苏叶发散风寒兼有理气之功，尤以风寒束表兼气滞胸闷者为宜，共为君药。葛根、前胡解肌退热，宣肺止咳，合为臣药。茯苓、半夏、陈皮、桔梗开胸理气，化痰止咳；枳壳、木香宽胸除满，俱为佐药。甘草调和诸药，为使药。诸药合用，共奏益气解表，疏风散寒、祛痰止咳之功。

📖 知识链接

参苏丸与败毒散功用异同

参苏丸与败毒散两方均有益气解表之功，可用于体虚患者正气不足、外感风寒的感冒。参苏丸兼有理气祛痰作用，津气并调，用于表里俱重，咳嗽，痰多色白，胸膈满闷，少气懒言；败毒散兼有散风祛湿作用，用于气虚之人外感风寒湿邪，头疼身痛，鼻塞声重，身体困倦。

【临床应用】

1. 辨证要点 本方为治疗气虚外感风寒，内有痰湿证的常用方。以恶寒发热，头痛鼻塞，咳嗽痰多，乏力气短为证治要点。

2. 现代应用 常用于治疗老年人感冒、上呼吸道感染、急性支气管炎等证属气虚外感风寒、内有痰湿者。

【使用注意】风热外感及阴虚外感者忌用。忌烟、酒及辛辣、生冷、油腻食物。

【用法用量】口服。一次6~9g，一日2~3次。

【其他剂型】参苏胶囊，参苏片，参苏颗粒。

【方歌】参苏丸内用陈皮，枳壳前胡半夏齐，干葛木香甘桔茯，气虚外感此方宜。

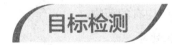

答案解析

一、选择题

（一）A型题

1. "外感风邪，营卫不和"选用（　）

A. 表实感冒颗粒 　　　　B. 桂枝汤 　　　　C. 败毒散

D. 九味羌活汤　　　　　　　　　E. 正柴胡饮颗粒

2. 桂枝汤的功效是（　　）

A. 发汗解表，宣肺平喘　　　　　　　　B. 温通心阳，平冲降逆

C. 解肌发表，调和营卫　　　　　　　　D. 发汗祛湿，止咳平喘

E. 发汗解表，散寒祛湿

3. 外感风寒，症见恶风发热，汗出头痛，鼻鸣干呕，苔白不渴，脉浮缓或浮弱。治疗的最佳选方是
（　　）

A. 桂枝汤　　　　　　　　B. 九味羌活汤　　　　　　　　C. 感冒清热颗粒

D. 败毒散　　　　　　　　E. 参苏丸

4. 下列关于桂枝汤说法错误的是（　　）

A. 温病内热口渴者慎用　　　　　　　　B. 表实无汗者慎用

C. 服药期间，忌食生冷、油腻之物　　　D. 服药后多饮热开水或热粥

E. 覆被保暖，透发其汗为度

5. 九味羌活汤的主治病证是（　　）

A. 外感风寒表实证　　　　　　　　　　B. 外感风寒表虚证

C. 外寒内饮证　　　　　　　　　　　　D. 外感风寒湿邪，内有蕴热证

E. 以上均不是

6. 九味羌活汤的功效是（　　）

A. 发汗祛湿，兼清里热　　　　　　　　B. 发散风寒，解热止痛

C. 发汗解肌，调和营卫　　　　　　　　D. 辛凉透表，清热解毒

E. 疏风清热，宣肺止咳

7. 荆防颗粒适用于（　　）

A. 风热感冒　　　　　　　　B. 外感风热夹湿　　　　　　　　C. 感冒风寒表实证

D. 外感风寒夹湿　　　　　　E. 感冒风寒表虚证

8. 银翘散的功用是（　　）

A. 辛凉透表，清热解毒　　　　　　　　B. 解肌发表，调和营卫

C. 疏风解表，散寒除湿　　　　　　　　D. 疏风清热，宣肺止咳

E. 发散风寒，解热止痛

9. 患者咳嗽，身热不甚，口微渴，脉浮数。治宜选用（　　）

A. 桑菊饮　　　　　　　　B. 连花清瘟胶囊　　　　　　　　C. 羚羊感冒胶囊

D. 银翘散　　　　　　　　E. 桂枝汤

10. 下列哪项不是桑菊饮与银翘散组成中均有的药物（　　）

A. 芦根　　　　　　　　B. 生甘草　　　　　　　　C. 连翘

D. 桔梗　　　　　　　　E. 牛蒡子

（二）X 型题

11. 桂枝汤中"一散一敛，散收结合，以达调和营卫"的两组药是（　　）

A. 桂枝、芍药　　　　　　B. 生姜、大枣　　　　　　　　C. 桂枝、甘草

D. 生姜、芍药　　　　　　E. 芍药、甘草

12. 败毒散的药物组成（   ）

    A. 人参、柴胡   B. 前胡、川芎   C. 枳壳、羌活

    D. 独活、茯苓   E. 苇根、甘草

13. 败毒散的功效有（   ）

    A. 散寒祛湿   B. 理气化痰   C. 益气解表

    D. 发汗祛湿   E. 解肌清热

二、问答题

1. 分析解表剂的分类、适应证及代表方剂。

2. 银翘散与桑菊饮有何异同？

书网融合……

    知识回顾   微课   习题

（张灿云）

项目五　泻下剂

学习引导

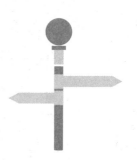

里实证亦称内实证，是指外邪侵犯人体，或是脏腑功能失调，痰饮、水湿、积气瘀血、宿食、燥屎、脓、虫、砂石等有形之物停积体内，导致各种邪气盛实的证候。《伤寒论·辨太阳病脉证并治》："伤寒十三日，过经谵语者，以有热也，当以汤下之。……若自下利者，脉当微厥，今反和者，此为内实也。"泻下剂治疗因燥屎、水饮而引发的里实证，常以泻下剂为主，配伍清热剂、温里剂、解表剂、补益剂、行气剂、活血剂等。

本项目主要介绍泻下剂的分类，常用泻下剂的组成、功用、主治、配伍意义和临床应用。

学习目标

知识要求

1. **掌握**　大承气汤、温脾汤、麻子仁丸、增液汤的组成、功用、主治、配伍意义和临床应用。

2. **熟悉**　泻下剂的概念、适用范围、分类及使用注意事项；小承气汤、调胃承气汤、当归龙荟丸、舟车丸的组成、功用、主治、主要配伍意义和临床应用。

3. **了解**　通便宁片、通便灵胶囊、苁蓉通便口服液、尿毒清颗粒的组成和主治。

凡具有通导大便、排除胃肠积滞、荡涤实热、攻逐水饮等作用，治疗里实证的方剂，称为泻下剂。属于"八法"中的"下法"。

泻下剂为治疗胃肠积滞，实热内结及水肿停饮等里实证而设。里实证的病因有寒热之别，病势有轻重缓急之异，患者的体质又有强弱不同，因而证候表现有热结、寒结、燥结、水结及脾肾亏损，湿停瘀阻等区别，故泻下剂分为寒下、温下、润下、逐水、通腑降浊五类。

使用泻下剂，应在表邪已解，里实已成时应用。凡表证未解，里实虽成，应权衡表里证的轻重，或先表后里，或表里双解；对于孕妇、妇人产后和月经期、失血患者，以及年老、体弱或病后元气未复者，均应慎用或忌用。如果此类患者确有可下之证时，应配伍补益扶正药，以攻补兼施；服用泻下剂应中病即止，慎勿过剂，以免过泻伤正；服药期间应注意饮食调养，凡生冷、油腻、煎炸等不易消化的食物，均不宜食用，以免重伤胃气。

任务一　寒　下

寒下剂主要具有攻下积滞，荡涤实热作用，适用于里热积滞实证。临床表现多见大便秘结，脘腹痞满胀痛，痛而拒按，甚至潮热谵语，舌苔黄厚，脉实等。

<h2 style="text-align:center">大承气汤《伤寒论》</h2>

【组成】 大黄（酒洗）12g 芒硝9g 厚朴（炙）24g 枳实（炙）12g

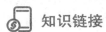 **知识链接** ....

<h3 style="text-align:center">大黄的四种用法</h3>

大黄炮制方法有酒炒、醋炒、炒焦、炒炭等。生大黄泻下攻积之力最强，主治胃肠实热积滞，大便秘结者。酒大黄主治血热妄行所致吐血、衄血，火邪上炎所致头痛头胀、目赤肿痛、咽喉肿痛、牙龈肿痛、口舌生疮，跌打损伤所致瘀血肿痛等。熟大黄泻下作用缓和，但能减轻泻下时的腹痛，增强活血化瘀作用，适用于老人体虚而有瘀血者。大黄炭收敛、吸附作用增强，主治大肠积滞的便血、吐血、崩漏、外伤出血等。

【功用】 峻下热结。

【主治】

（1）阳明腑实证。症见大便秘结不通，矢气频转，脘腹痞满而硬，疼痛拒按，潮热谵语，手足濈然汗出，舌苔焦黄起刺，或焦黑燥裂，脉沉实。

（2）热结旁流证。症见下利清水，色纯青而臭秽，脐腹疼痛，按之坚硬有块，口干舌燥，脉滑实。

（3）热厥、痉病、狂证等而见有里热实证者。

【配伍意义】 本方证治为热邪与燥屎内结，热盛伤津所致。由于伤寒之邪内传至阳明腑，入里化热，或温病热邪入胃肠，热盛灼津，燥屎乃成，邪热与肠中燥屎互结成实。实热内结，阻塞肠道，腑气不通，故见大便秘结不通，频转矢气，脘腹痞满，腹痛拒按，按之则硬。里热炽盛，上扰神明，则谵语。四肢禀气于阳明，阳明经气旺于申酉之时，热邪结于里而郁蒸于外，则潮热，手足濈然汗出。舌苔焦黄起刺，或焦黑燥裂，脉沉实，是热盛津伤，燥实内结所致。至于"热结旁流"证，实为肠中实热积结较重，机体为排出热结，逼迫粪水从旁而下。当实热积滞闭阻于内，阳气受遏，不能布达四肢时，则见四肢不温之热厥证；热盛伤津，筋脉失养，则见抽搐之痉病；热扰神明，心神浮越，则见神昏，甚至发狂。上述各证，证候虽异，但病机相同，皆为实热积滞内结肠胃，腑气不通，里热亢盛，津液急剧耗伤。治当急下肠胃实热积滞，以救阴液。即"釜底抽薪、急下存阴"之法。方中大黄苦寒，泻热通便，荡涤胃肠热结，为君药。芒硝咸寒，软坚润燥，泻热通便，与大黄二药一攻一润，相须为用，峻下热结之力最强，为臣药。厚朴下气除胀，枳实破气导滞，二药既可调畅气机而除痞满，以消无形之气滞，又可助大黄、芒硝泻下燥实，俱为佐使药。诸药合用，共奏峻下热结之功。

【临床应用】

1. 辨证要点　本方为治疗阳明腑实证的代表方。以痞、满、燥、实，苔黄，脉实为证治要点。

2. 现代应用　常用本方加减治疗单纯性肠梗阻、粘连性肠梗阻、蛔虫性肠梗阻、急性胆囊炎、急性胰腺炎，以及某些热性疾病过程中出现高热、谵语、神昏、惊厥、发狂、便秘、苔黄脉实者。

【使用注意】 凡气虚阴亏，燥结不甚者，以及年老、体弱、孕妇等均应慎用。本方作用峻猛，应中病即止，切勿过剂。

【用法用量】 先煎厚朴、枳实，后下大黄，煎成去渣，加入芒硝，微火溶化后，分两次服。

【附方】

小承气汤《伤寒论》 组成与用法：大黄（酒洗）12g，厚朴（炙）6g，枳实 9g。水煎服。功用：轻下热结。主治：阳明腑实证。症见谵语，潮热，大便秘结，胸腹痞满，舌苔老黄，脉滑而疾。

调胃承气汤《伤寒论》 组成与用法：大黄（酒洗）12g，甘草（炙）6g，芒硝 12g。先煎大黄、甘草，煎成去渣，加入芒硝，微火溶化后，分两次服。功用：缓下热结。主治：阳明病胃肠燥热。症见大便不通，口渴心烦，蒸蒸发热，或腹中胀满，或为谵语，舌苔正黄，脉滑数。

即学即练 5-1

大承气汤的煎服方法正确的是（ ）

答案解析 A. 枳实先煎 　 B. 厚朴先煎 　 C. 大黄后下 　 D. 芒硝溶服 　 E. 久煎

通便宁片《国家药品标准修订件（2017）》

【组成】番泻叶干膏粉 牵牛子 砂仁 白豆蔻

【功用】宽中理气，泻下通便。

【主治】肠胃实热积滞所致的便秘。症见大便秘结，腹痛拒按，腹胀纳呆，口干苦，小便短赤，舌红苔黄，脉弦滑数。

【配伍意义】本方证治为热入中焦，邪热与肠中燥屎相结，壅结肠胃所致。由于邪热与肠中燥屎相结，壅结肠胃，腑气不通，故见大便秘结、腹痛拒按；热盛伤津，故见口干苦、小便短赤。治宜宽中理气，泻下通便。方中番泻叶清泄实热、泻下导滞，为君药。牵牛子泻下清热、消积导滞，助君药清泄肠胃湿热积滞，为臣药。砂仁、白豆蔻化湿行气温中，二药合用，既理气宽中，以助君臣药攻下积滞；又温中，以防苦寒太过而伤脾胃，共为佐药。诸药合用，共奏宽中理气、泻下通便之功。

【临床应用】

1. 辨证要点　本方是治疗肠胃实热积滞便秘的常用方。以大便秘结，腹痛拒按，脉弦滑数为证治要点。

2. 现代应用　常用于功能性便秘等证肠胃实热积滞者。

3. 不良反应　少数患者服药后，因肠蠕动加强，排便前有腹痛感，排便后自然缓解。

【使用注意】孕妇忌服。体虚者忌长服、久服。

【用法用量】口服。一次 4 片（每片重 0.48g），一日 1 次。如服药 8 小时后不排便再服一次，或遵医嘱。

当归龙荟丸《宣明论方》

【组成】当归（酒炒）100g 龙胆草（酒炒）100g 芦荟 50g 青黛 50g 栀子 100g 黄连（酒炒）100g 黄芩（酒炒）100g 黄柏（盐炒）100g 酒大黄（酒炒）50g 木香 25g 人工麝香 5g

【功用】泻火通便。

【主治】肝胆实火证。症见心烦不宁，头晕目眩，耳鸣耳聋，胁肋疼痛，脘腹胀痛，大便秘结。

【配伍意义】本方证治为肝胆实火所致。肝胆火旺，循经上扰，故头晕目眩、耳鸣耳聋、胁肋疼痛；热扰心神，故心烦不宁；热盛伤津，胃肠热结，腑气不通，故脘腹胀痛、大便秘结。治宜泻火通便。方中龙胆草、大黄、芦荟既清泻肝胆之火，又能通便泻热，导热下行，共为君药。黄芩、黄连、黄柏、栀子泻上、中、下三焦火邪，伍以大黄使实火从二便分消；青黛助龙胆草清肝泻火，合为臣药。当归补血养肝，兼以润肠，为佐药。木香、麝香行气通窍，俱为使药。诸药合用，清泻并举，共奏泻火通便之功。

【临床应用】

1. **辨证要点**　本方是治疗肝胆实火证的常用方。以心烦，头晕，胁痛，便秘为证治要点。

2. **现代应用**　常用于高血压、黄疸型肝炎、白血病、精神分裂症等证属肝胆实火者。

【使用注意】　孕妇禁用。

【用法用量】　口服。一次6g，一日2次。

任务二　温　下

温下剂主要具有温里泻下的作用，适用于里寒积滞实证。临床表现多见大便秘结，脘腹胀满，腹痛喜温，手足不温，甚或厥逆，苔白滑，脉沉紧等。

温脾汤《备急千金要方》

【组成】　大黄15g　附子6g　干姜9g　当归9g　芒硝6g　人参6g　甘草6g

【功用】　攻下冷积，温补脾阳。

【主治】　阳虚冷积证。症见腹痛便秘，脐下绞结，绕脐不止，手足不温，苔白不渴，脉沉弦而迟。

【配伍意义】　本方证治为脾阳不足，阴寒内盛，寒积阻于肠道所致。寒实冷积阻于肠间，阳气失运，中气推动乏力，故见腹痛便秘、脐下绞结、绕脐不止；脾阳不足，不能布达四肢，故手足不温、苔白不渴、脉沉弦而迟。治宜温通并用，温散寒凝而开闭结，通下大便而除积滞。方中附子为大辛大热之品，温脾阳散寒凝；大黄泻下通便荡涤积滞，二药相配，温里而泻下，共为君药。干姜温中祛寒，助附子温脾阳；芒硝软坚润燥，助大黄泻下攻积，合为臣药。人参、当归益气养血，使下不伤正，俱为佐药。甘草益气和中，调和诸药，为使药。诸药合用，共奏攻下冷积、温补脾阳之功。

【临床应用】

1. **辨证要点**　本方为治疗阳虚冷积证的常用方。以腹痛，便秘，手足不温，苔白，脉沉弦而迟为证治要点。

2. **现代应用**　常用于急性单纯性肠梗阻、慢性痢疾、尿毒症等证属阳虚冷积者。

【用法用量】　大黄后下、芒硝溶化，水煎服。

【方歌】　温脾附子大黄硝，干姜当归人参草，攻下冷积温脾阳，寒积腹痛证可疗。

任务三　润　下

润下剂主要具有润肠通便的作用，适用于肠燥津亏，大便秘结证。临床表现多见大便干燥，小便短赤，或身热口干，舌燥少津。

麻子仁丸《伤寒论》

【组成】　麻子仁500g　芍药250g　枳实250g　大黄500g　厚朴（炙）250g　杏仁（去皮尖，熬，

别作脂）250g

【功用】润肠泻热，行气通便。

【主治】肠胃燥热之便秘证。症见大便干结，小便频数。

【配伍意义】本方证治为肠胃燥热，脾津不足所致。胃之燥热有余，脾之津液不足，脾受约束，津液不得四布，但输膀胱，而致小便频数；肠胃燥热，肠失濡润，故大便秘结。治宜润燥通便，开结泄热。方中麻子仁甘平质润，润肠通便，为君药。大黄苦寒，泻下攻积；杏仁宣肺降气，润肠通便；白芍敛阴养血，共为臣药。枳实下气破结；厚朴行气除满，合为佐药，用以加强降泄通便之力。蜂蜜滋阴润肠，为使药。诸药合用，共奏润肠泻热，行气通便之功。

> **实例分析 5-1**

　　实例　患者，男，28岁。大便燥结，五六天排解一次，每次大便时，往往因努责用力而汗出湿衣，但腹中无所苦。口唇发干，用舌津舔之则起厚皮如痂，撕之则唇破血出。脉沉滑，舌苔黄。疏以麻子仁丸一料，服尽而愈（刘渡舟医案）。

答案解析

　　讨论　本案中麻子仁丸是否可以长期服用？

【临床应用】

1. 辨证要点　本方为治疗肠胃燥热之便秘常用方。以大便秘结，小便频数，舌苔微黄为证治要点。

2. 现代应用　常用于习惯性便秘、老人与产后便秘、痔疮术后便秘等证属肠胃燥热者。

【使用注意】本方虽属润肠缓下之剂，但仍有一定的攻下破气作用，故对年老体虚而内无邪热的便秘者、孕妇及血虚津亏便秘，均应慎用。

【用法用量】上药为末，炼蜜为丸，每次9g，每日1~2次，温开水送服。亦可水煎服，用量按原方比例酌定。

【其他剂型】麻仁胶囊，麻仁软胶囊。

【方歌】麻子仁丸能润肠，枳朴杏芍蜜大黄，肠胃燥热便秘证，仲景用治脾约方。

增液汤《温病条辨》

【组成】玄参30g　麦冬24g　细生地24g

【功用】滋阴清热，润燥通便。

【主治】阳明温病，津亏便秘证。症见大便秘结，口渴，舌干红，脉细数或沉而无力者。

【配伍意义】本方证治为热邪伤津，无水行舟所致。阳明热邪，耗伤津液，津亏肠燥，传导失司，故见大便秘结、口渴。治宜滋阴清热，润燥通便。方中重用玄参，清热滋阴，生津润燥，滋肾水以润肠，为君药。麦冬增液润燥，生地滋阴清热，共为臣药。三者皆甘寒质润之品，行"增水行舟"之计，共奏滋阴清热、润燥通便之功。

【临床应用】

1. 辨证要点　本方为治热病伤津，肠燥便秘常用方。以便秘，口渴，舌干红，脉细数或沉而无力为证治要点。

2. 现代应用　常用于肛裂、慢性牙周炎、慢性咽喉炎、复发性口腔溃疡、糖尿病等证属阴津不足者，以及发热后所引起的便秘。

【使用注意】阳明热结引起的大便不通慎用。

【用法用量】水煎服。

【其他剂型】增液颗粒。

【方歌】增液玄参与地冬，热病津枯便不通，补药之体作泻剂，但非重用不为功。

通便灵胶囊《部颁药品标准》

【组成】番泻叶1200g 当归150g 肉苁蓉150g

【功用】泻热导滞，润肠通便。

【主治】阴血不足，胃肠燥热之便秘。症见大便干结，脘腹胀满，心悸气短，倦怠，舌淡苔少，脉沉细数。

【配伍意义】本方证治为阴血不足，胃肠所致。病后、失血、年老体虚、阳明燥热日久、阴血亏虚等致肠失濡润，传导失司，则大便干结、脘腹胀满。阴血不足，不能养心，则心悸气短、倦怠。治宜泻热导滞，润肠通便。方中番泻叶苦寒沉降，既能泻下导滞，又能清泄实热，为君药。当归甘润辛散而温，善补血活血，润肠通便；肉苁蓉甘、咸温，补益精血，能润肠通便。二药合用，既能助君药泻下导滞，又能补益精血而防止君药苦寒伤正，共为臣药。诸药合用，共奏泻热导滞、润肠通便之功。

【临床应用】

1. 辨证要点 本方为阴血不足，胃肠燥热之便秘常用方。以大便干结，脘腹胀满，心悸气短，倦怠，舌淡苔少，脉沉细数为证治要点。

2. 现代应用 常用于热结便秘、长期卧床便秘、一时性腹胀便秘、老年习惯性便秘等证属阴血不足、胃肠燥热者。

【使用注意】脾胃虚寒者慎用。忌食辛辣、油腻及不易消化食物。孕妇及哺乳期、经期忌用。

【用法用量】口服。一次5~6粒，一日1次。

苁蓉通便口服液《部颁药品标准》

【组成】何首乌1500g 肉苁蓉750g 枳实（麸炒）250g 蜂蜜500g

【功用】滋阴补肾，润肠通便。

【主治】中老年人、病后、产后等虚性便秘及习惯性便秘。症见大便干结难下，腹胀，舌淡，苔白，脉沉细涩。

【配伍意义】本方证治为肾虚肠燥所致。肾虚气弱或阴津耗伤，肠道失养，故大便干结难下、腹胀。治宜滋阴补肾，润肠通便。方中何首乌滋补肝肾，益精血，润肠燥，为君药。肉苁蓉甘润咸温，能补肾阳，益精血，润肠通便；枳实苦辛微寒，善破气消积除痞，共为臣药。蜂蜜甘平，益气补中，滑肠通便，以助君臣药之功，又和药矫味，为佐药。诸药合用，补润兼行，共奏滋阴补肾、润肠通便之功。

【临床应用】

1. 辨证要点 本方是治疗中老年人、病后、产后等虚型便秘及习惯性便秘常用方。以大便干结难下，腹胀，舌淡苔白，脉沉细涩为证治要点。

2. 现代应用 常用于治中老年人、病后、产后等虚性便秘，习惯性便秘等证属肾虚肠燥者。

【使用注意】实热积滞致大便燥结者慎用。孕妇慎用。

【用法用量】口服。一次10~20ml，一日1次。睡前或清晨服用。

【其他剂型】苁蓉通便颗粒。

任务四 逐 水

逐水剂主要具有攻逐水饮的作用，适用于水饮壅盛于里的实证。临床表现多见胸胁引痛，或水肿腹胀，二便不利，脉实有力等。

舟车丸《景岳全书》

【组成】 黑丑末120g 甘遂（煮）30g 芫花（醋炒）30g 大戟（醋炒）30g 大黄60g 青皮15g 陈皮15g 木香15g 槟榔15g 轻粉3g

 知识链接

大戟、甘遂、芫花功用异同

三药均为峻下逐水药，具有泻水逐饮之用，作用峻猛，常同用治水肿、鼓胀、胸胁停饮之证。三者均不溶于水，多入丸散剂服用。均有毒性，虚弱者及孕妇忌用。内服时，多醋制，可降低毒性。甘遂苦寒性降，善行经隧之水湿，泻下逐饮力峻，药后可连续泻下，且能逐痰涎，外用消肿散结，治疮痈肿毒。大戟泻水逐饮作用类似甘遂而力稍逊，偏行脏腑之水湿，多治水肿、鼓胀正气未衰者。且能消肿散结，内服外用均可。芫花泻水逐饮作用与甘遂、大戟相似而力稍逊，且以泻胸胁水饮、祛痰止咳见长。故用治胸胁停饮所致的喘咳、胸胁引痛、心下痞硬、水肿、鼓胀等。

【功用】 行气破滞，逐水消肿。

【主治】 水热内壅，气机阻滞证。症见胸腹胀满而坚，四肢浮肿，口渴，气粗，便秘，尿少，舌淡红或边红，苔白滑或黄腻，脉沉数或滑数。

【配伍意义】 本方证治为水饮壅盛，气机受阻，饮邪泛滥内外所致。治宜行气逐水。方中黑丑苦寒，泻下逐水，且利小便，使水湿之邪，从二便排除，为君药。甘遂、大戟、芫花皆为行水之峻药；大黄攻导泻下，助水下行，均为臣药。青皮、陈皮、木香、槟榔以行气破滞，使气行则水行，则肿胀两消，俱为佐药。少用轻粉，则使诸攻水行气之药无窍不达，作用更加迅猛，亦为佐药。诸药合用，共奏行气破滞、逐水消肿之功。

【临床应用】

1. 辨证要点　本方治水热内壅，气机阻滞证常用方。以胸腹胀满，四肢浮肿，口渴，便秘为证治要点。

2. 现代应用　常用于肝硬化腹水、血吸虫病腹水等证属水热内壅、气机阻滞者。

【使用注意】 孕妇禁用。水肿属阴水者慎用。方中甘遂、大戟、芫花及轻粉均有毒性，不可过量、久服。服药期间饮食宜清淡，用低盐饮食。服药应从小剂量开始，逐渐加量。

【用法用量】 口服。每服3g，每日一次，清晨空腹温开水送下。

【方歌】 舟车牵牛及大黄，遂戟芫花槟木香；青皮陈皮轻粉入，泻水消胀力量强。

任务五　通腑降浊剂

通腑降浊剂主要具有通腑降浊、健脾利湿、活血化瘀的作用，适用于慢性肾功能衰竭氮质血症期和尿毒症早期等属脾肾亏损，湿停瘀阻证。临床表现多见少气乏力，腰膝酸软，恶心呕吐，肢体浮肿，面色萎黄等。

尿毒清颗粒《中国药典》

【组成】大黄　黄芪　丹参　川芎　何首乌（制）　党参　白术　茯苓　桑白皮　苦参　车前草　半夏（姜制）　柴胡　菊花　白芍　甘草

【功用】通腑降浊，健脾利湿，活血化瘀。

【主治】脾肾亏损，湿停瘀阻证。症见面色萎黄，神疲乏力，恶心呕吐，腰膝酸软，肢体浮肿，夜尿频数或小便清长，舌淡苔腻，脉沉弱。

【配伍意义】本方证治为脾肾亏损，湿停瘀阻所致。久病水毒浸渍，脾肾衰败，浊瘀内阻，则面色萎黄，神疲乏力，恶心呕吐，腰膝酸软，肢体浮肿，夜尿频数或小便清长。治宜通腑降浊，健脾利湿，活血化瘀。方中大黄苦寒，善通腑降浊，活血祛瘀；黄芪甘微温，善补气升阳，利水消肿，是补脾利水之要药；丹参苦泄寒清，善活血祛瘀，凉血清心；川芎辛温行散，善活血行气。四药合用，通腑降浊，健脾利湿，活血化瘀，共为君药。制何首乌甘补，善补肝肾，益精血，润肠燥；党参甘平，补气养血；白术甘苦而温，善补气健脾，燥湿利水；茯苓甘淡，补脾气，利水湿。四药合用，既补肝肾、益精血，又健脾除湿，共为臣药。桑白皮甘寒，善泻肺利水；苦参苦寒，既清热燥湿，又利尿而导湿热从小便而出；车前草甘寒，利水通淋；姜半夏辛温，燥湿止呕；柴胡苦辛微寒，疏肝理气，升举清阳；菊花甘苦微寒，清利头目，清热解毒；白芍甘酸微寒，既养血柔肝止痛，又"散恶血、去水气"，"通宣脏腑壅气"。七药合用，除湿浊，升清阳，养气血，疏肝气，止呕吐，共为佐药。甘草甘平，调和诸药，为使药。全方配伍，共奏通腑降浊、健脾利湿、活血化瘀之功。

【临床应用】

1. 辨证要点　本方为治脾肾亏损，湿停瘀阻证的代表方。以面色萎黄，神疲乏力，恶心呕吐，腰膝酸软，肢体浮肿，夜尿频数或小便清长为辨证要点。

2. 现代应用　常用于慢性肾衰竭氮质血症期或尿毒症早期等证属脾肾亏损，湿停瘀阻者。

【用法用量】温开水冲服。一日 4 次，6、12、18 时各服 5g，22 时服 10g。每日最大服用量为 40g；也可另定服药时间，但两次服药间隔勿超过 8 小时。

【使用注意】服药期间低盐饮食，并严格控制入水量。忌食肥肉、动物内脏、豆类及坚果果实等高蛋白食物。避免与肠道吸附剂同用。

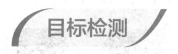
目标检测

答案解析

一、选择题

（一）A 型题

1. 泻下剂属"八法"中的（　）

　　A. 汗法　　　　　　　　　　B. 吐法　　　　　　　　　　C. 下法

D. 温法   E. 清法

2. 下列除哪项外，均属泻下剂适应范围（ ）

  A. 胃肠积滞   B. 实热内结   C. 大便不通

  D. 寒积蓄水   E. 饮食停滞轻证

3. 阳明腑实证的基础方是（ ）

  A. 大承气汤   B. 麻子仁丸   C. 舟车丸

  D. 温脾汤   E. 当归龙荟丸

4. 具有峻下热结功用的方剂是（ ）

  A. 增液汤   B. 大承气汤   C. 大柴胡汤

  D. 小柴胡汤   E. 通便灵胶囊

5. 治疗里热实证之热厥、痉病或发狂者，方选（ ）

  A. 小承气汤   B. 白虎汤   C. 定痫丸

  D. 清营汤   E. 大承气汤

6. 大承气汤的组成药物中无（ ）

  A. 大黄   B. 芒硝   C. 厚朴

  D. 枳实   E. 甘草

7. 方中枳实、厚朴并用的方剂是（ ）

  A. 调胃承气汤   B. 大承气汤   C. 大柴胡汤

  D. 枳实导滞丸   E. 增液承气汤

8. 患者下利清水，色纯清，腹中硬满而痛，口舌干燥，脉滑实。首选（ ）

  A. 大承气汤   B. 小承气汤   C. 调胃承气汤

  D. 葛根芩连汤   E. 增液承气汤

（二）X 型题

9. 泻下剂分哪几类（ ）

  A. 寒下   B. 温下   C. 润下

  D. 逐水   E. 通腑降浊

10. 组成中含有大黄、芒硝的方剂是（ ）

  A. 小承气汤   B. 大承气汤   C. 调胃承气汤

  D. 麻子仁丸   E. 温脾汤

二、问答题

1. 分析泻下剂的分类、适应证及代表方剂。

2. 分析三承气汤在组成、功效、主治、配伍上的异同点。

书网融合……

知识回顾   习题

（张灿云）

项目六　和解剂

学习引导

"和法"为中医"八法"之一，以"肺和、心和、肝和、脾和、肾和"等五脏和谐为治疗根本。和解剂为中医治法"八法"中之和法范畴，方药配伍常常祛邪与扶正、透表与清里、疏肝与调脾、温里与清热、解表与治里等法兼施，使表里寒热虚实、脏腑气血阴阳的偏盛偏衰归于平衡。和解剂全方无明显寒热补泻之偏，作用平和，照顾全面，以达到祛除病邪的目的，最能体现中医辨证论治特色。

本项目主要介绍和解剂的分类，常用和解剂的组成、功用、主治、配伍意义和临床应用。

📖 学习目标

1. **掌握**　小柴胡汤、四逆散、逍遥丸、半夏泻心汤、大柴胡汤的组成、功用、主治、配伍意义和临床应用。

2. **熟悉**　和解剂的概念、功能与主治、分类及使用注意事项；葛根芩连丸、防风通圣丸、双清口服液的组成、功用、主治、用法用量、临床应用。

3. **了解**　加味逍遥散、生姜泻心汤、甘草泻心汤的组成和主治。

凡具有和解少阳、调和肝脾、调和寒热、表里双解等作用，治疗伤寒邪在少阳、肝脾不和、肠胃不和、寒热错杂及表里同病等证的方剂，统称和解剂。属于"八法"中的"和法"。

和解剂为治疗伤寒邪入少阳而设。少阳之府为胆，胆与肝相表里，生理上相互联系，疾病时相互影响；且又常累及脾胃，致肝脾不和；若中气虚弱，寒热互结，又可致肠胃不和。此外，又有表里同病者，仅解表则里证不去，只治里又表证难除，只能表里双解。故和解剂分为和解少阳、调和肝脾、调和肠胃、表里双解四类。

和解剂作用虽然平和，但仍以祛邪为主，故在使用和解剂时，要辨证准确。凡邪在肌表，未入少阳，或邪已入里，阳明热盛者，则不可使用和解剂；且病证属纯虚或纯实者亦不宜使用。

任务一　和解少阳

和解少阳剂主要具有和解少阳的作用，适用于少阳证。临床表现多见往来寒热，心烦喜呕，默默不欲饮食，胸胁苦满，口苦咽干，目眩等。

小柴胡汤 《伤寒论》

【组成】 柴胡 24g　黄芩 9g　人参 9g　甘草（炙）9g　半夏 9g　生姜 9g　大枣 4 枚

【功用】 和解少阳。

【主治】

（1）伤寒少阳证。症见往来寒热，胸胁苦满，默默不欲饮食，心烦喜呕，口苦，咽干，目眩，舌苔薄白，脉弦。

（2）热入血室证。妇人伤寒，经水适断，寒热发作有时。

（3）黄疸、疟疾以及内伤杂病而见少阳证者。

【配伍意义】 本方证治为邪居少阳半表半里，正邪分争，枢机不利所致。由于邪犯少阳，正邪相争，正不胜邪，阳气内郁则恶寒，邪不胜正，阳气外达则发热，故而往来寒热；少阳经脉循胸布胁，邪犯其经，经气不利，则胸胁苦满；少阳相火郁而为热，故口苦、咽干、目眩；胆热犯胃，胃失和降，故默默不欲饮食，心烦喜呕；舌苔薄白，是病邪尚未入里化热之证；脉弦是肝胆气郁而不得疏泄之象。治宜和解少阳，使邪气得解，枢机通利，胃气调和，则诸症可除。方中柴胡，透达少阳之邪气，疏畅气机之郁滞，为君药。黄芩清泄少阳之郁热，为臣药，与柴胡同用，清透并举，共解少阳之邪。人参、大枣，益气健脾，扶正以祛邪，并可防邪内传；半夏、生姜，和胃降逆止呕，共为佐药。炙甘草既能助人参、大枣扶正，又能调和诸药，为使药。诸药合用，共奏和解少阳之功。

【临床应用】

1. 辨证要点　本方主治少阳病证。以往来寒热，胸胁苦满，苔白，脉弦为证治要点。

2. 现代应用　常用于感冒、流行性感冒、疟疾、急性胸膜炎、慢性肝炎、肝硬化、急慢性胆囊炎、胆结石、急性胰腺炎、中耳炎、产褥热、急性乳腺炎、乳腺小叶增生、睾丸炎、胆汁反流性胃炎、消化道溃疡、急性肾盂肾炎、淋巴结炎、膀胱炎、尿道炎等证属少阳者。

【使用注意】 阴虚血少者禁用。

【用法用量】 水煎服。

【其他剂型】 小柴胡颗粒，小柴胡胶囊，小柴胡片，小柴胡丸，小柴胡冲剂。

【方歌】 小柴胡汤和解供，半夏人参甘草从，更有黄芩加姜枣，少阳百病此为宗。

任务二　调和肝脾

调和肝脾剂主要具有调和肝脾作用，适用于肝郁犯脾，或脾虚不运而致的肝脾不和病证。临床表现多见脘腹胸胁胀痛，神疲食少，月经不调，腹痛泄泻，手足不温等。

四逆散 《伤寒论》

【组成】 甘草（炙）6g　枳实 6g　柴胡 6g　芍药 6g

【功用】 透邪解郁，疏肝理脾。

【主治】

1. 阳郁厥逆证　症见手足不温，或腹痛，或泄利下重，脉弦。

2. 肝脾不和证　症见胁肋胀闷，脘腹疼痛，脉弦。

【配伍意义】本方证治为外邪传经入里，肝胆气机为之郁遏，不得疏泄，以致阳气内郁，不能达于四肢，而见手足不温。由于肝脾不和，亦可引起胁肋脘腹胀痛等。治宜透邪解郁，疏肝理脾。方中柴胡升发阳气，透邪外出，疏肝解郁，为君药。白芍养血敛阴，柔肝缓急，与柴胡相伍，一散一收，以养肝血，疏肝气。并使柴胡升散而无劫阴之弊，为臣药。枳实疏理脾气，泄热破结，与柴胡为伍，一升一降，一肝一脾，以达升清降浊、调和肝脾之效；与白芍相伍，又能理气和血，以调畅气血，为佐药。甘草调和诸药，益脾和中，与白芍为伍又善缓急止痛，为使药。诸药合用，共奏透邪解郁、疏肝理脾之功。

【临床应用】

1. 辨证要点　本方是调和肝脾的代表方。以胸胁，脘腹胀闷疼痛为证治要点。

2. 现代应用　常用于治疗慢性肝炎、胆囊炎、胆石症、胆道蛔虫症、肋间神经痛、胃溃疡、胃炎、胃肠神经官能症、附件炎、输卵管阻塞、急性乳腺炎等证属肝胆气郁，肝脾（胆胃）不和者。

【使用注意】阳衰阴盛的寒厥者禁用。

【用法用量】水煎服。

【其他剂型】四逆合剂，四逆口服液。

【方歌】四逆散非四逆汤，柴芍枳草共煎尝，透邪解郁疗四逆，疏肝理脾用更广。

逍遥丸《中国药典》

【组成】柴胡100g　白芍100g　当归100g　茯苓100g　白术100g　炙甘草80g　薄荷20g

【功用】疏肝解郁，养血健脾。

【主治】肝郁血虚脾弱证。症见两胁作痛，头痛目眩，神疲食少，口燥咽干，或往来寒热，或月经不调，乳房胀痛，脉弦而虚者。

【配伍意义】本方证治为肝郁血虚，脾失健运所致。肝气郁结，气郁化火，则两胁胀痛、乳房胀痛、口燥咽干、头痛目眩；脾弱不运，则神疲食少；肝郁血虚，冲任失调，则月经不调。治宜疏肝解郁，养血健脾。方中柴胡入肝经，疏肝解郁使肝气得以条达，气机舒畅，为君药。白芍酸苦微寒，养血敛阴，柔肝缓急；当归甘辛苦温，养血和血，与芍药合用，共补肝体，二者再与柴胡同用，补肝体而助肝用，故血和则肝和，血充则肝柔，共为臣药。佐药白术、茯苓、甘草健脾益气。三药合用，重在治脾，既实土抑木，又使气血生化有源。薄荷少许，助柴胡疏肝散热；生姜降逆和中，辛散达郁；甘草调和诸药，兼作使药。诸药合用，共奏疏肝解郁、养血健脾之功。

【临床应用】

1. 辨证要点　本方既是调和肝脾的要方，又是妇科调经的常用方。以两胁作痛，神疲食少，或兼月经不调，脉弦而虚为证治要点。

2. 现代应用　常用于慢性肝炎、肝硬化、胃及十二指肠溃疡、慢性胃炎、胃肠神经官能症、急慢性乳腺炎、乳腺小叶增生、围绝经期综合征、经前期紧张症、盆腔炎、不孕症、癥瘕等证属肝郁血虚脾弱者。

3. 不良反应　临床报道有患者连续服用逍遥丸后出现头晕、嗜睡、恶心呕吐、心慌、大汗淋漓等。

【使用注意】肝肾阴虚所致胁肋疼痛、咽干口燥、舌红少津者慎用，忌辛辣生冷食物、饮食宜清淡。

实例分析 6-1

实例 甘某，男，19岁。自诉右胁胀痛，纳呆，肠鸣，便溏，面色萎黄，形体消瘦，苔薄，脉弦。西医诊断为迁延性肝炎，欲求中医治疗。

问题 请分析该病案，做出中医证的诊断，拟定治法和方药。

答案解析

【用法用量】口服。小蜜丸一次 9g，大蜜丸一次 1 丸，一日 2 次。

【其他剂型】逍遥颗粒，逍遥合剂，逍遥胶囊，逍遥片。

【附方】

加味逍遥散《内科摘要》 组成与用法：柴胡 6g，白芍 6g，当归 6g，茯苓 6g，白术 6g，甘草 3g，栀子 3g，牡丹皮 3g。水煎服。功用：疏肝清热，健脾养血。主治：肝郁血虚生热证。症见烦躁易怒，或自汗盗汗，头痛目涩，少腹胀痛，月经不调，舌红苔薄黄，脉弦虚数。

即学即练 6-1

逍遥丸主治证的病机为（　）

答案解析

A. 阳郁　　　　B. 肝郁　　　　C. 热壅　　　　D. 血虚　　　　E. 脾弱

任务三　调和肠胃

调和肠胃剂主要具有调和肠胃的作用，适用于邪犯肠胃，中焦寒热互结证。临床表现多见心下痞满，腹胀食少，恶心呕吐，肠鸣下利等。

半夏泻心汤《伤寒论》

【组成】半夏 12g　黄芩、干姜、人参各 9g　黄连 3g　大枣 4 枚　甘草（炙）9g

【功用】寒热平调，消痞散结。

【主治】寒热错杂之痞证。症见心下痞满，但满而不痛，或呕吐，肠鸣下利，舌苔腻而微黄。

【配伍意义】本方证治为寒热互结，虚实夹杂，胃气不和，升降失常所致。因误下，损伤中阳，寒从中生，外邪乘虚内陷，郁而化热，或因其他原因，使胃肠功能失调，以致寒热互结，气机升降不利而成心下（胃脘）痞满，但满而不痛。脾气主升，胃气主降，中气既伤，升降失常，故上则呕吐、下则肠鸣下利。本方证病机既有寒热错杂，又有虚实相兼，以致中焦失和，升降失常。治宜平调寒热，益气和胃，散结除痞。方中用辛温之半夏，散结除痞，又善降逆止呕，为君药。干姜辛热以温中散寒，又助半夏以降逆；黄芩、黄连之苦寒以泄热开痞，共为臣药。君臣相伍，具有寒热平调，辛开苦降之用。然寒热互结，缘于中虚失运，故方中又用人参、大枣甘温益气，以补脾虚，为佐药。甘草既助佐药补脾和中，又调和诸药，为使药。诸药合用，苦降辛开，寒热互用，补泻兼施，共奏寒热平调、消痞散结之功。

【临床应用】

1. 辨证要点　本方是治疗寒热互结心下之痞证的常用方。以心下痞满，呕吐泻利，苔腻微黄为证治要点。

2. 现代应用 常用于急慢性胃肠炎、慢性结肠炎、慢性肝炎、早期肝硬化等证属中气虚弱、寒热错杂者。

【使用注意】因气滞、食积、痰浊内结所致的痞满者，本方不宜应用。

【用法用量】水煎服。

【附方】

生姜泻心汤《伤寒论》 组成与用法：生姜12g，炙甘草9g，人参9g，干姜3g，黄芩9g，半夏9g，黄连3g，大枣4枚。水煎服。功用：和胃消痞，宣散水气。主治：水热互结痞证。症见心下痞硬，干噫食臭，腹中雷鸣下利等。

甘草泻心汤《伤寒论》 组成与用法：甘草12g，黄芩、人参、干姜各9g，黄连3g，大枣4g，半夏9g。水煎服。功用：和胃补中，降逆消痞。主治：胃气虚弱痞证。症见下利日数十行，谷不化，腹中雷鸣，心下痞硬而满，干呕，心烦不得安。

【方歌】半夏泻心配连芩，干姜甘草枣人参，苦辛兼补消虚痞，法在调阳与和阴。

任务四 表里双解

表里双解剂主要具有表里同治、内外双解的作用，适用于表里同病。由于表里同病，临床证候表现比较复杂，按八纲辨证，可分表虚里实、表实里虚、表里俱虚、表里俱实，以及表热里寒、表寒里热、表里俱热、表里俱寒等证。

大柴胡汤《金匮要略》

【组成】柴胡15g 黄芩9g 芍药9g 半夏9g 生姜15g 枳实9g 大黄6g 大枣4枚

【功用】和解少阳，内泻热结。

【主治】少阳、阳明合病。症见往来寒热，胸胁苦满，呕不止，郁郁微烦，心下痞硬，或心下满痛，大便不解或协热下利，舌苔黄，脉弦数有力。

【配伍意义】本方证治为伤寒邪留少阳不解，深入阳明化热成实所致。邪在少阳，故见往来寒热，胸胁苦满，呕不止，郁郁微烦；邪入阳明化热成实，故有心下痞硬，或心下满痛，大便不解或夹热下利。治宜和解少阳，内泻热结。方中柴胡，透达少阳之邪气，疏畅气机之郁滞，为君药。黄芩清泄少阳之郁热，与柴胡同用，一清一透，清透并举，以达和解少阳之效；大黄、枳实，内泻阳明热结，行气消痞，共为臣药。芍药柔肝缓急止痛，与大黄相配以治腹中实痛，与枳实相伍可理气和血，以除心下满痛；半夏、生姜，和胃降逆止呕以治呕不止，为佐药。大枣，与生姜相伍，和营卫而行津液，并能调和脾胃，为使药。诸药合用，共奏和解少阳、内泻热结之功。

 知识链接

大、小柴胡汤的比较

两方均治少阳病，皆有和解少阳之功用，两方均有柴胡、黄芩、半夏、生姜、大枣。不同的是：小柴胡汤功用和解少阳，治少阳病，症见往来寒热、胸胁苦满、默默不欲饮食、心烦喜呕、口苦咽干、目眩、舌苔薄白、脉弦。大柴胡汤功用不仅和解少阳，且能内泻阳明热结。治少阳阳明合病，症见往来寒热、胸胁苦满、呕不止、郁郁微烦、心下满痛或心下痞硬、大便不解或协热下利、舌苔黄、脉弦数有力。

【临床应用】

1. 辨证要点 本方是治疗少阳、阳明合病的常用方。以往来寒热，胸胁苦满，心下满痛，呕吐，苔黄，脉弦数有力为证治要点。

2. 现代应用 常用于治疗急性胰腺炎、急性胆囊炎、胆石症、胆道蛔虫病、胃及十二指肠溃疡等证属少阳阳明合病者。

【使用注意】单纯少阳证、阳明证及阳明病而阳明尚未结热成实者禁用。

【用法用量】水煎服。

【方歌】大柴胡汤用大黄，枳芩夏芍枣生姜，少阳阳明同合病，和解攻里是良方。

葛根芩连丸《中国药典》

【组成】葛根 1000g　黄芩 375g　黄连 375g　炙甘草 250g

【功用】解肌透表，清热解毒，利湿止泻。

【主治】

1. 阳明热利 症见身热，下利臭秽，便黄而黏，肛门灼热，胸脘烦热，舌红苔黄，脉数或促。

2. 风热感冒 症见发热恶风，头痛身痛。

【配伍意义】本方证治为伤寒表证未解，误用攻下，表邪化热内陷阳明所致，即阳明热利。表证未解，故发热恶风、头痛身痛；热邪内陷阳明，大肠传导失司，故下利臭秽、便黄而黏，肛门灼热。治宜解肌透表，清热解毒，利湿止泻。方中葛根解肌发表退热，健脾升阳止泻，为君药。黄芩、黄连清热解毒、燥湿止痢，为臣药。炙甘草缓急和中，调和诸药，为佐使药。诸药合用，共奏解肌透表、清热解毒、利湿止泻之功。

【临床应用】

1. 辨证要点 本方是治疗阳明热利的常用方，临床无论有无表证均可使用。以身热下利，肛门灼热，苔黄脉数为证治要点。

2. 现代应用 常用于急性肠炎、细菌性痢疾、肠伤寒、胃肠型感冒等证属表证未解、里热甚者。

【使用注意】下痢不发热、脉沉迟或微弱者禁用。若虚寒下利者忌用。

【用法用量】口服。一次 3g；小儿一次 1g，一日 3 次。

【其他剂型】葛根芩连滴丸，葛根芩连片，葛根芩连颗粒，葛根芩连胶囊，葛根芩连口服液。

双清口服液《部颁药品标准》

【组成】金银花　连翘　郁金　大青叶　石膏　广藿香　知母　地黄　桔梗　甘草　蜂蜜

【功用】疏透表邪，清热解毒。

【主治】风温肺热，卫气同病。症见发热，微恶风寒，咳嗽，痰黄，头痛，口渴，舌红苔黄或黄白苔相兼，脉浮滑或浮数。

【配伍意义】本方证治为外感风热或风温时邪，卫气同病所致。机体感受风热或风温时邪，邪郁卫分，故发热、微恶风寒、头痛；邪入气分，肺热炽盛，故咳嗽、痰黄、口渴。治宜疏透表邪，清热解毒。方中金银花甘寒疏透，连翘苦寒清解，均能疏散风热、清热解毒，不仅透散卫分表邪，清解温热邪毒，还可芳香辟秽化浊，为君药。郁金辛、苦寒以凉血清心；大青叶苦寒清泄，善清热解毒，凉血利咽；石膏辛甘大寒，善清气分实热，略兼透散，共为臣药。广藿香辛散微温，外可解表，内可化湿和中；知母苦寒以清热，甘润而滋阴；地黄苦、甘寒，善清热凉血，养阴生津；桔梗辛、苦平，善宣肺利咽，载药上行。四药相合，既助君、臣药疏透表邪，清热解毒，又能养阴生津，共为佐药。甘草甘平，既能解毒，又调和诸药；蜂蜜甘平质润，既能解毒，又润肺止咳，共为使药。全方配伍，宣清并举，共奏疏透表邪、清热解毒之功。

【临床应用】

1. 辨证要点　本方是治疗风温肺热，卫气同病的常用方。以发热，微恶风寒，咳嗽，痰黄，头痛为证治要点。

2. 现代应用　常用于急性支气管炎等证属风温肺热，卫气同病者。

【使用注意】孕妇及风寒感冒、脾胃虚寒者慎用。服药期间，忌烟酒及辛辣、生冷、油腻食物。

【用法用量】口服。一次 20ml，一日 3 次。

防风通圣丸《中国药典》

【组成】麻黄 50g　荆芥穗 25g　防风 50g　薄荷 50g　大黄 50g　芒硝 50g　滑石 300g　栀子 25g　石膏 100g　黄芩 100g　连翘 50g　桔梗 100g　当归 50g　白芍 50g　川芎 50g　白术（炒）25g　甘草 200g

【功用】解表通里，清热解毒。

【主治】风热壅盛，表里俱实证。症见憎寒壮热，头目昏眩，目赤睛痛，口苦舌干，咽喉不利，胸膈痞闷，大便秘结，小便赤涩，舌苔黄腻，脉数有力。亦用治疮疡肿毒，肠风痔漏，丹毒斑疹等。

【配伍意义】本方证治为外感风邪，内有郁热，以致内外结合，表里俱实所致。外感风邪，邪郁肌表，故恶寒壮热；风热上攻，故头痛咽干；内有蕴热，故小便短赤、大便秘结；瘰疬初起，风疹湿疮等，也均为风热壅盛所致。治宜解表通里，清热解毒。方中麻黄、荆芥穗、防风、薄荷疏风解表，既能使外邪从汗而解，又能散风止痒，为君药。大黄、芒硝泻热通便；滑石、栀子清利湿热，使里热从二便分消；石膏、黄芩、连翘、桔梗清热泻火，解毒散结，兼助君药透散表邪，凡此八药，共为臣药。当归、白芍、川芎养血和血；白术健脾燥湿，为佐药。甘草益气和中，调和诸药，为使药。诸药合用，汗、下、清、利四法具备，共奏解表通里、清热解毒之功。

📖 **知识链接**

春天的良药——防风通圣丸

防风通圣散为春天的良药，应用也较普遍。《内经》曰："冬伤于寒，春必病温"。冬季风寒外袭，蓄积体内，日久化热。春回大地，由寒转暖，阳气上升，极易上火，导致尿赤、便秘、头晕、舌红苔黄。春季多风邪，气候变化较大，常有寒潮来袭，出现乍暖乍寒的情况。内火引发外感，春温最常见，易患感冒、肺炎、流脑、荨麻疹等病。因此，人们多在冬去春来阳气初升之时服用该药，发表清里，防止病变的发生或复发。

【临床应用】

1. 辨证要点　本方是治疗风热壅盛，表里俱实证的常用方。以憎寒壮热无汗，口苦咽干，二便秘涩，舌苔黄腻，脉数为证治要点。

2. 现代应用　常用于感冒、头面部疔肿、急性结膜炎、高血压、肥胖症、习惯性便秘、痔疮等证属风热壅盛、表里俱实者。

3. 不良反应　文献报道本品可致过敏性皮疹。

【使用注意】对于体虚便溏、孕妇者慎用。

【用法用量】口服。一次 6g，一日 2 次。

【其他剂型】防风通圣颗粒。

【方歌】防风通圣大黄硝，荆芥麻黄栀芍翘，甘桔芎归膏滑石，薄荷芩术力偏饶，表里交攻阳热盛，外科疡毒总能消。

目标检测

答案解析

一、选择题

（一）A 型题

1. 和解剂不适用的病证是（   ）

    A. 伤寒少阳证   B. 肝脾不和证   C. 肠胃不和证

    D. 寒热互结证   E. 里热实证

2. 和解少阳的代表方是（   ）

    A. 逍遥丸   B. 四逆散   C. 小柴胡汤

    D. 大柴胡汤   E. 半夏泻心汤

3. 治疗妇人热入血室，症见经水适断、寒热发作有时，宜选用（   ）

    A. 防风通圣丸   B. 小柴胡汤   C. 四逆散

    D. 逍遥丸   E. 大柴胡汤

4. 小柴胡汤中和解少阳的药对是（   ）

    A. 柴胡、黄芩   B. 柴胡、半夏   C. 黄芩、半夏

    D. 柴胡、人参   E. 人参、半夏

5. 属于小柴胡汤主治症状是（   ）

    A. 发热头痛   B. 心烦自汗   C. 咳嗽胸痛

    D. 胸胁苦满   E. 腹满便秘

6. 小柴胡汤组成的药物中无（   ）

    A. 半夏   B. 人参   C. 黄芩

    D. 茯苓   E. 生姜

7. 小柴胡汤中柴胡与黄芩的配伍作用是（   ）

    A. 调和营卫   B. 和解少阳   C. 疏肝泄热

    D. 理气疏肝   E. 解表燥湿

8. 大柴胡汤的功效是（   ）

    A. 疏风解表，清热通便   B. 清胆利湿，和胃化痰

    C. 补脾柔肝，祛湿止泻   D. 透邪解郁，疏肝理气

    E. 和解少阳，内泻热结

（二）X 型题

9. 小柴胡汤与大柴胡汤共有的药物是（   ）

A. 柴胡   B. 黄芩   C. 半夏

D. 生姜   E. 甘草

10. 小柴胡汤的主治病证有（　　）

A. 伤寒少阳证   B. 热入血室证   C. 黄疸见少阳证

D. 疟疾见少阳证   E. 内科杂病见少阳证

二、问答题

1. 比较小柴胡汤和大柴胡汤在组成、功用、主治上的异同。

2. 分析半夏泻心汤、生姜泻心汤与甘草泻心汤的异同。

书网融合……

知识回顾   习题

（张灿云）

项目七　清热剂

PPT

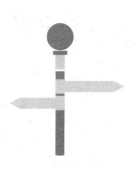

学习引导

热证为外感或内伤所致的热性证候。《素问·阴阳应象大论》："阳胜则热。"《素问·至真要大论》："热者寒之。"热证有表热证、里热证、虚热证、寒热证之分。里热证，证名。邪热炽盛的里证，多因病邪内传或脏腑积热所致。证见身热汗多，渴欲引饮，心烦口苦，小溲短赤刺痛，舌红苔黄，脉洪数或弦数。《景岳全书》卷一："热在里者，为瞀闷胀满，为烦渴喘结，或急叫吼，或躁扰狂越。"

清热剂主要治疗里热证。里热证病位有在气分、血分、脏腑等不同，性质又有虚、实之分，使用清热剂必须辨清病位、明确虚实，区别对待。

本项目主要介绍清热剂的分类，常用清热剂的组成、功用、主治、配伍意义和临床应用。

学习目标

知识要求

1. **掌握**　白虎汤、清营汤、犀角地黄汤、黄连解毒汤、导赤散、龙胆泻肝丸、左金丸、清胃散、香连丸、清暑益气汤、六一散、甘露消毒丹、青蒿鳖甲汤的组成、功用、主治、配伍意义、用法用量和临床应用。

2. **熟悉**　清热剂的概念、适用范围、分类及使用注意事项；普济消毒饮、黛蛤散的组成、功用、主治、主要配伍意义和临床应用。

3. **了解**　牛黄上清丸、黄连上清片、牛黄解毒丸、牛黄至宝丸、一清颗粒、新雪颗粒、清热解毒口服液、抗癌平丸、西黄丸、紫金锭、十滴水的组成和主治。

凡具有清热、泻火、凉血、解毒、滋阴透热的作用，治疗里热证的方剂，统称清热剂。属于"八法"中的"清法"。

清热剂为治疗里热证而设。里热证病因有外感、内伤之别。外感多为六淫邪气入里化热；内伤多见五志过极，脏腑偏胜，或饮食偏嗜化火，或病久耗阴，虚热内生。其性质有实热、虚热之分；病位有在气、在血、在脏、在腑、深伏阴分之别；还有火盛成毒，充斥内外，气血同病。故清热剂分为清气分热、清营凉血、清热解毒、解毒消癥、清脏腑热、清热祛暑、清虚热七类。

清热剂使用时要辨别热证的真假，真寒假热之证不可误用；辨别热证的虚实，实热宜清宜泻，虚热宜补宜清。此外本类方剂由寒凉药物组成，易伤阳败胃，应中病即止，勿使过剂；如邪热炽盛，服寒凉药入口即吐者，为格拒不纳之象，应加姜汁数滴，或采用凉药热服的方法。

任务一 清气分热

清气分热剂主要具有清热泻火、生津止渴等作用，适用于热在气分证。临床表现多见身热不恶寒，大汗恶热，烦渴饮冷，舌红苔黄，脉数有力等。

白虎汤《伤寒论》

【组成】生石膏50g 知母18g 甘草（炙）6g 粳米9g

【功用】清热生津。

【主治】气分实热证。症见壮热面赤，烦渴引饮，口舌干燥，大汗出，脉洪大有力或滑数。

【配伍意义】本方证治为伤寒化热内传阳明经，或温邪入里，里热炽盛所致。里热炽盛，故壮热不恶寒；胃热津伤，故烦渴引饮；里热蒸腾、逼津外泄，则大汗出；脉洪大有力为热盛于经所致。治宜清热生津。方中石膏辛甘大寒，入肺、胃二经，功善清解，透热出表，以除阳明气分之热，为君药；知母苦寒质润，一助石膏清肺胃热，一滋阴润燥，为臣药。佐以粳米、炙甘草益胃生津，维护中阳以防大寒伤胃，其中炙甘草调和诸药兼作使药。诸药合用，共奏清热生津、止渴除烦之功。

【临床应用】

1. 辨证要点 本方为治气分热盛证的基础方。以壮热面赤，烦渴引饮，汗出蒸热，脉洪大有力为证治要点。

2. 现代应用 常用于急性传染性和感染性疾病，如流行性乙型脑炎、流行性脑脊髓膜炎、大叶性肺炎、流行性出血热、钩端螺旋体病、急性细菌性痢疾、疟疾、败血症等证属热在气分者。

【使用注意】表证未解的无汗发热、口不渴者，脉见浮细或沉者；血虚发热，脉洪不胜重按者；真寒假热的阴盛格阳证等均不可误用。

【用法用量】水煎，米熟汤成，温服。

【方歌】白虎膏知甘草粳，气分大热此方清，热渴汗出脉洪大，加入人参气津生。

即学即练 7-1

运用白虎汤的辨证要点和注意事项有哪些？

答案解析

牛黄上清丸《中国药典》

【组成】人工牛黄2g 薄荷30g 菊花40g 荆芥穗16g 白芷16g 川芎16g 栀子50g 黄连16g 黄柏10g 黄芩50g 大黄80g 连翘50g 赤芍16g 当归50g 地黄64g 桔梗16g 甘草10g 石膏80g 冰片10g

【功用】清热泻火，散风止痛。

【主治】热毒内盛，风火上攻证。症见头痛眩晕，目赤耳鸣，咽喉肿痛，口舌生疮，牙龈肿痛，大便燥结，舌红苔黄，脉滑数。

【配伍意义】本方证治为热毒内盛、风火上攻所致。热毒内盛则见咽喉肿痛，口舌生疮，牙龈肿痛，大便燥结。风火上攻于目，则见目赤耳鸣。治宜清热泻火，散风止痛。方中人工牛黄清热解毒，消肿止痛，为清热解毒之佳品，为君药。菊花、连翘凉散风热，清热解毒；荆芥穗、白芷解表散风，消肿止痛；薄荷疏风清热，利咽解毒，诸药均有发散火邪之能，有"火郁发之"之意，共为臣药。黄芩、黄连、黄柏、大黄、栀子苦寒清热燥湿，解毒泻火，凉血消肿，能够清泻三焦实火；石膏清解阳明经实热火邪；赤芍、地黄、当归、川芎凉血活血，上行头部，祛风止痛；冰片疏散郁火，通关开窍，清利咽喉，聪耳明目，以助清上焦热邪，透发郁火，俱为佐药。桔梗轻清上浮，载药上行；甘草调和诸药，均为使药。诸药合用，共奏清热泻火、散风止痛之功。

 知识链接

火郁发之

《素问·六元正纪大论》提出"火郁发之"，开治火郁之门径，实为治疗火郁证之根本法则。火郁，是指热邪伏于体内；所谓"发之"，即宣发、发泄之意。临床见火郁之证，必先用解郁、疏利、宣泄、轻扬等方法，开散郁结，宣通其滞，条畅气血，使营卫通达，郁火方有泄越之机。如温病当邪热已到气分，出现身热不恶寒、心烦口渴、舌苔黄等症，但卫分又闭而无汗，必须用辛凉透达药，使患者微汗，则气分的热邪可以向外透散；又如心火上炎，口糜舌烂，心移热于小肠，小便色赤而淋沥疼痛，则须泻心和小肠的火，用导赤散导火下泄。

【临床应用】

1. 辨证要点　本方为治疗热毒内盛，风火上攻等证常用方。以头痛眩晕，目赤耳鸣，咽喉肿痛，大便燥结，舌红苔黄，脉滑数为证治证要点。

2. 现代应用　常用于头晕、便秘、牙龈炎、咽喉炎等证属热毒内盛、风火上攻者。

3. 不良反应　有药疹及过敏性休克的报道。

【使用注意】　孕妇、哺乳期妇女慎用。脾胃虚寒者慎用。

【用法用量】　口服。小蜜丸一次 6g，水蜜丸一次 4g，水丸一次 3g，大蜜丸一次 1 丸；一日 2 次。

【其他剂型】　牛黄上清片，牛黄上清胶囊。

黄连上清片《中国药典》

【组成】　黄连 5g　栀子 40g　连翘 40g　炒蔓荆子 40g　防风 20g　荆芥穗 40g　白芷 40g　黄芩 40g　菊花 80g　薄荷 20g　大黄 160g　黄柏 20g　桔梗 40g　川芎 20g　石膏 20g　旋覆花 10g　甘草 20g

【功用】　散风清热，泻火止痛。

【主治】　风火上攻，肺胃热盛证。症见头昏脑涨，牙龈肿痛，口舌生疮，咽喉红肿，耳痛耳鸣，暴发火眼，大便秘结，小便短赤，舌红苔黄，脉滑数。

【配伍意义】　本证多由风火上攻、肺胃热盛所致。风火上攻于目，则见头昏脑涨、耳痛耳鸣、暴发火眼。肺胃热盛，火性上炎，则咽喉肿痛、口舌生疮、牙龈肿痛。风火灼伤津液，则大便秘结、小便短赤、舌红苔黄、脉滑数。治宜清热通便，散风止痛。方中黄连、黄芩、黄柏、石膏清热泻火，共为君药。栀子、大黄功专清热，并引热从二便而出；连翘、菊花、荆芥穗、白芷、蔓荆子、川芎、防风、薄荷疏散头面风热，清解热毒，共为臣药。旋覆花降逆和中；桔梗宣肺气，利咽喉，引药上行，合为佐药。甘草调和诸药，为使药。诸药合用，共奏散风清热、泻火止痛之功。

【临床应用】

1. 辨证要点　本方为治疗风热上攻，肺胃热盛常用方。以头昏脑涨，牙龈肿痛，口舌生疮，咽喉红肿，耳痛耳鸣，大便干燥，小便色黄，舌红苔黄，脉滑数为证治要点。

2. 现代应用　常用于急性口腔炎、急性扁桃体炎、急性角膜炎、急性中耳炎、急性胃肠炎、眩晕、血管神经性头痛、牙痛、口腔溃疡等属风热上攻、肺胃热盛者。

3. 不良反应　有文献报道，服用后可发生急性肝损害。

【使用注意】忌食辛辣食物。孕妇慎用。脾胃虚寒者禁用。

【用法用量】口服。一次 6 片（薄膜衣片，每片重 0.31g；糖衣片，片芯重 0.3g）；一日 2 次。

【其他剂型】黄连上清丸，黄连上清胶囊，黄连上清颗粒。

任务二　清营凉血

清营凉血剂主要具有清营透热、凉血解毒等作用，适用于邪热传营或热入血分证。邪热传营，临床表现为身热夜甚，神烦少寐或时有谵语，斑疹隐隐，舌绛而干等；热入血分，临床表现为热邪迫血妄行，扰乱心神而致出血，发斑，神昏谵语或如狂，舌绛起刺等。

清营汤《温病条辨》

【组成】犀角（水牛角代）30g　生地黄 15g　玄参 9g　竹叶心 3g　麦冬 9g　丹参 6g　黄连 5g　银花 9g　连翘 6g

【功用】清营解毒，透热养阴。

【主治】热入营分证。症见身热夜甚，神烦少寐，时有谵语，口渴或不渴，或斑疹隐隐，舌绛而干，脉细数。

【配伍意义】本证多由邪热内传营分，耗伤营阴所致。邪热传营，伏于阴分，入夜阳气内归营阴，与热相结，故身热夜甚；营气通于心，热扰心神，故神烦少寐，甚至时有谵语；邪热深入营分，则蒸腾营阴，使血中津液上承于口，故本应口渴但不渴；若邪热出入营分，气分热邪未尽，灼伤血络则斑疹隐隐可见；舌绛而干，脉细数，皆为热伤营阴之象。治宜清营解毒，透热养阴。方中水牛角清解营分之热毒，为君药。生地黄凉血滋阴；麦冬清热养阴生津；玄参滋阴降火解毒，三药共用，既清热养阴，又助清营凉血解毒，共为臣药。温邪初入营分，故用银花、连翘、竹叶清热解毒，使营分之邪外达，此即"透热转气"的应用；黄连清心解毒；丹参清热凉血，活血散瘀，并防热与血结，以上五味药为佐药。诸药合用，共奏清营解毒、透热养阴之功。

【临床应用】

1. 辨证要点　本方为治疗热邪初入营分证的常用方。以身热夜甚，神烦少寐，时有谵语，舌绛而干，脉细数为证治要点。

2. 现代应用　常用于流行性乙型脑炎、流行性脑脊髓膜炎、败血症、肠伤寒或其他热性病证，证属热入营分或气营两燔者。

【使用注意】湿郁而舌苔白滑者忌用。

【用法用量】水煎服。

【其他剂型】清营颗粒。

【方歌】清营汤是鞠通方，热入心包营血伤，角地银翘玄连竹，丹麦清热佐之良。

犀角地黄汤《备急千金要方》

【组成】犀角（水牛角代）30g　生地24g　芍药12g　丹皮9g

【功用】清热解毒，凉血散瘀。

【主治】

1. 热入血分证　症见身热谵语，斑色紫黑，舌绛起刺，脉细数。或见喜忘如狂，漱水不欲咽，胸中烦痛，自觉腹满，大便色黑易解。

2. 热伤血络证　症见斑疹紫黑、吐血、衄血、便血、尿血等，舌质红绛，脉数。

【配伍意义】本方证治为热毒炽盛于血分所致。心主血藏神，热入血分，必扰心神，故致烦乱谵语。血分热盛，迫血妄行，伤于阳络血从上溢则为吐血、衄血，伤于阴络血从内溢则为便血、尿血，外溢肌肤则见斑色紫黑。离经之血留而为瘀，故见但欲漱水不欲咽，大便色黑易解。舌绛起刺，脉细数，说明阴血耗伤更甚。治宜清热解毒，凉血散瘀。方中苦咸寒之水牛角，凉血清心解毒，为君药。甘苦寒之生地，凉血滋阴生津，一则助犀角清热凉血止血，二则恢复已失之阴血，为臣药。赤芍、丹皮清热凉血，活血散瘀，共为佐药。诸药配伍，共奏清热解毒、凉血散瘀之功。

【临床应用】

1. 辨证要点　本方是治疗热入血分证的常用方。以各种失血，斑色紫黑，神昏谵语，身热烦躁，舌绛为证治要点。

2. 现代应用　常用于重症肝炎、肝性昏迷、弥漫性血管内凝血、尿毒症、过敏性紫癜、急性白血病、败血症等证属血分热盛者。

【使用注意】阳虚或气虚之失血证者禁用。脾胃虚弱者忌用。

【用法用量】水牛角镑片先煎，余药后下，水煎服。

【其他剂型】犀角地黄丸。

【方歌】犀角地黄芍药丹，血热妄行吐衄斑，蓄血发狂舌质绛，凉血散瘀病可痊。

任务三　清热解毒

清热解毒剂主要具有清热泻火解毒等作用，适用于瘟疫、温毒、火毒及疮疡疔毒等证。若三焦火毒炽盛，临床表现多见烦热，错语，吐衄，发斑及疔毒痈疡等；胸膈热聚，临床表现多见身热面赤，胸膈烦热，口舌生疮，便秘溲赤等。

黄连解毒汤《肘后备急方》

【组成】黄连9g　黄芩6g　黄柏6g　栀子9g

【功用】泻火解毒。

【主治】三焦火毒热盛证。症见大热烦躁，口燥咽干，小便黄赤；或热病吐血、衄血；或热甚发斑，或身热下利，或疫毒黄疸；或外科痈疡疔毒，舌红苔黄，脉数有力。

【配伍意义】本方证治为火热毒盛，充斥三焦而致。实热火毒盛于三焦，充斥上下内外，表里俱热而大热不解；内扰心神则烦躁错语；热伤津液则口燥咽干；血为热迫，随火上逆则为吐衄；热伤血络，外溢肌肤则为发斑；热毒下迫大肠，则为下痢；郁热熏蒸外越，则为黄疸；热壅肌肉，气血郁滞，则为痈疡疔毒。舌红苔黄，脉数有力，皆火毒炽盛之征。治宜泻火解毒，火毒去则诸证自愈。方中大苦大寒之黄连，既清泻上焦心火，又可泄中焦火热，为君药。黄芩清上焦之火热，为臣药。黄柏泄下焦之热，为佐药。栀子通泻三焦之火，导火热下行，使热从小便而出，为使药。诸药合用，苦寒直折三焦火毒，共奏泻火解毒之功。

【临床应用】

1. 辨证要点　本方为治疗三焦火毒热盛证的基础方。以大热烦躁，口燥咽干，舌红苔黄，脉数有力为证治要点。

2. 现代应用　常用于治疗败血症、脓毒血症、痢疾、肺炎、急性泌尿系感染、流行性脑脊髓膜炎、流行性乙型脑炎等证属火毒为患者。

【使用注意】本方为大苦大寒之剂，久服或过量易伤脾胃，非火盛者不宜使用。

【用法用量】水煎服。

【方歌】黄连解毒汤四味，黄芩黄柏栀子备，躁狂大热呕不眠，吐衄斑黄均可为。

普济消毒饮《东垣试效方》

【组成】黄芩（酒炒）15g　黄连（酒炒）15g　陈皮（去白）6g　甘草（生用）6g　玄参6g　柴胡6g　桔梗6g　连翘3g　板蓝根3g　马勃3g　牛蒡子3g　薄荷3g　僵蚕2g　升麻2g

【功用】清热解毒，散风消肿。

【主治】大头瘟。症见憎寒发热，头面红肿焮痛，目不能开，咽喉疼痛，恶寒发热，舌燥口渴，舌红苔黄，脉数有力。

【配伍意义】本方证治为风热疫毒之邪，壅于中焦，发于头面所致。风热疫毒之邪攻于头面，故见头面红肿焮痛、目不能开；风热疫毒之邪，灼伤津液，故见舌燥口渴；舌红苔黄，脉数有力，均为里热炽盛之症。治宜清热解毒，散风消肿。方中酒黄连、酒黄芩清热泻火，祛上焦头面热毒，为君药。牛蒡子、连翘、薄荷、僵蚕辛凉疏散头面，共为臣药。玄参、马勃、板蓝根加强清热解毒；甘草、桔梗清利咽喉；陈皮理气散邪，俱为佐药。升麻、柴胡疏散风热，引药上行，寓"火郁发之"之意，为佐使药。诸药合用，共奏清热解毒、散风消肿之功。

【临床应用】

1. 辨证要点　本方为治疗大头瘟的常用方。以头面红肿焮痛，咽喉疼痛，目不能开，舌红苔黄，脉数有力为证治要点。

2. 现代应用　常用于治疗颜面丹毒、流行性腮腺炎、急性扁桃体炎、淋巴结炎、头面部蜂窝织炎等证属风热时毒为患者。

【使用注意】素体阴虚及脾虚便溏者慎用。

【用法用量】水煎服。

【方歌】普济消毒蒡芩连，甘桔蓝根勃翘玄，升柴陈薄僵蚕入，大头疫毒服之痊。

牛黄解毒丸《中国药典》

【组成】人工牛黄5g　雄黄50g　石膏200g　大黄200g　黄芩150g　桔梗100g　冰片25g　甘草50g

【功用】清热解毒。

【主治】火热内盛证。症见咽喉肿痛，牙龈肿痛，口舌生疮，目赤肿痛，舌红苔黄，脉数。

【配伍意义】本方证治为火热毒盛所致。火热毒邪上攻，则见咽喉肿痛、牙龈肿痛、目赤肿痛、口舌生疮。治宜清热解毒。方中人工牛黄味甘、凉，清热凉心解毒，为君药。石膏清热泻火，除烦止渴；黄芩清热燥湿，泻火解毒；大黄清热泻火，泻下通便，共为臣药。雄黄、冰片、桔梗清热解毒，消肿止痛，宣肺利咽，俱为佐药。甘草味甘性平，和诸药，为使药。诸药合用，共奏清热解毒泻火之效。

【临床应用】

1. 辨证要点　本方为治疗火热内盛证常用方。以咽喉肿痛，牙龈肿痛，口舌生疮，目赤肿痛，舌红苔黄，脉数为证治要点。

2. 现代应用　常用于急性咽炎、口腔炎、牙龈炎、急性扁桃体炎等证属火热内盛者。

3. 不良反应　有文献报道，使用本品引起的不良反应涉及神经、循环、泌尿、消化、呼吸、血液等系统，呈现出皮肤药疹、过敏性休克、肝损害、砷中毒等症状。

【使用注意】不宜久服。孕妇禁用。

【用法用量】口服。水蜜丸一次2g，大蜜丸一次1丸，一日2～3次。

【其他剂剂】牛黄解毒片，牛黄解毒胶囊，牛黄解毒软胶囊。

牛黄至宝丸《中国药典》

【组成】连翘120g　栀子120g　大黄60g　芒硝60g　石膏60g　青蒿60g　陈皮60g　木香45g　广藿香75g　人工牛黄5g　冰片10g　雄黄15g

【功用】清热解毒，泻火通便。

【主治】胃肠积热证。症见头痛眩晕，目赤耳鸣，口燥咽干，大便燥结，舌红绛，苔黄腻，脉滑数。

【配伍意义】本方证治为胃肠积热所致。肠胃积热，热伤阴液，故口燥咽干，并见大便燥结，热极化火，火性上炎，故现头痛眩晕、目赤耳鸣，舌红绛，苔黄腻，脉滑数。方中人工牛黄清热泻火，解毒消肿，为君药。大黄、芒硝清热泻火，通腑泄热，冰片清热醒神，消肿止痛。石膏、栀子、连翘、青蒿清热解毒，泻火除烦，共为臣药。木香、陈皮、广藿香同用能理气调中，雄黄辟秽解毒，俱为佐药。诸药合用，共奏清热解毒、泻火通便之功。

【临床应用】

1. 辨证要点　本方为治疗胃肠积热的常用方。以头痛眩晕，目赤耳鸣，口燥咽干，大便燥结，舌红绛，苔黄腻，脉滑数为证治要点。

2. 现代应用　可用于化脓性扁桃体炎、肺炎、阑尾炎等疾病导致大便秘结、头痛眩晕、目赤耳鸣、口燥咽干等热性证候者。

3. 不良反应　偶见腹泻、腹痛。

【使用注意】孕妇忌服。

【用法用量】口服，一次1丸，一日2次。

一清颗粒《中国药典》

【组成】黄连165g　大黄500g　黄芩250g

【功用】清热泻火解毒，化瘀凉血止血。

【主治】火毒血热证。症见身热烦躁，目赤口疮，咽喉牙龈肿痛，大便秘结，吐血、咯血、衄血、痔血，舌红苔黄，脉滑数。

【配伍意义】本方证治为火毒血热所致。实热火毒充斥上下内外，内扰心神，热伤津液则身热烦躁，目赤口疮，咽喉牙龈肿痛，大便秘结；血为热迫，随火上逆则为吐血、咯血、衄血；血热之毒下迫大肠，则为痔血。舌红苔黄，脉滑数，皆火毒血热之征。治宜清热泻火解毒，化瘀凉血止血。方中黄连长于清心胃之火，为君药。黄芩长于清肺胃之火，凉血止血，为臣药。大黄清热解毒，攻积泄热，使热邪从下而去，并可祛瘀以止血，为佐药。诸药合用，共奏清热泻火解毒、化瘀凉血止血之功。

【临床应用】

1. **辨证要点** 本方为治疗火毒血热常用方。以身热烦躁，目赤口疮，咽喉肿痛，舌红苔黄，脉数为证治要点。

2. **现代应用** 常用于急性咽炎、扁桃体炎、牙龈炎属火毒血热者。

3. **不良反应** 偶见皮疹、恶心、腹泻、腹痛。

【使用注意】 出现腹泻时，可酌情减量。

【用法用量】 开水冲服。一次 7.5g，一日 3～4 次。

【其他剂型】 一清胶囊。

黛蛤散《中国药典》

【组成】 青黛 30g 蛤壳 300g

【功用】 清肝利肺，降逆除烦。

【主治】 肝火犯肺证。症见头晕耳鸣，咳嗽吐衄，痰多黄稠、咽膈不利，口渴心烦，舌红苔黄，脉弦数。

【配伍意义】 本方证治为肝火犯肺所致。肺为清虚之脏，木火刑金，肺津受灼为痰，清肃之令失司，则痰多黄稠、咽膈不利；肝火灼肺，损伤肺络，血自上溢，故见咳嗽吐衄。肝火内炽，故口渴心烦；舌红苔黄，脉弦数为火热炽盛之征。该证病位虽在肺，但病本则在肝。治宜清肝利肺，降逆除烦。方中青黛咸寒，归肝肺胃经，功能清肝泻火，凉血止血；海蛤壳咸寒，入肺胃经，功擅清肺热而化痰清火。两药合用，共奏清肝利肺、降逆除烦之功。

【临床应用】

1. **辨证要点** 本方为治疗肝火犯肺证常用方。以头晕耳鸣，咳嗽吐衄，痰多黄稠，舌红苔黄，脉弦数为证治要点。

2. **现代应用** 常用于急性支气管炎、肺部感染、慢性胃炎、胃十二指肠溃疡病、慢性肺源性心脏病急性发作期等证属肝火犯肺者。

【使用注意】 避恼怒、忌厚味。

【用法用量】 口服。一次 6g，一日 1 次，或随处方入煎剂。

新雪颗粒《中国药典》

【组成】 磁石 516g 石膏 258g 滑石 258g 南寒水石 258g 硝石 516g 芒硝 516g 栀子 132g 竹心 1320g 广升麻 258g 穿心莲 1320g 珍珠层粉 54g 沉香 78g 人工牛黄 54g 冰片 13.8g

【功用】 清热解毒。

【主治】 外感热病，热毒壅盛证。症见高热，烦躁，口渴，失眠，咽痛，舌红苔黄，脉数。

【配伍意义】 本方证治为外感热病，热毒壅盛所致。感受温热之邪，故高热；温邪上受犯肺，壅滞咽喉，灼伤津液，则咽痛、口燥咽干；热毒壅盛，上扰神明，故烦躁、失眠。治宜清热解毒。方中石膏、滑石、寒水石、牛黄甘寒清热，清心解毒，凉肝息风，共为君药。硝石、芒硝泄热通便，清火消肿；栀子、竹心清心除烦，泻火解毒；升麻、穿心莲清热解毒；珍珠层粉清热安神；磁石重镇安神，合为臣药。沉香降气宣通；冰片芳香开窍，俱为佐药。诸药合用，共奏清热解毒之功。

【临床应用】

1. 辨证要点 本方为治疗外感热病，热毒壅盛证常用方。以高热，烦躁，舌红苔黄，脉数为证治要点。

2. 现代应用 常用于急性肺炎、咽炎、扁桃体炎、上呼吸道感染、气管炎等证属外感热病、热毒壅盛者。

【使用注意】 阴虚发热及脾胃虚寒者慎用。

【用法用量】 口服。一次 1.7g，一日 2 次，温开水送服。

清热解毒口服液 《中国药典》

【组成】 石膏 670g　金银花 134g　玄参 107g　地黄 80g　连翘 67g　栀子 67g　甜地丁 67g　黄芩 67g　龙胆 67g　板蓝根 67g　知母 54g　麦冬 54g

【功用】 清热解毒。

【主治】 热毒壅盛所致的发热面赤、烦躁口渴、咽喉肿痛。

【配伍意义】 本方证治热毒壅盛所致。热毒之邪攻于头面，故见发热面赤；里热炽盛，津液被灼，则口渴；邪热炽盛，郁积于内，热毒上扰神明，故烦躁；热邪上受犯肺，壅滞咽喉，灼伤津液，则咽喉痛。方中石膏，其性大寒，味辛甘，清热泻火，生津止渴，为君药；栀子清泄三焦之火，龙胆清肝胆之火，金银花清热解毒，并能疏散风热，共为臣药；连翘、板蓝根、地丁清热解毒，利咽消肿；玄参、地黄凉血以清血中之热，又能生津止渴；黄芩清肺火，知母、麦冬养阴，清心除烦。诸药同用，共奏清热解毒之功。

【临床应用】

1. 辨证要点 本方为治疗热毒壅盛的常用方。以热毒壅盛致发热面赤，烦躁口渴，咽喉肿痛为证治要点。

2. 现代应用 常用于流感、上呼吸道感染见上述证候者，扁桃体炎腮腺炎等证属热毒壅盛者。

【使用注意】 忌辛辣、生冷、油腻。

【用法用量】 口服。一次 10～20ml，一日 3 次；儿童酌减，或遵医嘱。

任务四　解毒消癥

解毒消癥剂主要具有清热解毒、消肿散结作用，适用于热毒壅结所致的痈疽疔毒、瘰疬、癥肿等证。临床表现多见胁下癥块，腹中疼痛，肌肉消瘦，饮食减少等。

抗癌平丸 《部颁药品标准》

【组成】 珍珠菜 1340g　藤梨根 1340g　香茶菜 1340g　肿节风 1340g　蛇莓 720g　半枝莲 1730g　兰香草 720g　白花蛇舌草 720g　石上柏 720g　蟾酥 3g

【功用】 清热解毒，散瘀止痛。

【主治】 热毒瘀血壅滞肠胃而致的胃癌、食道癌、贲门癌、直肠癌等消化道肿瘤。症见胁下癥块，以及癥瘕积聚，腹中疼痛，肌肉消瘦，饮食减少等。

【配伍意义】本方证治为热毒瘀血壅滞肠胃所致。火热病邪郁结，壅滞肠胃日久，导致正气逐渐衰弱，气血运行不畅，热毒之邪与气血相搏结，聚积成形，留于胁下而成痞块、癥瘕。治宜清热解毒，散瘀止痛。方中半枝莲清热解毒、散瘀止痛，为君药。珍珠菜、香茶菜、藤梨根、肿节风清热解毒、散瘀消肿，共为臣药。蛇莓、白花蛇舌草、石上柏、兰香草、蟾酥五药合用，助君臣药清热解毒，活血化瘀，消肿止痛，俱为佐药。诸药合用，共奏清热解毒、散瘀止痛之功。

【临床应用】

1. 辨证要点 本方为治疗热毒瘀血壅滞肠胃而致的消化道肿瘤常用方。以胁下痞块，癥瘕积聚，腹中疼痛，肌肉消瘦，饮食减少为证治要点。

2. 现代应用 常用于胃癌、食道癌、贲门癌、直肠癌等证属热毒瘀血壅滞肠胃者的治疗及辅助治疗，改善中晚期癌症患者的临床症状，提高生活质量。

【使用注意】初服时可由少到多，逐步增加，如胃部有发胀感，可酌情减少。服药期间忌食霉菌类食物。

【用法用量】口服。一次 0.5～1g，一日 3 次。饭后半小时服，或遵医嘱。

西黄丸《中国药典》

【组成】牛黄或体外培育牛黄 15g　麝香或人工麝香 15g　醋乳香 550g　醋没药 550g

【功用】清热解毒，消肿散结。

【主治】热毒壅结所致的痈疽疔毒、瘰疬、流注、癌肿。

【配伍意义】本方证治为热毒壅结所致。热壅肌肉，气血郁滞，则为痈疽疔毒、瘰疬、流注，热毒壅结日久则为癌肿。治宜清热解毒，消肿散结。方中牛黄苦凉清泄，善清热泻火解毒，化痰，为君药。乳香辛香苦温泄散；没药苦泄香窜，两药相须为用，活血止痛，消肿生肌，"破癥结宿血"，共为臣药。麝香辛温香窜，既行血分之滞而活血通经，又能散结消肿止痛，故为佐药。诸药合用，苦泄辛散香窜，共奏清热解毒、消肿散结之功。

【临床应用】

1. 辨证要点 本方为治疗热毒壅结所致的痈疽疔毒、瘰疬、流注、癌肿常用方。

2. 现代应用 常用于各种癌症的治疗及辅助治疗，改善中晚期癌症患者的临床症状，提高生活质量。

【使用注意】孕妇禁服。运动员慎用。

【用法用量】口服。一次 3g，一日 2 次。

任务五　清脏腑热

清脏腑热剂主要具有清热泻火作用，适用于邪热偏盛于某一脏腑所产生的火热证候。根据热在脏腑之不同，分别选用相应的方剂。

导赤散《小儿药证直诀》

【组成】生地黄 6g　木通 6g　生甘草梢 6g

【功用】清心养阴，利水通淋。

【主治】心经火热证。症见心胸烦热，口渴面赤，意欲冷饮，以及口舌生疮，或心热移于小肠，小便赤涩刺痛，舌红，脉数。

【配伍意义】 本方证治为心经热盛移于小肠所致。心火循经上炎，故见心胸烦热、面赤、口舌生疮；火热之邪灼伤津液，故见口渴、意欲饮冷；心热下移小肠，故见小便赤涩刺痛；舌红、脉数，均为内热之象。治宜清心养阴，利水通淋。方中生地甘寒，凉血滋阴降火；木通苦寒，入心与小肠经，上清心经之火，下导小肠之热，两药相配，滋阴制火，利水通淋，共为君药。竹叶甘淡，清心除烦，淡渗利窍，导心火下行，为臣药。生甘草梢清热解毒，尚可直达茎中而止痛，并能调和诸药，还可防木通、生地之寒凉伤胃，为方中佐使。诸药合用，共奏清心养阴、利水通淋之功。

【临床应用】

1. 辨证要点　本方是治疗心经火热证的常用方。以心胸烦热，口渴面赤，口舌生疮，小便赤涩，舌红、脉数为证治要点。

2. 现代应用　常用于治疗口腔炎、鹅口疮、小儿夜啼等证属心经有热者；急性泌尿系感染证属心热下移小肠者。

【使用注意】 脾胃虚弱者慎用。

【用法用量】 上药为末，每服9g，水一盏，入竹叶同煎至五分，食后温服。

【其他剂型】 导赤丸。

【方歌】 导赤生地与木通，草梢竹叶四般攻，口糜淋痛小肠火，引热同归小便中。

 知识链接

木通、关木通、川木通

木通来源于木通科植物木通、三叶木通或白木通的干燥藤茎。川木通来源于毛茛科植物小木通的干燥茎髓。关木通来源于马兜铃科植物东北马兜铃的干燥藤茎。三者皆能利水渗湿，历史上一度混用，现代研究证实三者成分不同，关木通为我国东地区所习用，首载于《中国药典》1963年版一部，含具有肾毒性的马兜铃酸，国内外有不少关木通引起肾脏损害等不良反应的报道。因此，《中国药典》2005年版开始已不再收载，并停用关木通药用标准，成方制剂中皆用"木通"代替"关木通"。

龙胆泻肝丸《中国药典》

【组成】 龙胆草120g　黄芩60g　栀子（酒炒）60g　泽泻120g　木通90g　盐车前子60g　酒当归60g　地黄120g　柴胡120g　炙甘草60g

【功用】 清肝胆实火，清泻下焦湿热。

【主治】

1. 肝胆实火上炎证　症见头痛目赤，胁痛，口苦，耳聋，耳肿，舌红苔黄，脉弦数有力。

2. 肝胆湿热下注证　症见阴肿，阴痒，阴汗，小便淋浊，男子阳痿，妇女带下黄臭，舌红苔黄腻，脉弦滑而数。

【配伍意义】 本方证治为肝胆实火上炎，肝胆湿热下注所致。肝经绕阴器，布胁肋，连目系，入巅顶。肝胆实火上炎，上扰头面，故见头痛目赤；胆经布耳前，出耳中，故见耳聋、耳肿；舌红苔黄，脉弦细有力均为肝胆实火上炎之征。肝经湿热下注，故见阴肿、阴痒、阴汗，妇女带下黄臭。治宜清泻肝胆实火，清利肝经湿热。方中龙胆草大苦大寒，既能清利肝胆实火，又能清利肝经湿热，为君药。黄芩、栀子苦寒泻火，燥湿清热，共为臣药。泽泻、木通、车前子渗湿泄热，导热下行；实火所伤，损伤阴血，当归、生地养血滋阴以顾肝体，使邪去而不伤阴血，俱为佐药。柴胡舒畅肝经之气，引诸药归肝经；甘草调和诸药，共为佐使药。诸药合用，共奏泻肝胆实火、利肝经湿热之功。

【临床应用】

1. 辨证要点　本方为治疗肝胆实火上炎、肝胆湿热下注证的常用方。以头痛目赤，胁痛，口苦，阴肿，阴痒，舌红苔黄，脉弦数或滑为证治要点。

2. 现代应用　常用于治疗顽固性偏头痛、头部湿疹、高血压、急性结膜炎、虹膜睫状体炎、外耳道疖肿、鼻炎等证属肝胆实火上炎者。急性黄疸型肝炎、急性胆囊炎、带状疱疹、急性乳腺炎等证属肝胆湿热蕴结。泌尿生殖系炎症、急性肾盂肾炎、急性膀胱炎、尿道炎、外阴炎、急性盆腔炎等证属肝经湿热下注者。

【使用注意】　方中药多苦寒，易伤脾胃，故对脾胃虚寒和阴虚阳亢之证皆非所宜；孕妇慎用。

 实例分析 7 - 1

> **实例**　患者，男，49岁。1周前右眼开始发红、瘙痒，用氯霉素眼药水治疗5天无效。现见右眼睑红肿，白睛发红、发痒，分泌物增多，畏光，伴右侧头胀痛，舌红苔黄，脉弦数有力。
>
> **问题**　分析病例，做出中医证的诊断，拟定治法，开出处方，并分析方义。

答案解析

【用法用量】　口服。一次3~6g，一日2次。

【其他剂型】　龙胆泻肝散，龙胆泻肝片，龙胆泻肝胶囊，龙胆泻肝颗粒，龙胆泻肝口服液。

【方歌】　龙胆泻肝栀芩柴，生地车前泽泻偕，木通甘草当归合，肝经湿热力能排。

左金丸《丹溪心法》

【组成】　黄连180g　吴茱萸30g

【功用】　清泻肝火，降逆止呕。

【主治】　肝火犯胃证。症见胁肋疼痛，嘈杂吞酸，呕吐口苦，舌红苔黄，脉弦数。

【配伍意义】　本方证治为是由肝郁化火，横逆犯胃，肝胃不和所致。肝气郁结不畅，则见胁肋胀痛；气火横逆犯胃，胃失和降，胃热郁滞则嘈杂吞酸，火热上逆则呕吐口苦。舌红苔黄，脉弦数，皆肝经火盛之征。治宜清泻肝胃之火为主，兼以开郁降气止呕为辅，清降并用。方中重用黄连苦寒泻火，为君药，佐以辛热之吴茱萸疏肝解郁，降逆止呕，并制黄连之过于寒凉。两药合用，苦降辛开，一清一温，共奏泻火疏肝、和胃止痛之功。

【临床应用】

1. 辨证要点　本方是治疗肝火犯胃的常用方。以胁肋灼痛，口苦吞酸，舌红苔黄，脉弦数为证治要点。

2. 现代应用　常用于胃炎、食道炎、胃溃疡等证属肝火犯胃者。

【使用注意】　吐酸属胃虚寒者忌用本方。

【用法用量】　以上两味，粉碎成细粉，过筛，混匀，用水泛丸，干燥，即得。口服。一次3~6g，一日2次。

【其他剂型】　左金胶囊。

【方歌】　左金连茱六一丸，肝火犯胃吐吞酸，再加芍药成戊己，热泻热痢服之安。

清胃散《脾胃论》

【组成】生地黄6g　当归身6g　牡丹皮9g　黄连6g　升麻9g

【功用】清胃凉血。

【主治】胃火牙痛。症见牙痛牵引头痛，面颊发热，其齿喜冷恶热，或牙宣出血，或牙龈红肿溃烂，或唇舌腮颊肿痛，口气热臭，口干舌燥，舌红苔黄，脉滑数。

【配伍意义】本证多由胃有积热所致。足阳明胃经循鼻入上齿，手阳明大肠经入下齿，牙痛牵引头疼，面颊发热，唇舌颊腮肿痛，牙龈腐烂等，皆是火热攻窜所致；胃为多气多血之腑，胃热每致血分亦热，故易牙宣出血等。治宜清胃凉血。方用苦寒之黄连为君，直折胃火。升麻清热解毒，升而能散，为臣药，可宣达郁遏之伏火，有"火郁发之"之意，与黄连配伍，则泻火而无凉遏之弊，升麻得黄连，则散火而无升焰之虞。胃热则阴血亦必受损，故以生地凉血滋阴；牡丹皮凉血清热，皆为臣药。当归养血和血，为佐药。升麻兼以引经为使。诸药合用，共奏清胃凉血之功。

【临床应用】

1. 辨证要点　本方为治疗胃火牙痛的常用方。以牙痛牵引头痛，其齿喜冷恶热，口气热臭，舌红苔黄，脉滑数为证治要点。

2. 现代应用　常用于口腔炎、牙周炎、三叉神经痛、痤疮等证属胃火上攻者。

【使用注意】牙痛属风寒及肾虚火炎者不宜使用。

【用法用量】水煎服。

【方歌】清胃散用升麻连，当归生地牡丹全。或加石膏清胃热，口疮吐衄与牙宣。

香连丸《中国药典》

【组成】黄连800g　木香200g

【功用】清热化湿，行气止痛。

【主治】大肠湿热所致的痢疾。症见大便脓血，里急后重，小便短赤，舌苔黄腻，脉滑数。

【配伍意义】本方证治为湿热壅滞肠中，气血失调所致。湿热邪气，下注大肠，与气血瘀滞相搏，酝酿成脓，热伤血络，而见大便脓血；湿阻气机，邪热壅塞，积滞不行，而见腹痛，里急后重；湿热下迫，则肛门灼热，小便短赤；舌苔黄腻，脉滑数为湿热积滞内蕴之象。治宜清热化湿，行气止痛。方中黄连清热燥湿，泻火解毒；木香辛行苦降，善行大肠之滞气，与黄连相伍加强行气止痛之功。两药合用，共奏清热化湿、行气止痛之功。

【临床应用】

1. 辨证要点　本方为治疗湿热痢疾的常用方。以大便脓血，里急后重，腹痛为证治要点。

2. 现代应用　常用于治疗肠炎、痢疾等证属大肠湿热者。

【使用注意】孕妇慎用。

【用法用量】口服。一次3～6g，一日2～3次；小儿酌减。

【其他剂型】香连片。

任务六　清热祛暑

清热祛暑剂主要具有祛除暑邪的作用，适用于暑病。临床表现多见身热烦渴，汗出体倦，小便不利，脉数等。

清暑益气汤《温热经纬》

【组成】西洋参5g　石斛15g　麦冬9g　黄连3g　竹叶6g　荷梗15g　知母6g　甘草3g　粳米15g
西瓜翠衣30g

【功用】清暑益气，养阴生津。

【主治】暑热气津两伤证。症见身热汗多，口渴心烦，小便短赤，体倦少气，精神不振，脉虚数。

【配伍意义】本方证治为暑热内侵，耗伤气津所致。暑为阳邪，暑热伤人则身热；暑热扰心则心烦；暑性升散，致使腠理开泄，而见汗多；热伤津液，故口渴、尿少而黄；暑热耗气，故见体倦少气、精神不振、脉虚。治宜清热祛暑，益气生津。方中西瓜翠衣清热解暑，西洋参益气生津，养阴清热，共为君药。荷梗助西瓜翠衣清热解暑；石斛、麦冬助西洋参养阴生津，共为臣药。黄连苦寒泻火，以助清热祛暑之力；知母苦寒质润，泻火滋阴；竹叶甘淡，清热除烦，均为佐药。甘草、粳米益胃和中，为使药。诸药合用，共奏清暑益气、养阴生津之功。

【临床应用】

1. 辨证要点　本方是治疗暑热耗伤气阴证的常用方。以身热汗多，口渴心烦，体倦少气，脉虚数为证治要点。

2. 现代应用　常用于小儿夏季热、中暑证等证属暑伤气津者。

【使用注意】暑病夹湿者不宜使用。

【用法用量】水煎服。

【其他剂型】清暑益气丸。

【方歌】王氏清暑益气汤，善治中暑气阴伤，洋参冬斛荷瓜翠，连竹知母甘粳襄。

六一散《黄帝素问宣明论方》

【组成】滑石180g　甘草30g

【功用】清暑利湿。

【主治】暑热夹湿证。症见身热，心烦口渴，小便不利，或泄泻，舌红苔黄，脉数。又治小便赤涩淋痛及砂淋。

【配伍意义】本方证治为暑邪夹湿所致。暑为阳邪，暑气通于心，故伤于暑者，多见身热、心烦；暑热伤津，则见口渴；暑病每多夹湿，湿阻于里，膀胱气化不利，故见小便不利；湿走肠间，则为泄泻。治宜清暑利湿。方中滑石甘淡性寒，体滑质重，既可清解暑热，以治暑热烦渴，又可通利水道，使三焦湿热从小便而泄，以除暑湿所致的小便不利及泄泻，为君药。生甘草甘平偏凉，能清热泻火，益气和中，与滑石相伍，甘寒生津，使利小便而津液不伤；又防滑石之寒滑重坠以伐胃，为臣药。二药合用，清暑利湿，能使三焦暑湿之邪从下焦渗泄，则热、渴、淋、泻诸症可愈。

【临床应用】

1. 辨证要点　本方为治疗暑湿及湿热壅滞所致小便不利的基础方。以身热烦渴，小便不利为证治要点。

2. 现代应用　常用于膀胱炎、尿道炎和急性肾盂肾炎等证属暑湿或湿热下注者。

【使用注意】孕妇及小便清长者慎用。服药期间忌食辛辣。

【用法用量】共为细末，每服6～18g，包煎，或温开水调下，一日2～3次；亦可入其他方药中煎服。外用扑撒患处。

【方歌】六一散用滑石草，清暑利湿此方好，或加青黛名碧玉，目赤咽痛俱可消。

甘露消毒丹《续名医类案》

【组成】滑石15g 黄芩10g 茵陈10g 石菖蒲6g 川贝母5g 木通5g 藿香4g 连翘4g 白蔻仁4g 薄荷4g 射干4g

【功用】利湿化浊，清热解毒。

【主治】湿温时疫，邪在气分，湿热并重证。症见发热倦怠，胸闷腹胀，肢酸咽痛，身目发黄，颐肿口渴，小便短赤，泄泻淋浊等，舌苔白或厚腻或干黄，脉濡数或滑数。

【配伍意义】本方证治为湿热时疫，留恋气分，湿热并重，郁蒸不解所致。由于湿热郁蒸，湿遏热伏，故身热倦怠；阻滞气机，则胸闷腹胀；热毒上壅，则咽痛、颐肿；湿热熏蒸肝胆，则发为黄疸；舌苔黄腻，脉濡数，均为湿热内蕴之象。治宜利湿化浊，清热解毒。方中滑石、茵陈、黄芩三药用量重，其中滑石清热解暑，利水渗湿；茵陈清利湿热，利胆退黄；黄芩清热燥湿。三药合用则清热利湿之功显著，与湿热并重之病机相符，共为君药。木通清热利湿；贝母、射干化痰散结，消肿利咽；连翘清热解毒；薄荷疏表透热兼利咽喉，共为臣药。藿香、白蔻仁、石菖蒲芳香化浊，宣畅气机，俱为佐药。诸药合用，共奏利湿化浊、清热解毒之功。

【临床应用】

1. **辨证要点** 本方是治疗湿温时疫，湿热并重之证的常用方。以身热倦怠，口渴尿赤，咽痛颐肿，舌苔白或微黄，脉濡数为证治要点。

2. **现代应用** 常用于肠伤寒、急性胃肠炎、黄疸型传染性肝炎、钩端螺旋体病、胆囊炎等证属湿热并重者。

【使用注意】孕妇禁用。寒湿内阻者慎用。服药期间，忌食辛辣、生冷、油腻食物。

【用法用量】口服。一次6~9g，一日2次。

【其他剂型】甘露消毒丸。

紫金锭《片玉心书》

【组成】山慈菇90g 红大戟45g 千金子霜30g 五倍子90g 麝香9g 雄黄、朱砂各30g

【功用】化痰开窍，辟秽解毒，消肿止痛。

【主治】

（1）中暑时疫。症见脘腹胀闷疼痛，恶心呕吐，泄泻，及小儿痰厥。

（2）外治疔疮疖肿，虫咬损伤，无名肿毒，以及痄腮、丹毒、喉风等。

【配伍意义】本方适应证范围比较广泛，其病机也各有不同。因感受时疫秽浊，邪毒壅滞中焦，肠胃气机闭塞，升降失常，则见脘腹胀闷疼痛、吐泻并作；或因痰浊内盛，蒙蔽心窍，则见痰厥；若秽浊之气与痰浊相搏，凝聚肌肤或咽喉，可见疮疡肿结之疾。治宜化痰开窍与辟秽解毒结合应用。方中重用山慈菇以清热消肿，化痰散结，并能解毒；麝香芳香开窍，辟秽解毒，行气止痛，共为君药。千金子霜与红大戟，一辛温，一辛寒，皆为有毒之品，能以毒攻毒，荡涤肠胃，逐痰消肿，是邪毒从下而除；雄黄化痰辟秽解毒，均为臣药。五倍子涩肠止泻，以防攻逐太过而伤正气；朱砂重镇安神，俱为佐药。诸药合用，共奏化痰开窍、辟秽解毒、消肿止痛之功。

【临床应用】

1. **辨证要点** 本方为治疗暑令感受秽恶痰浊之邪而致脘腹胀闷疼痛、吐泻的常用方。以脘腹胀闷疼痛，吐泻，舌润而不燥，苔厚腻或浊腻为证治要点。

2. **现代应用** 常用于治疗急性胃肠炎、食物中毒、痢疾等秽恶痰浊之邪引起者。外敷可治疗皮肤及软组织急性化脓性感染疾病。

【使用注意】 因其含雄黄、朱砂等峻烈有毒之品，故不宜过量、久用。孕妇忌用。气血虚弱及肝肾功能不全者慎用。

【用法用量】 均为细末，糯米糊作锭子，阴干。口服每次 0.6 ~ 1.5g，一日 2 次；外用醋磨，调敷患处。

【其他剂型】 紫金散。

十滴水《中国药典》

【组成】 樟脑 25g　干姜 25g　大黄 20g　小茴香 10g　肉桂 10g　辣椒 5g　桉油 1.25ml

【功用】 健胃，祛暑。

【主治】 中暑。症见头晕，恶心，腹痛，胃肠不适。

【配伍意义】 本方证治为夏月外感暑湿，气机不畅所致。暑湿内蕴，阻遏气机，清阳不升，则头晕；湿阻中焦，胃气上逆，则恶心、腹痛、胃肠不适。治宜健胃，祛暑。方中樟脑通窍辟秽，温中止痛，为君药。干姜、肉桂温健脾胃，散寒止痛；小茴香、辣椒温中散寒，开胃止呕，共为臣药。大黄泻下通便，导湿热下行；桉油祛风解暑，俱为佐药。诸药合用，共奏养胃、祛暑之功。

【临床应用】

1. **辨证要点** 本方是治疗中暑的常用方。以头晕，恶心，腹痛，胃肠不适为证治要点。
2. **现代应用** 常用于中暑、胃肠炎、小儿痱子、小面积烧伤等证属暑热者。

【使用注意】 孕妇禁用。驾驶员及高空作业者慎用。服药期间，忌食辛辣、油腻食物。

【用法用量】 口服。一次 2 ~ 5ml，儿童酌减。

【其他剂型】 十滴酊，十滴软胶囊。

任务七　清虚热

清虚热剂主要具有清退虚热的作用，适用于阴虚发热证。临床表现多见暮热早凉，舌红少苔；或由肝肾阴虚，虚火内扰，以致骨蒸潮热，盗汗面赤，久热不退之虚热证。

青蒿鳖甲汤《温病条辨》

【组成】 青蒿 6g　鳖甲 15g　细生地 15g　知母 6g　丹皮 9g

【功用】 养阴透热。

【主治】 热病后期，邪伏阴分证。症见夜热早凉，热退无汗，舌红苔少，脉细数。

【配伍意义】 本方证治为温病后期，阴液已伤，而余邪深伏阴分。人体卫阳之气，日行于表，而夜入于里。阴分本有伏热，阳气入阴则助长邪热，两阳相加，阴不制阳，故入夜身热。早晨卫气行于表，阳出于阴，则热退身凉；温病后期，阴液已伤，加之邪热深伏阴分，则阴津益耗，无以作汗，故见热退无汗；舌红少苔，脉象细数皆为阴虚有热之候。治宜养阴透热。方中鳖甲咸寒，直入阴分，滋阴退热，入络搜邪；青蒿苦辛而寒，其气芳香，清中有透散之力，清热透络，引邪外出。两药相配，滋阴清热，内清外透，使阴分伏热有外达之机，共为君药。生地甘寒，滋阴凉血；知母苦寒质润，滋阴降火，共助鳖甲以养阴退虚热，合为臣药。丹皮辛苦性凉，泄血中伏火，以助青蒿清透阴分伏热，为佐药。诸药合用，共奏养阴透热之功。

【临床应用】

1. 辨证要点 本方是治疗温病后期，阴液耗伤，邪伏阴分之虚热证的常用方。以夜热早凉，热退无汗，舌红少苔，脉细数为证治要点。

2. 现代应用 常用于原因不明的发热、各种传染病恢复期低热、慢性肾盂肾炎、肾结核等证属阴虚内热、低热不退者。

【使用注意】 阴虚欲作动风者不宜使用。青蒿不耐高温，可用沸药汁泡服。

【用法用量】 水煎服。

【其他剂型】 青蒿鳖甲颗粒，青蒿鳖甲片，青蒿鳖甲丸。

【方歌】 青蒿鳖甲地知丹，热由阴来仔细看，夜热早凉无汗出，养阴透热服之安。

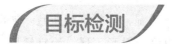

目标检测

答案解析

一、选择题

（一）A 型题

1. 清热剂不宜用治（　　）

　　A. 表邪已解，热已入里，尚未结实者

　　B. 温病邪传气分，气分热盛者

　　C. 热入营血，心烦谵语者

　　D. 温热之邪内传，里热已成腑实者

　　E. 热毒炽盛，充斥三焦者

2. 白虎汤的功用是（　　）

　　A. 清胃凉血　　　　　　B. 滋阴清热　　　　　　C. 清热泻火

　　D. 凉血泻火　　　　　　E. 清热生津

3. 具有清热除烦，生津止渴功用的方剂是（　　）

　　A. 黄连解毒汤　　　　　B. 竹叶石膏汤　　　　　C. 清暑益气汤

　　D. 清营汤　　　　　　　E. 白虎汤

4. 左金丸中吴茱萸与黄连用量之比为（　　）

　　A. 1：6　　　　　　　　B. 6：1　　　　　　　　C. 2：1

　　D. 1：2　　　　　　　　E. 1：1

5. 龙胆泻肝丸中配用生地、当归的意义是（　　）

　　A. 滋阴养血　　　　　　B. 清热解毒　　　　　　C. 养阴生津

　　D. 滋肾养肝　　　　　　E. 健脾消痞

6. 下列何项是龙胆泻肝丸的组成药物（　　）

A. 木通、车前子、滑石、白芍、生地

B. 木通、泽泻、茯苓、当归、白芍

C. 车前子、泽泻、茯苓、当归、生地

D. 木通、车前子、猪苓、生地、白芍

E. 泽泻、车前子、木通、当归、生地

7. 清营汤主治证中身热的特点是（　　）

A. 午后身热　　　　　　B. 身热夜甚　　　　　　C. 夜热早凉

D. 入暮发热　　　　　　E. 身热烦扰

8. 青蒿鳖甲汤的组成中含有（　　）

A. 知母、石膏　　　　　B. 石膏、丹皮　　　　　C. 丹皮、生地

D. 生地、当归　　　　　E. 当归、生地

（二）X 型题

9. 清热剂适用于（　　）

A. 阳明经热盛证　　　　B. 热入营血证　　　　　C. 气阴虚内热证

D. 阳明腑实证　　　　　E. 热伏阴分，久热不退证

10. 普济消毒饮组成中有（　　）

A. 桔梗、甘草　　　　　B. 银花、大青叶　　　　C. 柴胡、升麻

D. 僵蚕、薄荷　　　　　E. 川贝母、天花粉

11. 抗癌平丸最适用于下列哪些病种

A. 胃癌　　　　　　　　B. 食道癌　　　　　　　C. 直肠癌

D. 乳腺癌　　　　　　　E. 肺癌

12. 下列方中有石膏的方剂是（　　）

A. 白虎汤　　　　　　　B. 牛黄上清丸　　　　　C. 青蒿鳖甲汤

D. 清暑益气汤　　　　　E. 清胃散

二、问答题

1. 分析龙胆泻肝丸配伍特点。

2. 分析左金丸中用吴茱萸的意义。

书网融合……

　　　　　　　知识回顾　　　　习题

（高翠芳）

PPT

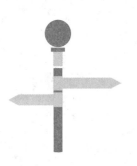

学习引导

　　"寒"是自然界的六气之一，为冬季的主气。具有阴冷、凝结、阻滞的特性。在正常的生理情况下，寒的运动变化可维持人体闭藏功能。一旦人体阳气衰退或自然界的寒气太过，影响了人体脏腑功能或气血的正常运行，使气血津液凝结，经脉阻滞，如寒邪犯胃，则胃脘冷痛暴作；寒邪凝滞经脉，则经脉收缩，挛急作痛；阳虚寒厥，则四肢厥逆，此时可选用温里剂治之。温里剂为中医治法"八法"中之温法范畴。

　　本项目主要介绍温里剂的分类，常用温里剂的组成、功用、主治、配伍意义和临床应用。

学习目标

　　1. **掌握**　理中丸、小建中汤、香砂养胃颗粒、香砂平胃丸、四逆汤、当归四逆汤的组成、功用、主治、配伍意义和临床应用。

　　2. **熟悉**　温里剂的概念、功能与主治、分类及使用注意事项；良附丸、参附汤的组成、功用、主治、用法用量、临床应用。

　　3. **了解**　附子理中丸、桂附理中丸、黄芪建中汤、当归建中汤、大建中汤的组成和主治。

　　凡具有温中祛寒、回阳救逆、散寒通脉的作用，治疗里寒证的方剂，统称温里剂。属于"八法"中的"温法"。

　　温里剂为治疗里寒证而设。里寒证，是由寒邪在里所致的病证。其成因有因素体阳虚，寒从内生者；有因外寒直中三阴，深入脏腑者；有因表寒证治疗不当，寒邪乘虚入里者；有因服药寒凉太过或过食生冷损伤阳气者等。因里寒证的病位有脏腑经络之别，病势有轻重缓急之分，故温里剂分为温中祛寒、回阳救逆、温经散寒三类。

　　温里剂多由辛温燥热之品组成，只能适用于阳虚里寒证，绝非真热假寒证及虚热证等所宜，故临床使用时必须辨明寒之真假、寒之虚实、寒之部位等；而在阴盛格阳、真寒假热时，为了防止患者服药即吐，可用反佐法，即加入少量寒凉药物或热药冷服等。另外，在使用温里剂时，还根据南北地域，季节气候的不同而调整药物的用量。

任务一　温中祛寒

　　温中祛寒剂主要具有温中祛寒的作用，适用于中焦虚寒证。临床表现多见脘腹冷痛，呕恶下利，不思饮食，肢体倦怠，手足不温，舌苔白滑，脉沉细或沉迟。亦用于寒凝气滞所致的胃脘胀满、吐酸，以及胃阳不足、湿阻气滞所致的胃痛、痞满等。

理中丸《伤寒论》

【组成】 干姜90g　人参90g　白术90g　甘草（炙）90g

【功用】 温中祛寒，健脾益气。

【主治】

（1）脾胃虚寒证。症见脘腹绵绵冷痛，喜温喜按，呕吐，大便稀溏，形寒肢冷，食少纳差，口淡不渴，舌淡苔白滑，脉沉迟无力等。

（2）阳虚失血证。症见便血、衄血、崩漏等，血色暗淡，质地清稀。

（3）脾胃虚寒所致胸痹；或病后多涎唾；或小儿慢惊等。

【配伍意义】 本方证治为脾胃虚寒，运化无力，升降失常所致。脾胃虚寒，中阳不足，寒从内生，阳虚失温，寒性凝滞，故畏寒肢凉，脘腹绵绵疼痛，喜温喜按。脾胃虚寒，纳运升降失常，故饮食减少、呕吐下利。脾阳亏虚，脾不统血，则见崩漏、便血等出血症；涎为脾之液，脾气虚寒，不能摄津，则多涎唾；脾胃虚寒，土不荣木，则小儿慢惊。舌淡苔白，口不渴，脉沉细或沉迟皆为虚寒之象。治宜温中祛寒，补气健脾。方中干姜大辛大热，温脾阳散寒邪，为君药。人参甘温，补气健脾，为臣药。君臣相伍，虚寒兼治。佐以甘温苦燥之白术健脾并能燥湿。炙甘草益气健脾，调和诸药，是佐药而兼使药之用。诸药合用，共奏温中祛寒、补气健脾之效。

【临床应用】

1. 辨证要点　本方为治疗脾胃虚寒证的基础方。以脘腹冷痛，喜温喜按，纳差自利，舌淡苔白，脉沉迟无力为证治要点。

2. 现代运用　常用于急、慢性胃肠炎，胃痉挛、胃扩张、胃神经官能症、胃及十二指肠溃疡、慢性结肠炎、功能失调性子宫出血等证属脾胃虚寒者。

▶▶ 实例分析 8-1

> **实例**　患者，男，29岁，自述有饮食不规律且寒温失调，胃部疼痛4年之久，并服用西药缓解。近月疼痛频繁，日益加重，每次因饮食不温、工作劳累而痛发。胃脘隐隐作痛，痛处喜暖，形寒肢冷，腹胀，少食，身体乏力，精神疲惫，舌苔薄白，脉虚弱。
>
> **问题**　1. 请分析该患者所患病的中医证型是什么？
>
> 　　　　2. 应该采用何治疗方法，并为患者推荐合适的中成药。
>
> 答案解析

【使用注意】 阴虚内热者忌用。

【用法用量】 口服。小蜜丸一次9g，大蜜丸一次1丸；一日2次。

【其他制剂】 理中浓缩丸。

【附方】

附子理中丸《太平惠民和剂局方》　组成与用法：由理中丸加炮附子组成。上药各三两（各90g）共为细末，炼蜜为丸，每丸重6g，每次一丸，温开水送服，一日2~3次；汤剂：按原方剂量比例酌减，煎汤内服（附子久煎，人参另炖）。功用：温阳祛寒，益气健脾。主治：脾胃虚寒重证。症见脘腹疼痛，畏寒肢冷，下利清稀甚至水样，或霍乱吐利转筋等。

桂附理中丸《三因极一病证方论》 组成与用法：由理中丸加炮附子、肉桂组成。上药各三两（各 90g）共为细末，炼蜜为丸，每丸重 6g，每次一丸，温开水送服，一日 2~3 次；汤剂：按原方剂量比例酌减，煎汤内服（附子久煎，人参另炖）。功用：温阳祛寒，益气健脾。主治：脾胃虚寒重证。症见脘腹冷痛，呕吐泄泻，四肢厥冷。

【方歌】理中丸主理中乡，甘草人参术干姜，呕利腹痛阴寒盛，或加附子总扶阳。

小建中汤 《伤寒论》

【组成】饴糖 30g　芍药 18g　桂枝 9g　甘草（炙）6g　大枣 4 枚　生姜 9g

【功用】温中补虚，和里缓急。

【主治】中焦虚寒，肝脾不和证。症见腹中拘急疼痛，喜温喜按，绵绵作痛，少气懒言；或心中悸动，虚烦不眠，劳则愈甚，面色无华；或伴神疲乏力，肢体酸软，手足烦热，咽干口燥，舌淡苔白，脉细弦。

【配伍意义】本方证治为中焦虚寒，化源不足，肝脾失和，肝木乘土所致。中焦虚寒，故腹中拘急疼痛、喜温喜按；脾胃虚弱，化源匮乏，气血俱虚，故见心悸、面色无华、发热、口燥咽干等。治宜温中补虚而兼养阴，和里缓急而止疼痛。方中饴糖甘温质润，温补中焦，缓急止痛，重用为君药。桂枝辛温，散寒止痛，温经通阳，配饴糖则辛甘化阳，温中焦而补脾虚；白芍酸甘，养阴敛营，配甘草则酸甘化阴，缓急而止腹痛，共为臣药。生姜助桂枝温胃散寒；大枣补脾益气养血，为佐药。炙甘草和中益气，调和诸药，为佐而兼使之用。诸药合用，共奏温中补虚、和里缓急之功。

【临床应用】

1. 辨证要点　本方既是温中补虚，缓急止痛之剂，又为调和阴阳，柔肝理脾之常用方。以腹中拘急疼痛，喜温喜按，舌淡，脉细弦为证治要点。

2. 现代运用　常用于胃及十二指肠溃疡、慢性肝炎、慢性胃炎、神经衰弱、再生障碍性贫血、功能性发热等证属中焦虚寒、肝脾不和者。

【使用注意】呕吐或中满者不宜使用；阴虚火旺之胃脘疼痛忌用。

【用法用量】水煎服。

【其他制剂】小建中颗粒，小建中合剂，小建中胶囊，小建中片，小建中口服液。

【附方】

黄芪建中汤《金匮要略》 组成与用法：由小建中汤加黄芪一两半（15g）组成。煎服法同小建中汤。功用：温中补气，和里缓急。主治：阴阳气血俱虚证。症见里急腹痛，喜温喜按，形体羸瘦，面色无华，心悸气短，自汗盗汗。

当归建中汤《千金翼方》 组成与用法：由小建中汤加当归四两（12g）组成。煎服法同小建中汤。功用：温补气血，缓急止痛。主治：产后虚羸不足，腹中挛痛不已，吸吸少气，或小腹拘急挛痛引腰背，不能饮食者。

大建中汤《金匮要略》组成与用法：胶饴一升（30g），蜀椒二两（6g），干姜四两（12g），人参二两（6g）。煎服法同小建中汤。功用：温中补虚，降逆止痛。主治：中阳衰弱，阴寒内盛之脘腹剧痛证。症见腹痛连及胸脘，痛势剧烈，其痛上下走窜无定处，或腹部时见块状物上下攻撑作痛，呕吐剧烈，不能饮食，手足厥冷，舌质淡，苔白滑，脉沉伏而迟。

【方歌】小建中汤芍药多，姜桂甘草大枣和，更加饴糖补中脏，虚劳腹冷服之瘥。

良附丸《良方集腋》

【组成】高良姜（酒洗7次，焙研）9g　香附（醋洗7次，焙研）9g

【功用】温胃行气疏肝，祛寒止痛。

【主治】气滞寒凝证。症见胃脘疼痛，胸闷胁痛，畏寒喜热，以及妇女痛经。

【配伍意义】本方证治为肝胃气滞寒凝所致。肝郁气滞，胃有寒凝，气滞寒凝，不通则痛。治宜温胃理气，祛寒止痛。方中高良姜辛散温通，善温中散寒止痛，为君药。香附辛散苦降，微甘能和，性平不偏，醋制后善行气止痛，疏肝解郁，为臣药。两药合用，辛温行散，共奏温胃行气疏肝、祛寒止痛。

【临床应用】

1. 辨证要点　本方是治疗气滞寒凝胃痛的常用方。以胃痛，得温则减，喜暖喜按，苔白脉弦或沉迟为证治要点。

2. 现代应用　常用于慢性胃炎、胃及十二指肠溃疡等证属气滞寒凝者。

【使用注意】实热证、虚热证、外感发热、阴虚血少者，均不宜用。

【用法用量】口服。一次3~6g，一日2次。

【其他制剂】良附颗粒，良附合剂，良附胶囊，良附片，良附软胶囊。

香砂养胃颗粒《中国药典》

【组成】白术300g　木香210g　砂仁210g　豆蔻（去壳）210g　广藿香210g　陈皮300g　姜厚朴210g　醋香附210g　茯苓300g　枳实（炒）210g　姜半夏300g　甘草90g　生姜90g　大枣150g

【功用】温中和胃。

【主治】胃阳不足，湿阻气滞证所致的胃痛、痞满。症见不思饮食，胃脘满闷不舒，胃痛隐隐，四肢倦怠，或泛吐酸水。

【配伍意义】本方证治为胃阳不足，湿阻气滞所致。胃阳不足则胃痛隐隐、不思饮食、四肢倦怠；湿阻气滞，则脘闷不舒、呕吐酸水、嘈杂不适。治宜温中和胃。方中白术补中益气，健脾燥湿；木香行气止痛，健脾消食；砂仁温中化湿，行气止痛。三药同用，共为君药。豆蔻、藿香化湿行气，温中和胃止呕；陈皮、厚朴行气宽中和胃，燥湿除满；香附理气止痛，合为臣药。茯苓健脾利湿；枳实破气消痞；半夏降逆止呕，消痞散结；生姜温中止呕，共为佐药。甘草甘平，大枣甘温，二者既补中益气，又调和诸药，共为使药。诸药合用，共奏温中散寒，和胃止痛之功。

【临床应用】

1. 辨证要点　本方为治疗胃阳不足，湿阻气滞证的常用方。以大便时溏时泻，迁延反复，食后脘腹胀满，稍进油腻泄泻加剧，神疲倦怠，舌淡苔白，脉沉缓者为证治要点。

2. 现代应用　常用于慢性胃炎、胃神经官能症、胃及十二指肠溃疡等证属胃阳不足、湿阻气滞者。

【用法用量】口服。开水冲化，一次5g，一日2次。

【注意事项】胃阴不足或湿热中阻所致痞满、胃痛、呕吐者忌用。忌食生冷、油腻及酸性食物。

【其他制剂】香砂养胃丸，香砂养胃合剂，香砂养胃胶囊，香砂养胃片，香砂养胃软胶囊。

香砂平胃丸《中国药典》 微课8

【组成】苍术200g　陈皮200g　姜厚朴200g　木香100g　砂仁100g　甘草75g

【功用】理气化湿，和胃止痛。

【主治】湿浊中阻、脾胃不和所致的胃脘疼痛，胸膈满闷，恶心呕吐，纳呆食少。

【配伍意义】本方证治为湿浊中阻，脾胃不和所致。湿阻气滞，脾胃不和，运化无力，则胃脘疼痛、胸膈满闷、恶心呕吐、纳呆食少。治宜理气化湿和胃。方中苍术芳香苦温，善燥湿健脾，治脾虚湿阻所致的胸膈满闷、恶心呕吐等症，故为君药。姜厚朴苦辛温燥降散，善燥湿消痰，下气除满；木香辛温芳香化湿，善行气和胃，调脾胃气滞而止痛。两药合用，既助君药燥湿化浊，又理气和胃止痛，故为臣药。砂仁辛温芳化，善化湿行气温中；陈皮辛香苦温，善理气燥湿化痰。两药合用，助君臣燥湿化浊，和胃止痛，故为佐药。甘草甘平，既益气和中，又调和诸药，故为使药。诸药合用，共奏理气化湿，和胃止痛之功。

【临床应用】

1. 辨证要点　本方为治疗湿浊中阻、脾胃不和证的常用方。以胃脘疼痛，胸膈满闷，恶心呕吐，纳呆食少者为证治要点。

2. 现代应用　常用于慢性胃炎、胃及十二指肠溃疡等证属湿浊中阻、脾胃不和者。

【用法用量】口服。一次6g，一日1~2次。

【注意事项】脾胃阴虚者忌用。服药期间。饮食宜清淡，忌生冷、油腻、煎炸食物和海鲜发物。

即学即练 8-1

某患者腹痛一月有余，时有发作，喜温喜按，按之痛减，食少纳差，舌淡苔白，脉迟沉无力。治首选（　　）

答案解析

A. 小建中合剂　　　　　B. 理中丸　　　　　C. 香砂养胃丸

D. 良附丸　　　　　　　E. 附子理中丸

任务二　回阳救逆

回阳救逆剂主要具有回阳救逆、助阳通脉的作用，适用于肾阳衰微，阴寒内盛，甚或阴盛格阳及戴阳的急危重证。临床表现多见四肢厥冷，恶寒倦卧，精神萎靡，甚或冷汗淋漓，面色苍白，呼吸微弱，脉微欲绝。

四逆汤《伤寒论》

【组成】生附子（生用，去皮，破八片）15g　干姜9g　甘草（炙）6g

【功用】回阳救逆。

【主治】心肾阳衰寒厥证。症见四肢厥逆，恶寒蜷卧，神衰欲寐，面色苍白，腹痛下利，呕吐不渴，舌苔白滑，脉微细。

【配伍意义】本方证治为心肾阳衰，阴寒内盛所致。阳气虚衰，不能温煦，故四肢厥逆、恶寒蜷卧；不能鼓动血行，故脉微细。心阳衰微，神失所养，则神衰欲寐；肾阳衰微，不能暖脾，升降失调，则腹痛吐利。此阳衰寒盛之证，非纯阳大辛大热之品，不足以破阴寒，回阳气，救厥逆。方中以大辛大热之生附子为君，入心、脾、肾经，温壮元阳，破散阴寒，回阳救逆。生用则能迅达内外以温阳逐寒。干姜辛热，入心、脾、肺经，温中散寒，助阳通脉，为臣药。附子与干姜同用，相须为用，相得益彰，温里回阳之力大增，是回阳救逆的常用组合。炙甘草之用有三：一则益气补中；二则甘缓姜、附峻烈之性；三则调和药性，用为佐使药。诸药合用，药简力专，共奏回阳救逆之功。

 知识链接

附子无姜不热

附子为大辛大热之品，能峻补真阳，为回阳救逆之要药。然其性是"走而不守"，即药效发挥快，作用不持久。干姜辛热，主温中阳，亦有回阳之效。其性"能守能走"，药效发挥较快而持久，与附子合用，走守结合，相得益彰，温阳之力显著而持久，故有"附子无姜不热"之说。

【临床应用】

1. 辨证要点 本方是回阳救逆的基础方。以四肢厥逆，神衰欲寐，面色苍白，脉微细为证治要点。

2. 现代运用 常用于心肌梗死、心力衰竭、急性胃肠炎吐泻过多，或急证、大汗而见休克属阳衰阴盛者。

【使用注意】所含附子有毒，故不宜过量久服。孕妇禁用。湿热、阴虚、实热所致腹痛、泄泻者忌用。冠心病、心绞痛病情急重者应配合抢救措施。不宜单独用于休克，应结合其他抢救措施。

【用法用量】先煎附子30~60分钟，再入余药，煎汁温服。

【方歌】四逆汤中附草姜，四肢厥冷急煎尝，腹痛吐泻脉微细，急投此方可回阳。

参附汤《济生续方》

【组成】人参9g 附子15g

【功用】益气，回阳，固脱。

【主治】阳气暴脱证。症见面色苍白，冷汗淋漓，四肢厥逆，呼吸微弱，脉微欲绝。

【配伍意义】本方证治为元气大亏，阳气暴脱所致。元阳暴脱，四末失于温煦，则四肢厥逆；阳脱失守，则冷汗不止；呼吸微弱，脉微欲绝均为阳气虚脱之象。治宜益气回阳固脱。方中重用甘温之人参，大补元气；附子为大辛大热之品，温壮元阳。参附合用，上温心阳，下补命火，中助脾土，"能瞬息化气于乌有之乡，顷刻生阳于命门之内"，力专而效宏，作用迅速，共奏益气、回阳、固脱之功。

【临床应用】

1. 辨证要点 本方是治疗阳气暴脱的常用方。以面色苍白，冷汗淋漓，四肢厥逆，呼吸微弱，脉微欲绝为证治要点。

2. 现代应用 常用于治疗休克、心力衰竭等证属于阳气暴脱者。对于妇女暴崩、外伤及手术后大出血而至血脱亡阳者，亦有良效。

【使用注意】一俟阳气来复，病情稳定，便当辨证调治，不可多服，免纯阳之品过剂，反致助火伤阴耗血。

【用法用量】水煎服。方中人参不可用党参替代。附子先煎。

【其他制剂】参附注射剂，参附口服液，参附合剂。

任务三 温经散寒

温经散寒剂主要具有温经散寒、行血通脉的作用，适用于寒邪凝滞经脉所致诸证。临床表现多见手足厥寒冷痛等。

当归四逆汤《伤寒论》

【组成】当归 12g　桂枝 9g　芍药 9g　细辛 3g　甘草（炙）9g　通草 6g　大枣 8 枚

【功用】温经散寒，养血通脉。

【主治】血虚寒厥证。症见手足厥寒，或腰、股、腿、足、肩臂冷痛，口不渴，舌淡苔白，脉沉细或细而欲绝。

【配伍意义】本方证治为营血虚弱，寒凝经脉，血行不利所致。素体血虚，经脉受寒，寒邪凝滞，血行不利，阳气不能达于四肢末端，营血不能充盈血脉，遂呈手足厥寒、脉细欲绝，或多处冷痛。此手足厥寒只是指掌至腕、踝不温，与四肢厥逆有别。治当温经散寒，养血通脉。方中当归甘温，养血和血；桂枝辛温，温经散寒，温通血脉，共为君药。细辛温经散寒，助桂枝温通血脉；白芍养血和营，助当归补益营血，共为臣药。通草通经脉，以畅血行；大枣补血；炙甘草益气。合而用之，既助归、芍以补营血，又防桂枝、细辛燥烈太过，伤及阴血，俱为佐药。甘草兼调药性而为使药。诸药合用，共奏温经散寒、养血通脉之效。

【临床应用】

1. 辨证要点　本方是温经散寒，养血通脉的常用方。以手足厥寒，舌淡苔白，脉细欲绝为证治要点。

2. 现代运用　常用于血栓闭塞性脉管炎、无脉症、雷诺病、小儿麻痹、冻疮、妇女痛经、肩周炎、风湿性关节炎等证属血虚寒凝者。

【使用注意】热厥证者忌用。

【用法用量】水煎服，一日 2 ~ 3 次。

【其他制剂】当归四逆颗粒，当归四逆丸，当归四逆滴丸。

【方歌】当归四逆桂芍枣，细辛甘草与通草，血虚肝寒手足冷，煎服此方乐陶陶。

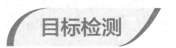

答案解析

一、选择题

（一）A 型题

1. 下列不属于理中丸主治证候的是（　）

A. 脘腹绵绵作痛　　　B. 畏寒肢冷　　　C. 大便溏泻

D. 恶心呕吐　　　E. 脉弦数

2. 既能温中补虚、和里缓急，又可以调和阴阳、柔肝理脾的方剂是（　）

A. 理中丸　　　B. 小建中汤　　　C. 逍遥散

D. 一贯煎　　　E. 柴胡疏肝散

3. 小建中汤的君药是（　）

A. 桂枝　　　B. 白芍　　　C. 饴糖

D. 大枣　　　E. 甘草

4. 治疗心肾阳虚寒厥证的代表方剂是（　）

A. 四逆汤　　　B. 四逆散　　　C. 真武汤

D. 当归四逆汤 　　　　　E. 理中丸

5. 主治湿浊中阻、脾胃不和所致的胃脘疼痛、胸膈满闷、恶心呕吐、纳呆食少的中成药是 （　　）

A. 温胃舒胶囊 　　　　B. 香砂养胃丸 　　　　C. 附子理中丸

D. 香砂平胃丸 　　　　E. 良附丸

6. 小建中汤中桂枝的作用是 （　　）

A. 发散风寒 　　　　B. 温阳散寒 　　　　C. 温阳化气

D. 温通血脉 　　　　E. 温肺化饮

（二）X 型题

7. 理中丸的辨证要点有 （　　）

A. 脘腹绵绵作痛 　　　　B. 呕吐 　　　　C. 口渴欲饮

D. 畏寒肢冷 　　　　E. 大便溏泻

8. 当归四逆汤证的病机是 （　　）

A. 营血虚弱 　　　　B. 阴血亏虚 　　　　C. 寒凝经脉

D. 血行不利 　　　　E. 痰浊内阻

9. 香砂养胃丸的主治症状可见 （　　）

A. 不思饮食 　　　　B. 四肢倦怠 　　　　C. 胃痛隐隐

D. 泛吐酸水 　　　　E. 大便溏泻

10. 理中丸与四逆汤共有的药物是 （　　）

A. 炙甘草 　　　　B. 附子 　　　　C. 白术

D. 干姜 　　　　E. 人参

二、问答题

1. 请分析香砂养胃丸中厚朴为何用姜制？

2. 患者，女，36 岁，胃病史 10 余年，胃脘隐痛，经常遇寒或空腹时痛剧，食少便溏，泛吐清水，面色无华，神疲倦怠，舌淡，脉虚弱。请分析该患者胃痛的中医证型，应该开哪一类方剂为好，并为该患者推荐 2 种常用的中成药。

书网融合……

知识回顾 　　　　微课 　　　　习题

（马　江）

项目九 补益剂

学习引导

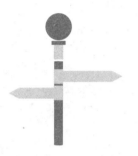

"虚"的含义丰富，气、血、津、液都会在疾病的某个阶段出现亏虚不足的状况。虚证指人体正气不足，脏腑功能衰退所表现的证候。《黄帝内经》有"邪气盛则实，精气夺则虚"。根据中医治疗虚证的总原则"虚则补之"，当人体气、血、阴、阳等基本物质亏损或脏腑功能衰退时，补益剂可以改善人体虚弱的病理状态，增强抗病能力，从而达到祛病康复的目的。

本项目主要介绍补益剂的分类，常用补益剂的组成、功用、主治、配伍意义和临床应用。

学习目标

知识要求

1. **掌握** 四君子汤、参苓白术散、补中益气丸、生脉散、四物汤、当归补血汤、归脾丸、炙甘草汤、八珍颗粒、人参养荣丸、六味地黄丸、大补阴丸、左归丸、肾气丸、右归丸、地黄饮子的组成、功用、主治、配伍意义和临床应用。

2. **熟悉** 补益剂的概念、适用范围、分类及使用注意事项；人参归脾丸、健脾生血颗粒、消渴丸、参芪降糖胶囊、青娥丸、七宝美髯颗粒、龟鹿二仙胶的组成、功用、主治、主要配伍意义和临床应用。

3. **了解** 异功散、六君子汤、香砂六君子汤、启脾丸、人参固本丸、桃红四物汤、圣愈汤、芩连四物汤、十全大补丸、知柏地黄丸、杞菊地黄丸、麦味地黄丸、左归饮的组成和主治。

凡具有补养人体气、血、阴、阳等作用，治疗各种虚证的方剂，统称补益剂。属于"八法"中的"补法"。

补益剂为治疗虚证而设。由于先天禀赋不足，后天失调，如病后失调、劳倦过度、饮食不节、情志不畅等因素导致人体正气不足，表现为五脏的虚损，不外乎气、血、阴、阳等亏虚。故补益剂分为补气、补血、气血双补、补阴、补阳、阴阳双补六类。

使用补益剂要注意辨别虚证的实质和具体病位，还要辨清虚证之真假。使用补益剂适当配伍健脾和胃，理气消导之品，以助脾胃运化，使其补而不滞，又防止虚不受补。补益剂药多味厚滋腻，宜文火久煎，空腹服用。补益剂虽有补益之功，但不可滥用。

任务一 补 气

补气剂主要具有补益脾肺作用，适用于脾肺气虚的病证。临床表现多见肢体倦怠乏力，少气懒言，语声低微，动则气促，面色萎白，食少便溏，舌淡苔白，脉虚弱，甚或虚热自汗，或脱肛、子宫脱垂等。

四君子汤《太平惠民和剂局方》 微课9

【组成】人参9g　白术9g　茯苓9g　甘草（炙）6g

【功用】益气健脾。

【主治】脾胃气虚证。症见胃纳不佳，食少便溏，面色萎白，语音低微，气短乏力，舌淡苔白，脉虚弱。

【配伍意义】本方证治为脾胃气虚，脾失健运所致。脾胃为后天之本，脾胃虚弱，气血化生不足，故面色萎白，语音低微，气短乏力，舌淡，苔薄白，脉虚弱；脾失健运，则胃纳不佳；湿浊内生，则食少便溏。治宜益气健脾。方中人参甘平，善补脾益气，为君药。白术甘温苦燥，补气健脾，燥湿止泻；茯苓甘淡，既渗湿又健脾，标本兼治。二者相须为用，既助君药补脾益气，又除中焦湿浊而止泻，共为臣药。大枣甘温，善补中益气；生姜辛而微温，善温中开胃。二者相合，既助君臣药补气健脾，又能开胃以促进药力，俱为佐药。炙甘草甘平偏温，既补中益气，又调和诸药，故为使药。诸药合用，共奏益气健脾之功。

【临床应用】

1. 辨证要点　本方是治疗脾胃气虚证的常用方，也是补气剂的基础方。以面色萎白，食少气短，四肢无力，舌淡苔白，脉虚弱为证治要点。

2. 现代应用　常用于慢性胃炎、慢性结肠炎、胃溃疡、十二指肠溃疡、长期低热等证属脾胃气虚者。

【使用注意】阴虚内热者慎用。

▶▶ 实例分析 9-1

　　实例　患者，女，30岁，已婚。因工作繁忙，饮食不规律，近半年来出现白带绵绵不断，乏力，不思饮食，曾服用清热除湿的中成药半个月，但没有疗效。最近症见面色萎黄，神疲乏力，少气懒言，纳少便溏，腹胀，带下量多色白质稀，无臭味，舌淡苔白，脉缓弱。

　　问题　1. 上述用药正确吗？
　　　　　　2. 应该选用什么中成药？

答案解析

【用法用量】共为细末，每次15g，水煎服。也可作丸剂，用量按原方比例酌定。

【其他制剂】四君子袋泡剂，四君子合剂，四君子颗粒。

【方歌】四君子汤中和义，参术茯苓甘草比，益以夏陈名六君，祛痰补益气虚饵。除却半夏名异功，或加香砂气滞使。

【附方】

异功散《小儿药证直诀》　组成与用法：四君子汤加陈皮各等分（各6g）。共为细末，每次6g，加生姜5片，大枣2枚同煎，食前温服。功用：益气健脾，行气化滞。主治：脾胃气虚兼气滞证。症见饮食减少，大便溏薄，胸脘痞闷不舒，或呕吐泄泻等。

六君子汤《医学正传》　组成与用法：四君子汤加陈皮3g，半夏4.5g组成。水煎服。功用：补脾益气，燥湿化痰。主治：脾胃气虚兼痰湿证。症见脾胃虚弱，食少便溏，胸脘痞闷，腹胀，气虚痰多，呕逆。

香砂六君子汤《古今名医方论》 组成与用法：人参3g，炒白术6g，茯苓6g，陈皮2.5g，木香2g，砂仁2.5g，半夏3g，甘草2g，生姜6g。水煎服。功用：益气健脾，和胃。主治：脾虚气滞，痰阻气滞证。症见呕吐痞闷，不思饮食，脘腹胀痛，消瘦倦怠，或气虚肿满。

即学即练9－1

下列除哪一项外，均属四君子汤的主治证候（　　）

A. 面色萎白　　　　　B. 气短懒言　　　　　C. 食少体倦

答案解析　D. 腹胀肠鸣　　　　　E. 舌淡，脉虚弱

参苓白术散《太平惠民和剂局方》

【组成】莲子肉（去皮）500g　薏苡仁500g　缩砂仁500g　桔梗（炒令深黄色）500g　白扁豆（姜汁浸，去皮，微炒）750g　白茯苓1000g　人参2000g　甘草（炒）1000g　白术1000g　山药1000g

【功用】益气健脾，渗湿止泻。

【主治】脾虚夹湿证。症见饮食不化，胸脘痞闷，肠鸣泄泻，四肢乏力，形体消瘦，面色萎黄，舌淡苔白腻，脉虚缓。

【配伍意义】本方证治为脾虚夹湿所致。脾胃虚弱，则运化失职，湿浊内生，气机不畅，升清降浊失常，故饮食不化，胸脘痞闷，肠鸣泄泻。脾失健运，则气血生化不足，肢体肌肤失于濡养，故四肢乏力，形体消瘦，面色萎黄。治宜益气健脾，兼以渗湿。方中人参、白术、茯苓益气健脾渗湿，为君药。山药、莲子肉助人参以健脾益气，兼能止泻；白扁豆、薏苡仁助白术、茯苓以健脾渗湿，均为臣药。砂仁醒脾和胃，行气化滞；桔梗宣肺利气，以通调水道，又载药上行，以益肺气，共为佐药。炒甘草健脾和中，调和诸药，为使药。诸药合用，共奏益气健脾、渗湿止泻之功。

【临床应用】

1. 辨证要点　本方是治疗脾虚夹湿证的常用方。以食少，泄泻，舌苔白腻，脉虚缓为证治要点。

2. 现代应用　常用于慢性胃肠炎、贫血、慢性支气管炎、慢性肾炎及妇女带下病等证属脾虚夹湿者。

【使用注意】实热便秘者忌用。高血压及孕妇忌用。

【用法用量】口服。一次6~9g，一日2~3次。

【其他制剂】参苓白术丸，参苓白术颗粒，参苓白术片，参苓白术胶囊，参苓白术口服液。

【方歌】参苓白术扁豆陈，山药甘连砂苡仁；桔梗上浮兼保肺，枣汤调服益脾神。

补中益气丸《中国药典》

【组成】炙黄芪200g　党参60g　炒白术60g　炙甘草100g　当归60g　陈皮60g　升麻60g　柴胡60g

【功用】补中益气，升阳举陷。

【主治】

1. 脾胃气虚证　症见饮食减少，体倦肢软，少气懒言，面色萎白，大便稀溏，脉大而虚软。

2. 气虚下陷证　症见脱肛，子宫脱垂，久泻，久痢，崩漏等。

3. 气虚发热证　症见身热，自汗，渴喜热饮，气短乏力，舌淡，脉虚大无力。

【配伍意义】本方证治为脾胃气虚，中气下陷所致。脾胃是营卫气血生化之源，后天之本。由于饮食劳倦，损伤脾胃，脾胃气虚，受纳与运化无力，故饮食减少，少气懒言，大便稀薄；脾主升清，脾虚清阳不升，中气下陷，故脱肛、子宫脱垂、久泻、久痢等。清阳下陷，阳气郁结于下焦，阳郁不达则发热，气虚腠理不固，阴液外泄，故自汗出。气虚下陷，津液不能上承，故口渴喜热饮。舌淡苔白，脉大而虚软，可知不是外感发热。治宜补中益气，升阳举陷。方中重用黄芪，味甘微温，入脾肺经，补中益气，升阳固表，为君药。党参、炙甘草、白术补气健脾，与黄芪合用，以增其补中益气之功，为臣药。血为气之母，气虚时久，营血亏虚，故用当归养血和营，协助人参、黄芪以补气养血；陈皮理气和胃，使诸药补而不滞，共为佐药。少量升麻、柴胡既可升阳举陷，又可透表退热，还能引黄芪、党参走表固表，为佐使药。炙甘草调和诸药，亦为使药。诸药合用，补中兼升，使中气得健、清阳得升。

【临床应用】

1. 辨证要点　本方是补气升阳、甘温除热的代表方，主治脾胃气虚重证。以体倦乏力，少气懒言，面色萎白，脉虚软无力为证治要点。

2. 现代应用　常用于胃、肝、脾、肾等内脏下垂，脱肛，子宫脱垂，眼睑下垂，重症肌无力，乳糜尿，慢性肝炎，妊娠及产后癃闭，胎动不安，月经过多，麻痹性斜视等证属脾胃气虚或中气下陷者。

【使用注意】阴虚内热、外感表实、食积腹胀者忌用。

【用法用量】口服。水丸一次6g，小蜜丸一次9g，大蜜丸一次1丸；一日2~3次。

【其他制剂】补中益气颗粒，补中益气口服液，补中益气合剂，补中益气膏。

【方歌】补中益气芪术陈，升柴参草当归身，劳倦内伤功独擅，亦治阳虚外感因。

生脉散《医学启源》

【组成】人参9g　麦冬9g　五味子6g

【功用】益气生津，敛阴止汗。

【主治】温热、暑热之气阴两伤证，或久咳肺虚。症见体倦乏力，汗多神疲，气短懒言，咽干口渴，舌干红少苔，脉虚数。或久咳肺虚，干咳少痰，短气自汗，口干舌燥，脉虚细。

【配伍意义】本方证治为温热或暑热之邪耗伤气阴，或久咳肺虚，气阴两伤所致。暑为阳邪，最易耗伤心阴肺气，导致气阴两伤，故出现汗多、神疲、体倦、气短、咽干、脉虚等症。治宜益气复脉，养阴生津。方中人参甘温，大补元气，益气生津，固脱止汗，为君药。麦冬甘寒，养阴清热，润肺生津，为臣药。人参、麦冬合用，气阴双补，相得益彰。五味子酸温，敛肺止汗，生津止渴，与君臣相合，既可固气津之外泄，又能复气阴之耗损，为佐药。诸药合用，补中兼清敛，共奏益气复脉、养阴生津之功。

 知识链接

生脉注射液与参麦注射液比较

生脉注射液、参麦注射液都具有益气养阴、固脱之功效，临床常用于治疗急性心肌梗死、心源性休克、中毒性休克、失血性休克及冠心病、内分泌失调等病属气阴两虚者，也用于肿瘤患者化疗的辅助治疗。生脉注射液由红参、麦冬、五味子组成具有益气生津、养阴敛汗固脱之功，同时本品有收敛作用，如外邪未解而生内热，低热或热盛者不宜使用；参麦注射液由红参、麦冬组成，因无五味子的收敛作用，所以气阴两虚仍有热邪未解的患者可选用参麦注射液。

【临床应用】

1. 辨证要点 本方是治疗气阴两虚证的常用方。以体倦，气短，咽干，舌红，脉虚为证治要点。

2. 现代应用 常用于治疗冠心病、急性心肌梗死、心源性休克、中毒性休克、失血性休克、肺结核、神经衰弱等证属气阴两虚者。

【使用注意】 若属于外邪未解，或暑病热盛，气阴未伤者，均不宜使用。

【用法用量】 水煎服。

【其他制剂】 生脉口服液，生脉注射液，生脉糖浆，生脉胶囊。

【方歌】 生脉麦味与人参，保肺清心治暑淫；气少汗多兼口渴，病危脉绝急煎斟。

启脾丸《中国药典》

【组成】 人参100g　白术（麸炒）100g　茯苓100g　山药100g　莲子（炒）100g　陈皮50g　炒山楂50g　六神曲（炒）80g　炒麦芽50g　泽泻50g　甘草50g

【功用】 健脾和胃。

【主治】 脾胃虚弱证。症见消化不良，腹胀便溏。

【配伍意义】 本方证治为脾胃虚弱，脾失健运所致。脾胃虚弱，运化失健，水谷不消，则消化不良、腹胀等；水湿内停，清浊不分，则便溏。治宜健脾和胃。方中人参甘温，善补脾气，为君药。白术补气健脾，燥湿止泻；茯苓渗湿健脾止泻；山药补气养阴，涩肠止泻；莲子补脾止泻，四药合用，共为臣药。陈皮理气健脾，燥湿化痰；山楂消积化滞；六神曲消食和胃；麦芽消食和中；泽泻利水渗湿而止泻，五药合用，俱为佐药。甘草调和诸药，为使药。诸药合用，寓消于补，共奏健脾和胃之功。

【临床应用】

1. 辨证要点 本方是治疗脾胃虚弱证的常用方。以消化不良，腹胀便溏为证治要点。

2. 现代应用 常用于慢性胃肠炎、慢性支气管炎、慢性肾炎、小儿消化不良、厌食、积滞、贫血、小儿营养不良等证属脾胃虚弱者。

【使用注意】 湿热泄泻禁用。伴感冒发热、表证未解者慎用。服药期间，忌食生冷油腻之物。

【用法用量】 口服。小蜜丸一次3g（15丸），大蜜丸一次1丸，一日2～3次；三岁以内小儿酌减。

人参固本丸《中国药典》

【组成】 人参　熟地黄　地黄　山茱萸（酒炙）　山药　麦冬　天冬　泽泻　牡丹皮　茯苓

【功用】 滋阴益气，固本培元。

【主治】 阴虚气弱证。症见虚劳咳嗽，心悸气短，骨蒸潮热，腰酸耳鸣，遗精盗汗，大便干燥。

【配伍意义】 本方证治为阴虚气弱所致。由于素体气阴两虚或热病后期，导致机体气阴两虚，则虚劳咳嗽，心悸气短，骨蒸潮热，腰酸耳鸣，遗精盗汗，大便干燥等。治宜滋阴益气，固本培元。方中人参大补元气，生津止渴，为治虚劳内伤第一要药；熟地黄滋阴补肾，养血填精，共为君药。地黄养阴生津，润肠通便，清热凉血；山茱萸补肝肾，纳气涩精；山药益气养阴，固精缩尿；麦冬养阴润燥，清心除烦；天冬滋阴清火，润燥滑肠，五药配合，俱为臣药。泽泻泄热利湿，配熟地黄而泻肾降浊；茯苓健脾渗湿，配山药健脾且益肾；丹皮清泄虚热，配二冬共同制约酒炙山茱萸之温涩。三药相合，补中有泄，促使真阴复原，以增君臣药之功，合为佐药。诸药合用，补中兼泄，肺肾同治，共奏滋阴益气、固本培元之功。

【临床应用】

1. 辨证要点 本方是治疗阴虚气弱证的常用方。以虚劳咳嗽，心悸气短，骨蒸潮热，腰酸耳鸣为证治要点。

2. 现代应用 常用于慢性支气管炎、心律不齐、耳鸣、遗精、盗汗等证属阴虚气弱者。

【使用注意】 服药期间，忌食生冷油腻。服用本品同时不宜服用藜芦、五灵脂、皂荚或其制剂；不宜喝茶和吃萝卜，以免影响药效。感冒患者不宜服用。高血压患者慎用。

【用法用量】 口服。一次1丸，一日2次。

【其他制剂】 人参固本口服液。

任务二 补 血

补血剂主要具有补益阴血作用，适用于血虚证。临床表现多见面色萎黄，头晕目眩，唇爪色淡，心悸，失眠，舌淡，脉细，或妇女月经不调，量少色淡，或经闭等。

四物汤 《仙授理伤续断秘方》

【组成】 熟地黄12g 当归9g 白芍9g 川芎6g

【功用】 补血，活血，调经。

【主治】 营血虚滞证。症见心悸失眠，头晕目眩，面色无华，唇爪色淡，或妇人月经不调，量少或经闭，脐腹作痛，舌淡，脉细弦或细涩。

【配伍意义】 本方证治为营血亏虚，血行不畅所致。营血亏虚与心、肝两脏关系最为密切。肝藏血，血虚则肝失所养，无以上荣，故头晕目眩；心主血藏神，血虚则心神失养，故心悸失眠；营血亏虚，则面部唇爪失于濡养，故面色无华、唇爪色淡；肝血不足，冲任虚损，血行不畅，故月经量少色淡，不能应时而至，或前或后，甚者经闭，脐腹疼痛，脉细弦或细涩。治宜补养营血为主，兼以活血调经。方中熟地黄甘温，养血滋阴，补肾填精，为君药。当归辛甘温质润，补血、活血，且为妇科调经要药，为臣药。白芍养血柔肝止痛，川芎活血行气，调畅气血，共为佐药。四药配合，共奏补血、活血、调经之效，可使营血调和，血虚者可用之以补血，血瘀者用之以行血止痛，成为既能补血，又能活血调经之方。

【临床应用】

1. 辨证要点 本方是补血调经的基础方。以面色无华，唇爪色淡，舌淡，脉细为证治要点。

2. 现代应用 常用于月经不调、子宫肌瘤、胎产疾病、功能失调性子宫出血、卵巢囊肿、神经性头痛、荨麻疹、过敏性紫癜等证属营血虚滞者。

【使用注意】 阴虚发热、血崩气脱之证不宜服用。

【用法用量】 水煎服。

【其他制剂】 四物合剂，四物颗粒，四物片，四物胶囊，四物膏。

【附方】

桃红四物汤《医宗金鉴》 组成与用法：四物汤加桃仁9g，红花6g。水煎服。功用：养血活血。主治：妇女经期超前，血多有块，色紫稠黏，腹痛等。

圣愈汤《医宗金鉴》 组成与用法：四物汤加人参10g，黄芪30g。水煎服。功用：益气补血摄血。

主治：气虚血弱，气虚不能摄血之证。症见妇女月经先期而至，小腹绵绵作痛，按之痛减，经色淡而量多质稀，倦怠等。

芩连四物汤《古今医统》 组成与用法：川芎 15g 当归 15g 白芍药 15g 生地黄 15g 黄芩 7.5g 黄连 7.5g。水煎服。功用：养血清热。主治：小儿荣热血燥；妇人血分有热，月经先期，经来量多、色紫黑者。

【方歌】四物地芍与归芎，血家百病此方通。经带胎产俱可治，加减运用在胸中。

当归补血汤《内外伤辨惑论》

【组成】黄芪 30g 当归（酒洗）6g

【功用】补气生血。

【主治】血虚发热证。症见肌热面赤，烦渴欲饮，脉洪大而虚，重按无力。亦治妇人经期、产后血虚发热头痛，或疮疡溃后，久不愈合者。

【配伍意义】本方证治为血虚气弱，阳气浮越所致。由于劳倦内伤，阴血耗损，阳气无所依附，阴不维阳，则肌热面赤，烦渴引饮，发热头痛。脉洪大而虚，重按无力，是血虚气弱、阳气浮越之象。本证是阴血亏虚为本，阳浮发热为标。故宜补气生血，使气旺血生，则虚热自止。方中重用黄芪大补脾肺之气，以资气血生化之源，又益气固表，所当急固，寓于有形之血生于无形之气之意，为君药。当归甘辛而温，养血和营，补虚治本，为臣药。二药合用，共奏补气生血之效，使阳生阴长，气旺血生，浮阳潜涵，虚热自退。妇人经期、产后血虚发热头痛，可益气养血而退热。疮疡溃后，久不愈合，用本方补气养血，扶正托毒，有利于生肌收口。

 知识链接

当归补血汤中黄芪与当归的量－效关系

当归补血汤是由补气药黄芪与养血药当归配伍而成。依据气血同源、气血互生的原理配伍组方，为补气生血之代表方。但当黄芪与当归的剂量发生改变时，则功效、主治亦随之改变。如黄芪与当归用量为 5∶1 时，则偏于补气生血；若黄芪与当归用量为 1∶2 时，则偏于养血益气；若黄芪与当归用量为 1∶1 时，除益气养血外，还兼有活血作用。可见同一处方，因其剂量不同，则功效不同，主治不同。在制备成方制剂时，切不可随意增大或减小剂量，以免改变方剂的功效和主治。

【临床应用】

1. 辨证要点 本方是治疗血虚发热证的代表方，也是补气生血之基础方。以肌热面赤，口渴喜热饮，脉大而虚，重按无力为证治要点。

2. 现代应用 常用于治疗妇女经期发热、产后发热、各种贫血、过敏性紫癜等证属血虚气弱者。

【使用注意】感冒、阴虚火旺者慎用。服药期间，忌食生冷油腻、辛辣食物。

【用法用量】水煎温服。

【其他制剂】当归补血冲剂、当归补血口服液、当归补血丸。

【方歌】当归补血东垣笺，黄芪一两归二钱，血虚发热口烦渴，脉大而虚宜此煎。

归脾丸《中国药典》

【组成】人参 80g 炙黄芪 80g 当归 160g 龙眼肉 160g 炒白术 160g 茯苓 160g 制远志 160g 炒酸枣仁 80g 木香 40g 炙甘草 40g 大枣 40g

【功用】益气健脾，养血安神。

【主治】

1. 心脾气血两虚证　症见心悸怔忡，健忘失眠，盗汗虚热，体倦食少，面色萎黄，舌淡，苔薄白，脉细弱。

2. 脾不统血证　症见便血，皮下紫癜，或妇女崩漏，月经超前，量多色淡，或淋漓不止，舌淡，脉细弱。

【配伍意义】本方证治为心脾两虚，气血不足所致。由于心主血、藏神，脾生血、统血、主思。思虑过度，耗伤气血，心脾两虚。脾虚气血生化不足，心血亏虚，心神失养，故见心悸怔忡、健忘失眠；脾气亏虚，运化无力，气血不足，故体倦食少、面色萎黄、舌淡、脉细弱；脾虚统血力弱，血溢脉外，在下为便血，在肌肤为皮下紫癜，妇女则见崩漏下血等。治宜益气健脾助运化，补血养心以安神。方中黄芪甘微温，补脾益气；龙眼肉甘温，补益心脾，养血安神，共为君药。人参、白术甘温补气，与黄芪相配，加强补脾益气之功；当归甘辛微温，滋养营血，与龙眼肉相伍，增加补血养心之效，均为臣药。茯苓、酸枣仁、远志、大枣宁心安神；木香理气醒脾，与补气养血药配伍，使之补不碍胃，补而不滞，滋而不腻，四药合为佐药。炙甘草补气健脾，调和诸药，为使药。诸药合用，共奏益气补血，健脾养心之功。

【临床应用】

1. 辨证要点　本方是治疗心脾气血不足的常用方。以心悸失眠，体倦食少，便血及崩漏，舌淡脉细弱为证治要点。

2. 现代应用　常用于胃及十二指肠溃疡出血、功能失调性子宫出血、再生障碍性贫血、血小板减少性紫癜、神经衰弱、心脏病等证属心脾气血两虚及脾不统血者。

3. 不良反应　临床有个别患者出现口干、鼻燥、便秘等不良反应。长期服用偶有一过性消化道症状、皮肤干燥及肝功能异常，停药后可恢复。

【使用注意】热证以及痰湿壅盛者慎用。忌食生冷食物，忌烟酒、浓茶。

【用法用量】用温开水或生姜汤送服。水蜜丸一次 6g，小蜜丸一次 9g，大蜜丸一次 1 丸；一日 3 次。

【其他制剂】归脾膏，归脾合剂，归脾片。

【方歌】归脾丸用参术芪，归草茯神远志宜，酸枣木香龙眼肉，煎加姜枣益心脾。

任务三　气血双补

气血双补剂主要具有补气补血的作用，适用于气血两虚的病证。症见面色无华，头晕目眩，心悸怔忡，食少倦怠，气短懒言，舌淡，脉虚无力等。

炙甘草汤《伤寒论》

【组成】甘草（炙）12g　生姜 9g　桂枝 9g　人参 6g　生地黄 50g　阿胶 6g　麦门冬 10g　麻仁 10g　大枣 10 枚

【功用】益气养血，通阳复脉。

【主治】

（1）阴血不足，阳气虚弱证。症见脉结代，心动悸，虚羸少气，舌光少苔，或舌质干而瘦小。

（2）虚劳肺痿。症见咳嗽，涎唾多，形瘦短气，虚烦不眠，自汗盗汗，咽干舌燥，大便干结，脉虚。

【配伍意义】本方证治为阴血不足，阳气虚弱所致。阴血不足，血脉无以充盈；阳气虚弱，无力鼓动血脉，故脉结代、心动悸；阴虚不足，故舌光少苔，或舌质干而瘦小；阴血不足，导致肺痿咳嗽等。治宜滋阴养血，益气温阳，复脉定悸。方中炙甘草用量大，补气生血，益心脾气；生地黄重用，滋阴养血，充脉养心，二药合之，益气养血以复脉之本，共为君药。人参、大枣益心补肺，健脾生血；阿胶、麦冬、胡麻仁滋阴养血，以充血脉，养心润肺，五药共为臣药。桂枝、生姜辛温走散，既温心阳，通血脉，又制补药腻滞之弊，为佐药。清酒辛热，温通血脉，以行药力，为使药。诸药合用，共奏益气养血、通阳复脉之功。

【临床应用】

1. 辨证要点　本方是阴阳气血并补而以补气血为主的常用方。以脉结代，心动悸，虚羸少气，舌光少苔为证治要点。

2. 现代应用　常用于功能性心律不齐、冠心病、风湿性心脏病、病毒性心肌炎、甲状腺功能亢进等证属阴血不足、阳气虚弱者，并可用于虚劳干咳证属气阴两伤等。

【使用注意】阴虚内热者应慎用。

【用法用量】上药加水及清酒各半，先煎八味去渣，再入阿胶烊化，温服。

【其他制剂】炙甘草合剂。

【方歌】炙甘草汤参桂姜，麦冬生地大麻仁，大枣阿胶加酒服，虚劳肺痿效如神。

八珍颗粒《中国药典》

【组成】熟地黄90g　党参60g　当归90g　炒白芍60g　炒白术60g　茯苓60g　川芎45g　炙甘草30g

【功用】补气益血。

【主治】气血两虚证。症见面色苍白或萎黄，头晕目眩，四肢倦怠，气短懒言，心悸怔忡，饮食减少，舌淡苔薄白，脉细弱或虚大无力。

【配伍意义】本方证治为久病失治或病后失调，或失血过多，气血两虚所致。久病或失血过多，血不能上荣于面部面色苍白或萎黄；气血亏虚，不能濡养头目，则头晕目眩、舌淡苔薄白、脉细弱或虚大无力等；久病脾气不足，则饮食减少、气短懒言；气血不足，肢体失养，则四肢倦怠；气血亏虚不能养心，则心悸怔忡。治宜益气与养血并用。方中熟地黄甘温而补，善滋阴养血，为补血要药；党参甘平，善益气养血，二药合用，气血双补，共为君药。当归补血活血；白芍养血和营；白术益气健脾，燥湿；茯苓利水渗湿，健脾，四药合用，共为臣药。川芎行气活血，使诸药补而不滞，为佐药。炙甘草补中气，调和诸药，为使药。诸药合用，共奏补益气血之功。

【临床应用】

1. 辨证要点　本方是治疗气血两虚的常用方。以气短乏力，心悸失眠，头目眩晕，舌淡，脉细无力为证治要点。

2. 现代应用　常用于胃及十二指肠溃疡出血、再生障碍性贫血、血小板减少性紫癜、神经衰弱、心脏病、月经不调等证属气血两虚者。

【使用注意】感冒及体实有热者慎用。忌食生冷、油腻、辛辣食物。

【用法用量】开水冲服。一次8g（无糖型3.5g），一日2次。

【其他制剂】八珍丸，八珍膏。

【方歌】双补气血是八珍，四君四物合成方，煎加姜枣调营卫，气血亏虚服之康。

【附方】

十全大补丸《太平惠民和剂局方》　组成与用法：党参80g，肉桂20g，川芎40g，熟地黄120g，茯苓80g，炒白术80g，炙甘草40g，炙黄芪80g，当归120g，酒白芍80g。口服。水蜜丸一次6g，小蜜丸一次9g，大蜜丸一次1丸，一日2~3次。功用：温补气血。主治：气血两虚证。症见面色苍白，气短心悸，头晕自汗，体倦乏力，四肢不温，月经量多。

人参养荣丸《中国药典》

【组成】人参100g　熟地黄75g　土白术100g　茯苓75g　炙黄芪100g　五味子（酒蒸）75g　当归100g　白芍（麸炒）100g　肉桂100g　制远志50g　陈皮100g　炙甘草100g

【功用】温补气血。

【主治】心脾不足，气血两亏证。症见形瘦神疲，食少便溏，病后虚弱，舌淡，脉细弱。

【配伍意义】本方证治为心脾不足，气血两亏所致。由于久病或先天不足，脾气虚弱，脾失健运，则食少便溏；气血生化不足，则形瘦神疲。治宜温补气血。方中人参大补元气，补脾益气；熟地黄滋阴养血，为补血要药，二药合用，温补气血功著，为君药。白术补气健脾，燥湿止泻；茯苓健脾利湿，安神；炙黄芪补气健脾，利水生血；当归补血活血；白芍养血和营；五味子滋肾阴、敛肺气、生津止汗，六药合为臣药。肉桂补火助阳，温通经脉，鼓舞气血生长，以增补气补血之力；远志交通心肾而益智安神，与五味子、茯苓合用而养心安神；陈皮理气健脾，与诸补药合用，补而不滞，俱为佐药。炙甘草甘平，既益气健脾，又调和诸药，为使药。诸药合用，甘温补虚，共奏补益气血、养心安神之功。

【临床应用】

1. 辨证要点　本方是温补气血的常用方。以形瘦神疲，食少便溏为证治要点。

2. 现代应用　常用于病后虚弱、各种慢性消耗性疾病等证属气血亏虚者。

【使用注意】神疲乏力，时有低热，手足心热，易出汗，舌红少苔者慎用。服药期间饮食宜清淡。

【用法用量】口服。水蜜丸一次6g，大蜜丸一次1丸，一日1~2次。

【其他制剂】人参养荣膏。

人参归脾丸《中国药典》

【组成】人参　炙黄芪　当归　龙眼肉　白术（麸炒）　茯苓　远志（甘草炙）　酸枣仁（炒）　木香　炙甘草

【功用】益气补血，健脾养心。

【主治】心脾两虚、气血不足所致的心悸、怔忡、失眠健忘、食少体倦、面色萎黄，以及脾不统血所致的便血、崩漏、带下诸证。

【配伍意义】本方证治为心脾两虚，气血不足所致。方中人参大补元气、补脾益气；炙黄芪善补气升阳、健脾生血。二药相须为用，既增强补气之效，又能补气以生血，故共为君药。当归补血活血，为补血要药；龙眼肉善补益心脾气血以安神；炒白术善补气健脾、燥湿止泻。三药合用，助君药补血益气，健脾安神，故共为臣药。茯苓善健脾渗湿、宁心安神；制远志能助心阳、益心气，交通心肾而益智安神；炒酸枣仁善补心养肝益胆而安神；木香行气、消食、健脾。四药合用，既助君臣药之力，又可防滋补太过，使全方补而不滞，共为佐药。炙甘草益气和中，又调和诸药，故为使药。诸药合用，共奏益气补血、健脾养心之功。

【临床应用】

1. 辨证要点 本方是健脾养血安神的常用方。以心悸，怔忡，失眠健忘，食少体倦，面色萎黄为证治要点。

2. 现代应用 用于治疗气血不足引起的心悸、气短、心慌、乏力、四肢倦怠、懒言、失眠、食少、纳呆、面色萎黄、女性患者月经量少及男性患者脱发、阳痿、早泄等。

【使用注意】 热邪内伏、阴虚脉数以及痰湿壅盛者慎服。

【用法用量】 口服。大蜜丸一次 1 丸，水蜜丸一次 6g，小蜜丸一次 9g，一日 2 次。浓缩丸一次 30 丸，一日 2 次。

 知识链接

八珍颗粒、人参养荣丸、人参归脾丸的比较

八珍颗粒、人参养荣丸、人参归脾丸均具有补气养血之功，主治虚劳、心悸失眠、眩晕、月经不调等气血两虚证。从药味组成看，八珍颗粒由补气之四君子汤合养血之四物汤组成，为治疗气血两虚的基本方，统治一切气血两虚的病证；人参养荣丸由八珍颗粒去川芎加黄芪、五味子、肉桂、远志、陈皮五味药物，温补气血作用增强，又安定神志；人参归脾丸重在健脾养心，多用于气血不足引起的心悸、气短、心慌、失眠健忘、乏力、四肢倦怠等。

健脾生血颗粒《中国药典》

【组成】 党参45g　黄芪22.5g　茯苓45g　炒白术27g　山药54g　醋南五味子27g　山麦冬45g　醋龟甲13.5g　大枣22.5g　炒鸡内金22.5g　龙骨13.5g　煅牡蛎13.5g　甘草13.5g　硫酸亚铁20g

【功用】 健脾和胃，养血安神。

【主治】 脾胃虚弱及心脾两虚所致血虚证。症见面色萎黄，食少纳呆，脘腹胀满，烦躁多汗，倦怠乏力，大便不调，舌淡胖苔薄白，脉细弱。缺铁性贫血见上述证候者。

【配伍意义】 本方证治为脾胃虚弱或心脾两虚所致。由于后天失养或久病失治，脾胃虚弱，则食少纳呆、脘腹胀满、倦怠乏力、大便不调；脾虚失运，气血化生不足，则面色萎黄、舌淡苔薄白、脉细弱；脾虚生湿，则舌胖；脾虚气弱，不能摄津，则多汗；血属阴，阴血不足，阴不制阳，则生内热，出现烦躁。治宜健脾和胃，养血安神。方中党参气血双补；炙黄芪补气健脾，固表止汗，生血，共为君药。茯苓、白术、山药、山麦冬、龟甲、大枣、南五味子合而用之，健脾益气，养血安神，俱为臣药。龙骨、牡蛎、鸡内金三药相合，镇惊安神，敛汗制酸，消食健胃，使诸药补而不滞，均为佐药。甘草调和诸药，为使药。硫酸亚铁酸凉，能燥湿补血，促进新血生成。诸药合用，补虚兼安神，共奏健脾和胃、养血安神之功。

【临床应用】

1. 辨证要点 本方是健脾养血安神的常用方。以面色萎黄，食少脘闷，大便不调为证治要点。

2. 现代应用 常用于小儿缺铁性贫血、再生障碍性贫血等证属血虚者。

3. 不良反应 少数患儿服药后牙齿变黑，停药后可逐渐消失。少数患儿服药后，可见短暂性食欲

下降、恶心、呕吐、腹泻，多可自行缓解。

【使用注意】本品含硫酸亚铁，对胃有刺激性，故饭后服用。服药期间，忌饮茶，勿与含鞣酸类药物合用。

【用法用量】饭后用开水冲服。周岁以内一次2.5g（半袋），一至三岁一次5g（1袋），三至五岁一次7.5g（1.5袋），五至十二岁一次10g（2袋），成人一次15g（3袋）；一日3次或遵医嘱。

【其他制剂】健脾生血片。

任务四 补 阴

补阴剂主要具有滋补阴液作用，适用于阴虚证。临床表现多见形体消瘦，头晕耳鸣，潮热颧红，五心烦热，盗汗失眠，腰酸遗精，咳嗽咯血，口燥咽干，舌红少苔，脉细数。

六味地黄丸《小儿药证直诀》

【组成】熟地黄24g　山萸肉12g　干山药12g　泽泻9g　牡丹皮9g　茯苓9g

【功用】滋阴补肾。

【主治】肾阴虚证。症见腰膝酸软，头晕目眩，耳鸣耳聋，盗汗，遗精，消渴，骨蒸潮热，心热，舌燥咽痛，牙齿动摇，足跟作痛，小便淋漓，以及小儿囟门不合，舌红少苔脉细数。

【配伍意义】本方证治为肾之阴精不足，虚热内扰所致。肾阴不足，则精亏髓少，故腰膝酸软、牙齿动摇、头晕目眩，小儿囟门不合；肾开窍于耳，肾阴不足，则耳鸣耳聋；肾阴虚则虚火内扰精室，故遗精；阴虚内热，故骨蒸潮热、消渴、盗汗，舌红少苔，脉细数。治宜滋阴补肾。方中熟地黄甘补微温，善滋补肾阴，填精益髓，重用为君药。山萸肉酸甘微温，善补益肝肾，收敛固涩；山药甘涩性平，既能补脾肺肾之气阴，又能固精缩尿。二药相合，既助君药滋养肾阴，又能固精止汗，共为臣药。泽泻甘淡性寒，善泄相火，利湿浊；茯苓甘淡性平，善补气健脾，渗利水湿；牡丹皮辛苦微寒，善清泻肝火，退虚热。三药相合，能清降相火，渗利湿浊、健脾，使君臣药填补肾阴而不滋腻，清降虚火而不凉燥，固肾涩精而不壅滞，共为佐药。诸药合用，三补三泻，共奏滋阴补肾之功。

【临床应用】

1. 辨证要点　本方是治疗肾阴虚证的基本方。以腰膝酸软，头晕目眩，口燥咽干，舌红少苔，脉细数为证治要点。

2. 现代应用　常用于慢性肾炎、高血压病、糖尿病、肺结核、肾结核、甲状腺功能亢进、中心性视网膜炎及无排卵性功能失调性子宫出血、围绝经期综合征等证属肾阴虚者。

【使用注意】脾虚食少便溏者慎用。忌食辛辣。

【用法用量】口服。水蜜丸一次6g，小蜜丸一次9g，大蜜丸一次1丸，一日2次。

【其他制剂】六味地黄片，六味地黄胶囊，六味地黄颗粒，六味地黄煎膏，六味地黄口服液。

【附方】

知柏地黄丸《医宗金鉴》　组成与用法：六味地黄丸加盐炒知母、盐炒黄柏各6g。共为细末，炼蜜为丸，如梧桐子大，每服6g，温开水送下。功用：滋阴降火。主治：阴虚火旺，潮热盗汗，口干咽痛，耳鸣遗精，小便短赤。

杞菊地黄丸《医级》　组成与用法：六味地黄丸加枸杞子、菊花9g。共为细末，炼蜜为丸，如梧桐子大，每服9g，空腹服。功用：滋肾养肝明目。主治：肝肾阴虚证。症见两目昏花，视物模糊，或眼睛干涩，迎风流泪等。

麦味地黄丸《寿世保元》 组成与用法：六味地黄丸加麦冬9g、五味子6g。共为细末，炼蜜为丸，如梧桐子大，每次服9g，空腹时用姜汤送下。功用：滋补肺肾。主治肺肾阴虚，或喘或咳者。

【方歌】六味地黄山茱萸，山药泽泻苓丹皮。更加知柏成八味，阴虚火旺自可煎。养阴明目加杞菊，滋阴都气五味先。肺肾两调金水生，麦冬加入长寿丸。

即学即练9-2

六味地黄丸既为滋阴补肾之剂，为何配伍"三泻"（泽泻、牡丹皮、茯苓）？

答案解析

大补阴丸《丹溪心法》

【组成】熟地黄（酒蒸）180g 盐知母（酒浸）120g 黄柏（炒）120g 醋龟甲（酥炙甘）120g

【功用】滋阴降火。

【主治】阴虚火旺证。症见骨蒸潮热、盗汗遗精、咳嗽咯血，心烦易怒，足膝疼热，或消渴易饥，舌红少苔，尺脉数而有力。

【配伍意义】本方证治为肝肾阴虚，虚火亢盛所致。肝肾阴亏，水不制火，则相火亢盛，虚火内生，故见骨蒸潮热、盗汗遗精、足膝疼热；虚火灼肺，损伤肺络，则咳嗽咯血；虚火扰心，故心烦易怒。治当滋阴与降火并用，大补真阴以治本，佐以降火以治标。方中熟地黄滋补肾阴，填精益髓；龟甲滋阴潜阳，二药重用，大补真阴，壮水制火以治其本，共为君药。黄柏、知母清降虚火，兼可滋阴，二药合用，泻火保阴以治标，均为臣药。猪脊髓、蜂蜜为血肉甘润之品，助君滋补精髓，兼制黄柏苦燥，为佐使药。诸药合用，共奏滋阴降火之效。

【临床应用】

1. 辨证要点 本方为滋阴降火的常用方。以潮热盗汗，咳嗽咯血，耳鸣遗精为证治要点。

2. 现代应用 常用于甲状腺功能亢进、肾结核、骨结核、糖尿病等证属阴虚火旺者。

【使用注意】脾胃虚弱、食少便溏以及实热证者不宜使用。

【用法用量】上为细末，猪脊髓、蜜为丸。每服6～9g，一日2次，淡盐水送服。

【方歌】大补阴丸地知柏，龟板脊髓蜜成方，咳嗽咯血骨蒸热，阴虚火旺制亢阳。

左归丸《景岳全书》

【组成】大怀熟地240g 山药12g 枸杞子120g 山茱萸120g 川牛膝（酒洗，蒸熟）90g 鹿角胶（敲碎，炒珠）120g 龟板胶（切碎，炒珠）120g 菟丝子（制）120g

【功用】滋阴补肾，填精益髓。

【主治】真阴不足证。症见头目眩晕，腰酸腿软，耳聋失眠，遗精滑泄，自汗盗汗，口燥舌干，舌红少苔，脉细。

【配伍意义】本方证治为真阴不足，精髓亏虚所致。肾藏精，主骨生髓。肾阴不足，精髓亏虚，封藏失职，故头目眩晕、腰酸腿软、遗精滑泄。肾阴不足，虚热内生，故见盗汗、口燥舌干、舌红少苔，脉细。治宜滋阴补肾，填精益髓。方中重用熟地滋补肾阴，填精益髓，为君药。山茱萸养肝滋肾，涩精敛汗；山药补脾益阴，滋肾固精；枸杞子补肾益精，养肝明目；龟板胶、鹿角胶均为血肉有情之品，峻补精髓，龟板胶长于滋补肝肾之阴，又能潜阳；鹿角胶长于温补肾阳，又能益精补血，与补阴之药相配，实为"阳中求阴"，五药均为臣药。菟丝子平补阴阳，固肾涩精；川牛膝补益肝肾，强健筋骨，俱为佐药。诸药合用，共奏滋阴补肾、填精益髓之效。

【临床应用】

1. 辨证要点　本方是治真阴不足证的常用方。以腰酸膝软，盗汗遗精，舌红少苔，脉细为证治要点。

2. 现代应用　常用于老年痴呆、围绝经期综合征、耳鸣耳聋、老年骨质疏松症、闭经、月经量少等证属肾阴不足、精髓亏虚者。

【使用注意】脾虚便溏、食少泄泻者慎用。

【用法用量】口服。一次9g，一日2次。

【附方】

左归饮《景岳全书》　组成与用法：熟地黄9~30g，山药6g，枸杞子6g，炙甘草3g，茯苓4.5g，山茱萸6g，畏酸者少用之，水煎服。功用：补益肾阴。主治：真阴不足证。症见腰酸，遗泄，盗汗，口燥咽干，口渴欲饮，舌光红，脉细数。

【方歌】左归丸内山药地，萸肉枸杞与牛膝，菟丝龟鹿二胶合，壮水之主方第一。

消渴丸《中国药典》

【组成】地黄　葛根　黄芪　天花粉　南五味子　山药　玉米须　格列本脲

【功用】滋肾养阴，益气生津。

【主治】气阴两虚所致的消渴病。症见多饮、多尿、多食、消瘦、体倦乏力、眠差、腰痛。

【配伍意义】本方证治为消渴病，阴津亏损、燥热所伤、气阴两虚所致。病变涉及肺脾肾三脏。肺受燥热所伤，则不能通调水道，津液不能布散，直接排出体外，故多尿；脾胃受燥热所伤，则脾阴不足，故多饮、多食；脾气不足，则消瘦、体倦乏力；阴虚火旺则眠差；肾虚则腰痛。治宜滋肾养阴，益气生津。方中地黄甘苦而寒，滋肾养阴，清热生津，为君药。葛根辛凉，鼓舞脾胃清阳之气上行于口而生津止渴；黄芪甘温补升，善补气健脾；黄芪甘温补升，能补气升阳，生津止渴。二药配伍，既益气生津，又生津止渴，共为臣药。天花粉、南五味子、山药三药相合，既助君臣药益气养阴，生津止渴，又能安神，共为佐药。玉米须甘淡而平，善利水降浊，引热下行，为使药。格列本脲为化学药，降糖作用显著。诸药合用，中西合璧，共奏滋肾养阴、益气生津之功。

【临床应用】

1. 辨证要点　本方是滋肾养阴，益气生津的常用方。以多饮，多尿，多食，消瘦，乏力为证治要点。

2. 现代应用　常用于消渴、2型糖尿病属气阴两虚者。

【使用注意】阴阳两虚消渴者慎用。体质虚弱、高热、有肾上腺皮质功能减退或垂体前叶功能减退者慎用。服药期间，忌食辛辣、肥甘之物，忌烟酒。禁止加服磺酰脲类抗糖尿病药。服药期间应定期测定血尿糖等。

【用法用量】口服。一次5~10丸，一日2~3次。饭前用温开水送服。或遵医嘱。

参芪降糖胶囊《部颁药品标准》

【组成】人参茎叶皂苷　黄芪　山药　麦冬　五味子　枸杞子　覆盆子　地黄　天花粉　茯苓

泽泻

【功用】益气养阴，健脾补肾。

【主治】气阴两虚所致的消渴病。症见咽干口燥，倦怠乏力，口渴多饮，多食多尿，消瘦等。

【配伍意义】本方证治为消渴病，气阴两虚所致。肾阴亏虚则虚火内生，上灼心肺则烦渴多饮，中
燔脾胃则胃热多食，肾失濡养，开阖固摄失权，则尿多；气虚，则倦怠乏力；阴虚，则咽干口燥、多
饮；水谷精微不能濡养肌肉，故消瘦。治宜益气养阴，健脾补肾。方中人参茎叶皂苷有类似人参的补气
生津止渴之功；黄芪补气升阳，生津止渴，共为君药。山药益气养阴，生津涩敛，补脾肺肾；麦冬养阴
生津，益胃润肺；地黄滋阴益肾，清热生津；天花粉清肺胃热，生津止渴。四药合用，俱为臣药。五味
子、枸杞子、覆盆子、茯苓、泽泻，五药益气养阴，健脾补肾，润燥生津，又泄热利湿，使补而不腻、
清而不热，合为佐药。诸药合用，清补相兼，肺脾肾同调，共奏益气养阴、健脾补肾之功。

【临床应用】

1. 辨证要点　本方是益气养阴，健脾补肾的常用方。以咽干口燥，乏力口渴，多食多尿，消瘦为
证治要点。

2. 现代应用　常用于消渴、2 型糖尿病属气阴两虚者。

【使用注意】孕妇禁用。阴阳两虚、邪盛实热消渴者慎用。服药期间，忌食肥甘、辛辣食物，控制
饮食，注意合理饮食。忌烟酒。避免长期精神紧张，适当进行体育活动。对重症病例，应合用其他降糖
药物治疗，以防病情加重。在治疗过程中，尤其是与西药降糖药联合应用时，要及时监测血糖，避免发
生低血糖反应。

【用法用量】口服。一次 3 粒，一日 3 次，1 个月为一疗程；效果不显著或症状较重者，一次 8 粒，
一日 3 次。

【其他制剂】参芪降糖颗粒，参芪降糖片。

任务五　补　阳

补阳剂主要具有温补肾阳作用，适用于肾阳虚证。临床表现多见形寒肢冷，气怯神疲，腰酸腿软，
少腹拘急，小便不利或小便频数，男子阳痿早泄，女子宫寒不孕等。

肾气丸　《金匮要略》

【组成】干地黄 240g　薯蓣 120g　山茱萸 120g　泽泻 90g　茯苓 90g　牡丹皮 90g　桂枝 30g　附子
（炮）30g

【功用】补肾助阳。

【主治】肾阳不足证。症见腰痛脚软，身半以下常有冷感，少腹拘急，小便不利或反多，入夜尤
甚，阳痿早泄，舌淡而胖，脉虚弱，尺脉沉细，以及痰饮、水肿等。

【配伍意义】本方证治为肾阳不足所致。肾阳不足，失于温煦，故腰痛脚软、身半以下常有冷感、
少腹拘急；肾阳虚弱，气化不利，水停于内，则小便不利、少腹拘急；肾阳亏虚，水液直趋下焦，津不
上承，故小便反多。治宜补肾助阳。方中附子温壮肾阳；桂枝温通阳气，二药相合，温肾助阳化气，共
为君药。干地黄滋补肾阳；山茱萸、薯蓣补肝脾益精血，共为臣药，使阳得阴生而不燥，阴得阳化而不
腻。泽泻通调水道；茯苓健脾渗湿；牡丹皮清泻肝火，合为佐药。诸药合用，共奏补肾助阳。

知识链接

桂附地黄丸、济生肾气丸、金匮肾气丸的由来

桂附地黄丸、济生肾气丸、金匮肾气丸三药处方均来源于东汉张仲景《金匮要略》中的肾气丸（后人习称金匮肾气丸）。原方有干地黄、山药、山茱萸、茯苓、牡丹皮、泽泻、桂枝、附子八味药物组成，具有温肾助阳之功效。《太平惠民和剂局方》对《金匮要略》肾气丸中桂枝改为肉桂，干地黄改为熟地黄，加大肉桂及制附子的用量，提高了整方的温补功效，用于肾气虚乏，取名"八味丸"，即今之成药桂附地黄丸。《严氏济生方》在"金匮肾气丸"基础上加入川牛膝、车前子，名为"加味肾气丸"，即今之成药济生肾气丸。

【临床应用】

1. 辨证要点　本方是肾阳不足的要方。以腰痛脚软，畏寒肢冷，小便不利或反多，舌淡而胖，脉虚弱而尺脉沉细为证治要点。

2. 现代应用　常用于慢性肾炎、糖尿病、醛固酮增多症、甲状腺功能低下、神经衰弱、肾上腺皮质功能减退、慢性支气管哮喘、围绝经期综合征等证属肾阳不足者。

3. 不良反应　消化系统功能弱的患者服用该药后可引起食欲减退或呕吐、腹泻，有的出现荨麻疹。主要是地黄引起，以酒为引或可避免。

【使用注意】　咽干口燥、舌红少苔属肾阴不足、虚火上炎者，不宜使用。

【用法用量】　上为细末，炼蜜和丸，如梧桐子大。酒下十五丸（6g），日再服。

【其他制剂】　金匮肾气口服液，金匮肾气冲剂。

【方歌】　金匮肾气治肾虚，熟地山药及茱萸，丹皮苓泽加桂附，引火归元此方宜。

右归丸《景岳全书》

【组成】　熟地黄240g　山药（炒）120g　山茱萸（微炒）90g　枸杞子（微炒）90g　菟丝子（制）120g　鹿角胶（炒珠）120g　杜仲（姜汁炒）120g　肉桂60～120g　当归90g　制附子60g

【功用】　温补肾阳，填精益髓。

【主治】　肾阳不足，命门火衰证。症见腰膝酸冷，精神不振，怯寒畏冷，阳痿遗精，大便溏薄，尿频而清，舌淡苔白，脉沉而迟。

【配伍意义】　本方证治为肾阳不足，命门火衰，精髓亏乏所致。肾为水火之脏，为元阳之根本，肾阳不足，命门火衰，不能温煦，火不生土，脾失健运，故气衰神疲，畏寒肢冷，腰膝软弱，或饮食减少，大便不实。肾藏精，主生殖，肾阳虚衰，封藏失职，精关不固，宗筋失养，故阳痿、遗精、不育或小便自遗。治宜温补肾阳，填精益髓。方中附子、肉桂辛热入肾，温壮肾阳，补命门之火；鹿角胶补肾壮阳，益精养血，三药共为君药。熟地黄、山萸肉、山药、枸杞子滋肾阴，养肝脾，填精髓，取"阴中求阳"之义，四药共为臣药。菟丝子、杜仲补肝肾，强腰膝；当归养血和血，助鹿角胶以补养精血，三药共为佐药。诸药合用，共奏温补肾阳、填精益髓之功。

【临床应用】

1. 辨证要点　本方为肾阳不足，命门火衰的常用方。以气怯神疲，畏寒肢冷，腰膝酸软，脉沉迟为证治要点。

2. 现代应用 常用于肾病综合征、老年骨质疏松症、精少不育症，以及贫血、白细胞减少症等证属肾阳不足者。

【使用注意】孕妇慎用。阴虚火旺、心肾不交、湿热下注而扰动精室者慎用。湿热下注所致阳痿者慎用。暑湿、湿热、食滞伤胃和肝气乘脾所致泄泻者慎用。因其含有大热有毒的附子，故中病即止，不可过量或久服。服药治疗期间宜节制房事。

【用法用量】口服。小蜜丸一次9g，大蜜丸一次1丸，一日3次。

【其他制剂】右归胶囊。

【方歌】右归丸中地附桂，山药茱萸菟丝归，杜仲鹿胶枸杞子，益火之源此方魁。

青蛾丸《中国药典》

【组成】杜仲（盐炒）480g　盐补骨脂（盐炒）240g　核桃仁（炒）150g　大蒜120g

【功用】补肾强腰。

【主治】肾虚腰膝痛证。症见腰痛，起坐不利，膝软乏力，舌质淡，脉沉迟而弱。

【配伍意义】本方证治为肾阳虚弱，腰膝失于濡养所致。腰为肾府，肾阳不足，不能温养下焦，故腰痛膝软乏力，起坐不利。治宜补肾强腰。方中杜仲补肝肾、强腰膝，重为君药。补骨脂补肾壮阳，固精缩尿；核桃仁补肾益精，强健腰膝。二药合用，可增君药补肾、强腰膝之功，共为臣药。大蒜温中补虚行滞，为佐药。诸药合用，一派温补，共奏补肾强腰之力。

【临床应用】

1. 辨证要点 本方是补肾强腰的常用方。以肾虚腰膝痛，起坐不利，膝软乏力为证治要点。

2. 现代应用 常用于腰肌劳损、产后腰痛、腰椎肥大症、性功能减退症等证属于肾虚者。

【使用注意】阴虚有热者不宜使用，湿热或寒湿痹阻及外伤腰痛者慎用。治疗期间宜节制房事。服药期间不宜进食辛辣、油腻和煎炸类食物。

【用法用量】口服。水蜜丸一次6－9g，大蜜丸一次1丸，一日2～3次。

任务六　阴阳双补

阴阳双补剂主要具有滋阴壮阳的作用，适用于阴阳两虚证。症见头晕目眩，腰膝酸软，阳痿遗精，畏寒肢冷，自汗盗汗，午后潮热等。

地黄饮子《圣济总录》

【组成】熟干地黄（焙）30g　巴戟天30g　山茱萸（炒）30g　肉苁蓉（酒浸）30g　石斛30g　五味子（炒）30g　肉桂30g　白茯苓30g　麦门冬15g　远志15g　菖蒲15g

【功用】滋肾阴，补肾阳，开窍化痰。

【主治】喑痱。症见舌强不能言，足废不能用，口干不欲饮，足冷面赤，脉沉细弱。

【配伍意义】本方证治为下元虚衰，阴阳两亏，虚阳上浮，痰浊随之上泛，堵塞窍道所致。肾藏精主骨，下元虚衰，筋骨失养，则见筋骨痿软无力，甚则足废不能用；肾虚则精气不能上承，痰浊随虚阳上泛堵塞窍道，则舌强而不能言；阴虚内热，虚阳上浮，则口干不欲饮、面赤；阳虚失于温煦，则足冷；脉沉细弱为阴阳两虚之象。治宜补养下元，摄纳浮阳，开窍化痰。方中熟地黄、山茱萸补肾填精；肉苁蓉、巴戟天温壮肾阳，四药合用以治下元虚衰，共为君药。附子、肉桂助阳益火，温养下元，摄纳浮阳，引火归原；石斛、麦冬滋阴益胃，补后天以充先天；五味子合山茱萸可固肾涩精，合肉桂能接纳浮阳。五药合用，助君药滋阴温阳补肾，共为臣药。佐药石菖蒲、远志、茯苓开窍化痰，以治痰浊阻窍，又交通心肾。生姜、大枣和中调药，功兼佐使。诸药合用，共奏滋肾阴、补肾阳、开窍化痰之功。

【临床应用】

1. 辨证要点　本方是治肾虚喑痱的常用方。以舌强不语，足废不用，足冷面赤，脉沉细弱为证治要点。

2. 现代应用　常用于晚期高血压、脑动脉硬化、卒中后遗症、老年性痴呆、脊髓炎等证属阴阳两虚者。

【使用注意】气火上升，肝阳偏亢而阳热之象明显者禁用。

【用法用量】水煎服。

【方歌】地黄饮子山茱斛，麦味菖蒲远志服，苁蓉桂附巴戟天，少入薄荷姜枣服。

七宝美髯颗粒《中国药典》

【组成】制何首乌128g　当归32g　补骨脂（黑芝麻炒）16g　枸杞子（酒蒸）32g　菟丝子（炒）32g　茯苓32g　牛膝（酒蒸）32g

【功用】滋补肝肾。

【主治】肝肾不足证。症见须发早白，脱发，牙齿动摇，腰膝酸软，梦遗滑精，肾虚不育等。

【配伍意义】本方证治为肝肾不足、精血亏虚而致白发、脱发及齿牙动摇。因肝藏血，发为血之余，肾藏精，主骨生髓，其华在发，齿为骨之余，若肝肾精血不足，不能上荣于须发、齿龈，故须发早白、脱发及牙齿动摇。治宜滋补肝肾。方中何首乌并用且量重，补肝肾，益精血，乌须发，壮筋骨，为君药。枸杞子、菟丝子均能补肾益精，养肝补血，共为臣药。当归补血养肝；牛膝补肝肾，强筋骨；补骨脂补肾壮阳，固精；茯苓健脾运，渗湿浊，使补而不滞，共为佐药。诸药合用，共奏补益肝肾、乌发壮骨之功。

【临床应用】

1. 辨证要点　本方是平补肝肾的常用方。以须发早白，遗精早泄，腰酸背痛为证治要点。

2. 现代应用　常用于中年早衰之白发及脱发、牙周病，以及男子不育症等证属肝肾不足者。

【使用注意】孕妇、脾胃虚弱及感冒者慎用。服药期间，忌食辛辣、油腻食物。

【用法用量】口服。一次8g，一日2次。

【其他制剂】七宝美髯丹，七宝美髯丸，七宝美髯口服液。

【方歌】七宝美髯何首乌，菟丝牛膝茯苓俱，骨脂枸杞当归合，专益肝肾精血虚。

龟鹿二仙胶《医便》

【组成】鹿角（用新鲜麋鹿杀，角解的不用，马鹿角不用，去角脑梢角二寸绝断，劈开净用）5000g　龟甲（去弦，洗净，捶碎）2500g　人参450g　枸杞子900g

【功用】滋阴填精，益气壮阳。

【主治】 真元虚损，精血不足证。症见全身瘦削，阳痿遗精，两目昏花，腰膝酸软，久不孕育。

【配伍意义】 本方证治为真元虚损，精血不足所致。若先天肾精不足，真元虚损；后天脾胃失养，或病后失调，以致精血阴阳不足，故身体消瘦，腰膝酸软，两目昏花。肾主生殖，肾精亏损，则阳痿遗精，久不孕育。治宜滋阴填精，益气养血，阴阳并补。方中鹿角胶甘咸而温，善于温肾壮阳，益精补血；龟甲胶甘咸而寒，长于填补精髓，滋阴养血，二药为血肉有情之品，能峻补阴阳以生精血，共为君药。人参补后天脾胃之气，以化生气血；枸杞子益肝肾，补精血，以助龟、鹿之功，均为臣药。诸药合用，共奏滋阴填精、益气壮阳之功。

【临床应用】

1. 辨证要点 本方是滋补阴阳气血之剂，既补肝肾之亏损，又益脾胃之不足。以腰膝酸软，两目昏花，阳痿遗精为证治要点。

2. 现代应用 常用于内分泌障碍引起的发育不良、重症贫血、神经衰弱以及性功能减退等证属阴阳两虚者。

【使用注意】 感冒及脾胃虚弱者慎用。阴虚火旺者忌用。

【用法用量】 文火熬炼成胶，初起每服 5g，渐加至 9g，空腹以酒化服。

【其他制剂】 龟鹿二仙膏。

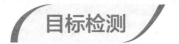

答案解析

一、选择题

（一）A 型题

1. 补中益气丸的主治病证是（ ）

    A. 脾胃气虚证   B. 脾胃虚弱、中气下陷证

    C. 气阴两亏   D. 阴虚气弱

    E. 血虚证

2. 四物汤的君药是（ ）

    A. 黄芪   B. 当归   C. 川芎

    D. 白芍   E. 熟地黄

3. 具益气复脉，养阴生津的是（ ）

    A. 生脉散   B. 归脾丸   C. 参苓白术散

    D. 桂附地黄丸   E. 人参养荣丸

4. 黄芪在补中益气丸中的配伍意义是（ ）

    A. 补气利水   B. 补气摄血   C. 补气升阳

    D. 补气行血   E. 益气生血

5. 黄芪在当归补血汤中的配伍意义是（ ）

    A. 补中益气   B. 补气摄血   C. 补气升阳

    D. 补气行血   E. 补气生血

6. 治疗饮食不化，胸脘痞满，肠鸣泄泻，四肢乏力，面色萎黄的中成药是（　　）

　　A. 四君子丸　　　　　　　　B. 四物颗粒　　　　　　　　C. 参苓白术散

　　D. 补中益气丸　　　　　　　E. 归脾丸

7. 治疗两目昏花，视物模糊，或眼睛干涩，迎风流泪等的中成药是（　　）

　　A. 六味地黄丸　　　　　　　B. 知柏地黄丸　　　　　　　C. 肾气丸

　　D. 麦味地黄丸　　　　　　　E. 杞菊地黄丸

8. 地黄饮子组成中无（　　）

　　A. 石斛　　　　　　　　　　B. 远志　　　　　　　　　　C. 五味子

　　D. 泽泻　　　　　　　　　　E. 巴戟天

9. 组方中含有大蒜和杜仲的是（　　）

　　A. 右归丸　　　　　　　　　B. 痛泻要方　　　　　　　　C. 青蛾丸

　　D. 柴胡疏肝散　　　　　　　E. 桂附地黄丸

10. 具有益气养血，通阳复脉功效的方药是（　　）

　　A. 归脾丸　　　　　　　　　B. 炙甘草汤　　　　　　　　C. 八珍颗粒

　　D. 人参养荣丸　　　　　　　E. 健脾生血颗粒

（二）X 型题

11. 具有益气健脾之功的有（　　）

　　A. 四君子汤　　　　　　　　B. 肾气丸　　　　　　　　　C. 参苓白术散

　　D. 六君子汤　　　　　　　　E. 生脉饮

12. 六味地黄丸中被后世称为"三补"的药物是（　　）

　　A. 山药　　　　　　　　　　B. 熟地黄　　　　　　　　　C. 泽泻

　　D. 茯苓　　　　　　　　　　E. 山茱萸

13. 肾气丸中配伍附子、桂枝的作用是（　　）

　　A. 温阳益火　　　　　　　　B. 回阳救逆　　　　　　　　C. 微微生火

　　D. 温中祛寒　　　　　　　　E. 鼓舞肾气

14. 地黄饮子的功效包括（　　）

　　A. 滋补肾阴　　　　　　　　B. 交通心肾　　　　　　　　C. 温补肾阳

　　D. 养心安神　　　　　　　　E. 开窍化痰

15. 归脾汤的配伍特点是（　　）

　　A. 肝脾同调　　　　　　　　B. 气血并补　　　　　　　　C. 心脾同治

　　D. 脾肾兼顾　　　　　　　　E. 补而不滞

二、问答题

1. 患者，女，36 岁，近半年来心悸怔忡，健忘失眠，精神不佳，体倦食少，面色萎黄，月经不调，量多色淡，经期延长，舌淡，苔薄白，脉细弱。经诊断后医生开具处方如下：党参 15g，黄芪 12g，龙眼肉 12g，白术 10g，当归 10g，茯神 9g，夜交藤 9g，酸枣仁 12g，首乌藤 9g，远志 6g，木香 6g，藜芦 6g，炙甘草 3g。请分析给患者所患病的中医证型是什么；处方存在的问题，指出调配时注意事项；此处方属于哪一类方剂？

2. 通过对补益剂的学习，请分析补气剂、补血剂、补阴剂、补阳剂中各类药物的炮制方法有和不同。

书网融合……

知识回顾　　　微课　　　习题

（马　江）

PPT

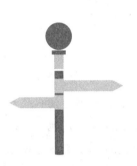

学习引导

气、血、精、津是维持人体生命活动的基本物质，其不断地被肌体消耗，又不断地由脏腑所化生，盈亏消长，周而复始。若正气亏虚，消耗过度，则会导致滑脱不禁，或散失不收，轻者影响健康，重则危及生命。固涩剂以固涩药为主，用于气、血、精、津耗散滑脱的治标之剂，若耗散滑脱较甚者，则应急则治标，以收敛固涩为先，得效后再以补虚药治其本。然，若元气大亏、亡阳欲脱之证，则需大补回阳救逆之品，非单纯固涩所能治疗。

本项目主要介绍固涩剂的分类，常用固涩剂的组成、功用、主治、配伍意义和临床应用。

📖 学习目标

1. **掌握**　玉屏风口服液、四神丸、桑螵蛸散、金锁固精丸的组成、功用、主治、配伍意义和临床应用。

2. **熟悉**　固涩剂的概念、功能与主治、分类及使用注意事项；真人养脏汤、缩泉丸的组成、功用、主治、用法用量、临床应用。

3. **了解**　固本益肠片的组成和主治的组成和主治。

凡具有收敛固涩的作用，治疗气、血、精、津液耗散滑脱之证的方剂，称为固涩剂。属于"十剂"中的涩剂。

固涩剂为气、血、精、津液耗散滑脱之证而设。根据气、血、精、津散失滑脱的病因、病位不同，临床表现各异，常见自汗盗汗、久泻不止、遗精遗尿等，故固涩剂分为固表止汗、涩肠固脱、涩精止遗三类。

使用固涩剂，应根据气、血、精、津偏衰的不同，配伍相应的补益药，补涩并用，标本兼顾。对于实邪所致的热病多汗、痰饮咳嗽、火扰遗精、伤食泻痢或实热崩漏带下等证，均不宜使用。若外邪未尽，不可过早使用，防止"闭门留寇"之弊。

任务一　固表止汗

固表止汗剂主要具有益气、固表、止汗等作用，适用于自汗或盗汗证。自汗多因卫阳不固或营卫不和致营阴不能内守所致；盗汗则多因阴虚内热，虚热迫津外泄所致。

玉屏风口服液《中国药典》 微课10

【组成】 黄芪600g　白术（炒）200g　防风200g

【功用】 益气，固表，止汗。

【主治】 表虚不固所致的自汗。症见自汗恶风，面色㿠白，舌淡苔薄白，脉浮虚。

【配伍意义】 本方证治为卫虚腠理不密，感受风邪所致。表虚失固，营阴不能内守，津液外泄，则常自汗；面色㿠白，舌淡苔薄白，脉浮虚为气虚之象。治宜益气，固表，止汗。方中黄芪甘补微温，善补气固表止汗，为君药。白术苦燥甘温，补气健脾，固表止汗，为臣药。君臣合用，补气固表止汗力更强。防风祛风解表，与君臣药相伍，补敛中寓散泄。黄芪得防风，固表而不留邪，防风得黄芪，祛邪而不伤正，为佐使药。诸药合用，使补中兼疏，寓散于收，共奏益气、固表、止汗之功。

📖 知识链接

"玉屏风"的来源与发展

玉屏风口服液来源于玉屏风散，出自元代医家危亦林所著的《世医得效方》一书。清代伤寒学家柯韵伯云："夫以防风之善驱风，得黄芪以固表，则外有所卫，得白术以固里，则内有所据。风邪去而不复来，此欲散风邪者，当倚如屏，珍如玉也。故名玉屏风。"在中医文献记载中，玉屏风散适用于表虚不固、自汗恶风、体虚易感风邪病证，故而初始仅用于小儿感冒、出汗等简单病症治疗，后经由诸多医学者研究证实玉屏风散具有免疫调节、增强患者抵抗力的功效，从而逐渐发展为中药免疫调节剂。

【临床应用】

1. 辨证要点　本方是治疗表虚自汗的常用方。以自汗恶风，舌淡苔薄白，脉浮虚为证治要点。

2. 现代应用　常用于过敏性鼻炎、上呼吸道感染属表虚不固而外感风邪者，以及肾小球肾炎易于伤风感冒而致病情反复者。

【使用注意】 热病汗出、阴虚盗汗者慎用。服药期间饮食宜清淡。

【用法用量】 口服。一次10ml，一日3次。

【其他制剂】 玉屏风散，玉屏风颗粒，玉屏风袋泡茶，玉屏风胶囊。

【方歌】 玉屏风是最有功，芪术防风鼎足形，表虚汗多易感冒，固表敛汗效特灵。

任务二　涩肠固脱

涩肠止泻剂主要具有温肾健脾、涩肠止泻等作用，适用于脾肾虚寒所致之久泻久痢、大便滑脱不禁的病证。临床表现多见大便滑脱不禁，脾痛喜按或冷痛，腹胀，食少，腰酸或冷等。

真人养脏汤《太平惠民和剂局方》

【组成】 人参18g　当归18g　白术18g　肉豆蔻（面裹，煨）15g　肉桂24g　甘草（炙）24g　白芍药48g　木香42g　诃子36g　罂粟壳（蜜炙）108g

【功用】 涩肠固脱，温补脾肾。

【主治】 脾肾虚寒，久泻久痢证。症见大便滑脱不禁，日夜无度，甚则脱肛坠下，或便下脓血，下痢赤白，脐腹疼痛，里急后重，倦怠食少，舌淡苔白，脉迟细。

【配伍意义】本方证治为久泻久痢，滑脱不禁所致。泻痢日久，损伤脾肾，脾虚中气下陷，肾虚关门不固，则泻下无度，甚则滑脱不禁，脱肛坠下；脾肾阳虚，阴寒内生，气血不和，则下痢赤白，或便下脓血，脐腹疼痛而喜温喜按；舌淡苔白，脉迟细，为脾肾虚寒之象。治宜温补脾肾。方中罂粟壳涩肠固脱而止汗，为君药。诃子涩肠止泻；肉豆蔻散寒止痛，合君药则固脱止泻力强，共为臣药。肉桂益火壮阳，温肾暖脾；人参、白术、炙甘草益气健脾；当归、白芍养血和血；木香行气止痛，俱为佐药。甘草调和诸药，为使药。诸药合用，使气和血调，共奏涩肠固脱、温补脾肾之功。

【临床应用】

1. 辨证要点　本方是治疗脾肾虚寒，久泻久痢常用方。以泻痢滑脱不禁，腹痛喜温喜按，食少神疲，舌淡苔白，脉迟细为证治要点。

2. 现代应用　常用于慢性菌痢、慢性肠炎、溃疡性结肠炎等证属脾肾虚寒者。

【使用注意】不宜久服；积滞热毒泻痢者，禁用。

【用法用量】共为粗末，每服 6 ~ 9g，水煎去渣，饭前温服。

【方歌】真人养脏诃粟壳，肉蔻当归桂木香，术芍参甘为涩剂，脱肛久痢早煎尝。

四神丸《内科摘要》

【组成】肉豆蔻 60g　补骨脂 120g　五味子 60g　吴茱萸 30g

【功用】温肾暖脾，固肠止泻。

【主治】脾肾虚寒之五更泄泻。症见五更泄泻，或久泻不愈，不思饮食，腹痛喜温，腰酸肢冷，神疲乏力，舌淡苔白，脉沉迟无力。

【配伍意义】本方证治为五更泄泻又称肾泄、鸡鸣泄，多由命门火衰、火不暖土、脾失健运所致。五更正是阴气极盛、阳气萌发之际，肾阳虚衰，阳气当至不至，命门之火不能上温脾土，脾阳不升而水谷下趋，故令五更泄泻。脾失健运，故不思饮食，神疲乏力。脾肾阳虚，阴寒凝滞，故见腰酸肢冷、腹痛喜温。舌淡苔白，脉沉迟无力皆为阳虚之征。治宜温肾暖脾，涩肠止泻。方中重用辛苦大温之补骨脂，补命门之火而暖脾止泻，是治肾虚泄泻，壮火益土之要药，为君药。肉豆蔻辛温性涩，与补骨脂相配，既可增强温肾暖脾之力，又能涩肠止泻，为臣药。吴茱萸辛苦热，温暖脾胃，散寒止痛；五味子酸敛固涩，合吴茱萸以助君、臣药温涩之力，共为佐药。诸药合用，共奏温肾暖脾、固肠止泻之功。

 知识链接

四神丸与真人养脏汤的区别

　　四神丸与真人养脏汤均为固涩止泻之剂。四神丸中以补骨脂为君药，重在温补脾肾，兼以涩肠止泻，主治门火衰、火不暖土、脾失健运之五更泄泻。真人养脏汤重用君药罂粟壳，以固涩为主，重在涩肠固脱，兼以温补脾肾，主治泻痢日久、大便滑脱不禁。

【临床应用】

1. 辨证要点　本方为治脾肾虚寒、肠失固摄之五更肾泻、久泻的代表方。以五更泄泻，不思饮食，腰酸肢冷，舌淡苔白，脉沉迟无力为证治要点。

2. 现代应用　常用于慢性结肠炎、肠易激综合征、肠结核等证属脾肾虚寒者。

【使用注意】湿热痢疾、湿热泄泻者忌用。忌食生冷、油腻食物。

【用法用量】上药为末，生姜四两（120g），红枣五十枚，用水一碗，煮姜、枣，水干，取枣肉为丸，如桐子大，每服 50～70 丸（6～9g），空心食前服。亦可水煎服，用量按原方比例酌定。

【其他制剂】四神片。

【方歌】四神故纸与吴萸，肉蔻五味四般齐，大枣生姜同煎合，五更肾泻最相宜。

 实例分析 10－1

实例 患者，男，55 岁。就诊时主诉近半年余自觉乏力，便溏，一日数行，略有腹痛喜温，腰酸肢冷，不思饮食，舌淡，苔白，脉沉迟。辨为脾肾虚寒之滑脱证，治以涩肠固脱之法，处方四神丸：肉豆蔻60g，补骨脂120g，五味子60g，吴茱萸30g，7 剂水煎服。便日一行，基本成形。

问题 1. 四神丸功效主治，以及方中重用补骨脂的意义？

2. 该方何时服用更为奏效？

答案解析

固本益肠片《中国药典》

【组成】党参 黄芪 补骨脂 炒白术 麸炒山药 炮姜 酒当归 炒白芍 醋延胡索 煨木香 地榆炭 煅赤石脂 儿茶 炙甘草

【功用】健脾温肾，涩肠止泻。

【主治】脾肾阳虚所致的泄泻。症见腹痛绵绵，大便清稀或有黏液血便，食少腹胀，腰酸乏力，形寒肢冷，舌淡苔白，脉虚。

【配伍意义】本方证治为脾肾阳虚所致。肾阳不足，不能温暖脾土，脾阳不足，则腹痛绵绵、食少腹胀。脾肾虚寒，气血不和，大肠受损，则大便清稀或便脓血。形寒肢冷、舌淡苔白，脉虚均为阳虚之证。治宜健脾温肾，涩肠止泻。方中党参补中益气；黄芪补气健脾，升举清阳；补骨脂温补脾肾之阳，固肠止泻。三药合用，健脾益气、温阳止泻，共为君药。炮姜温中散寒止泻；炒白术补脾燥湿止泻；山药补脾益肾，涩肠止泻，共为臣药。当归、白芍、延胡索、木香四药合用，理血行气，散滞止痛兼止泻；地榆、儿茶、赤石脂三药同用，助君药涩肠止泻止血，又防君臣药温燥太多，上述七药共为佐药。炙甘草补脾益气，缓急止痛，调和诸药，为使药。诸药合用，共奏健脾温肾、涩敛止泻之功。

【临床应用】

1. 辨证要点 本方是治疗脾肾阳虚泄泻的常用方。以腹痛绵绵，食少腹胀，腰酸乏力，舌淡苔白，脉虚为证治要点。

2. 现代应用 常用于慢性肠炎、胃及十二指肠溃疡、慢性胃炎、胃肠神经官能症等证属脾肾阳虚者。

【使用注意】湿热痢疾、泄泻者忌服。忌食生冷、辛辣油腻食物。

【用法用量】口服。一次小片 8 片，大片 4 片，一日 3 次。30 天为一疗程，连服 2～3 个疗程。

【其他制剂】固本益肠胶囊。

任务三　涩精止遗

涩精止遗剂主要具有补肾固精的作用，适用于肾虚封藏失职、精关不固所致的遗精、滑泄；或肾气不足，膀胱失约所致的尿频、遗尿等。

桑螵蛸散《本草衍义》

【组成】桑螵蛸30g　远志30g　菖蒲30g　龙骨30g　人参30g　茯神30g　当归30g　龟甲（酥炙）30g

【功用】调补心肾，固精止遗。

【主治】心肾两虚证。症见小便频数，或尿如米泔，或遗尿，或遗精，心神恍惚，健忘，舌淡苔白，脉细弱。

【配伍意义】本方证治为心肾两虚所致。肾虚不摄则膀胱失约，而见小便频数，或尿如米泔，甚至遗尿；肾虚精关不固，则致遗精滑泄。心不足，神失所养，且肾精不足，不能上交于心，则见心神恍惚、健忘；舌淡苔白，脉细弱为心肾不足之象。治宜调补心肾，涩精止遗。方中桑螵蛸补肾助阳，固精缩尿，为君药。龙骨宁心安神，收涩固精；龟甲滋阴益肾，补血养心，共为臣药。佐药人参大补元气，当归养血补心，茯神宁心安神，菖蒲宣窍宁心，远志安神定志，合而交心肾。诸药合用，共奏调补心肾、涩精止遗之功。

【临床应用】

1. 辨证要点　本方为治疗心肾两虚，水火不交证的常用方。以尿频或遗尿，遗精，心神恍惚，舌淡苔白，脉细弱为证治要点。

2. 现代应用　常用于小儿遗尿、糖尿病、神经衰弱等证属心肾两虚、水火不交者。

【使用注意】下焦湿热或肾阳虚弱之尿频失禁者忌用。

【用法用量】上药研末，每服6g，人参汤下，夜卧服。

【方歌】桑螵蛸散治便数，参苓龙骨同龟壳，菖蒲远志当归入，补骨宁心健忘却。

金锁固精丸《医方集解》

【组成】沙苑子（炒）60g　芡实（蒸）60g　莲须60g　龙骨（酥炙）30g　牡蛎（煅）30g

【功用】固肾涩精。

【主治】肾虚不固之遗精滑泄。症见遗精滑泄，神疲乏力，腰酸耳鸣，舌淡苔白，脉细弱。

【配伍意义】本方证治为肾虚精关不固所致。肾主藏精，肾虚精关不固，则遗精滑泄。腰为肾府，耳为肾之窍，肾虚精亏，则腰痛耳鸣。肾虚气弱，则四肢酸软，神疲乏力，舌淡苔白，脉细弱。治宜固肾涩精。方中炒沙苑子甘温补涩，善补肾助阳固精，为君药。莲子、芡实，既益肾固精以助君药，又健脾以补虚强体，共为臣药。莲须固肾涩精；煅龙骨、煅牡蛎收敛固涩而止遗滑，俱为佐药。诸药合用，共奏补肾助阳、固精止遗之功。

【临床应用】

1. 辨证要点　本方为治肾亏精关不固之遗精的代表方。以遗精滑泄，腰痛耳鸣，舌淡苔白，脉细弱为证治要点。

2. 现代应用　常用于慢性消耗性疾病、乳糜尿、重症肌无力、慢性前列腺炎等证属肾虚精关不固者。

即学即练 10 -1

金锁固精丸的常用证是（　　）

答案解析　A. 肾虚精关不固　　B. 心肾两虚　　C. 脾肾两虚　　D. 心肾不交　　E. 体虚自汗

【使用注意】湿热下注扰动精室所致遗精、早泄者不宜用。服药期间，不宜食辛辣、油腻食物及饮酒。慎房事。

【用法用量】共为细末，莲子粉糊为丸，每服9g，一日1~2次，淡盐汤送下。

【方歌】金锁固精芡莲须，龙骨牡蛎与蒺藜，莲粉糊丸盐汤下，补肾涩精止滑遗。

缩泉丸《中国药典》

【组成】益智仁（盐炒）300g　乌药300g　山药300g

【功用】补肾缩尿。

【主治】膀胱虚寒证。症见小便频数，或遗尿不止，舌淡，脉沉弱。

【配伍意义】本方证治为肾气不足，膀胱虚寒所致。肾与膀胱相表里，肾气不足则膀胱虚冷，不能约束小便，故小便频数或遗尿。治宜补肾缩尿。益智仁温补脾肾，固精气、缩小便，为君药。乌药调气散寒，除膀胱肾间冷气，止小便频数，为臣药。用山药末为糊制成小丸，是取山药健脾补肾而涩精气，增强君臣二药补肾益脾之力，可谓补后天之脾而益先天之肾，为佐使之药。诸药合用，使温固而不燥热，共奏温肾祛寒、缩尿止遗之功。

【临床应用】

1. 辨证要点　本方是治疗肾虚遗尿的常用方。以尿频，遗尿，舌淡，脉沉弱为证治要点。

2. 现代应用　常用于神经性尿频、尿崩症等证属膀胱虚寒者，亦可用治多涕证属脾肾虚寒者。

【使用注意】肝经湿热所致的遗尿与膀胱湿热所致的小便频数忌用。服药期间，饮食宜清淡，忌饮酒，忌食辛辣、生冷及冰镇食物。

【用法用量】口服。一次3~6g，一日3次。

【其他制剂】缩泉胶囊。

【方歌】缩泉丸治小便频，膀胱虚寒遗尿斟，乌药益智各等分，山药糊丸效更珍。

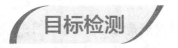

目标检测

答案解析

一、选择题

（一）A型题

1. 真人养脏汤的药物组成中无（　　）

　　A. 干姜　　　　　　　　　B. 肉桂　　　　　　　　　C. 人参

　　D. 肉豆蔻　　　　　　　　E. 罂粟壳

2. 四神丸治证的病机是（　　）

　　A. 脾气虚　　　　　　　　B. 脾阳虚　　　　　　　　C. 肾阳虚

　　D. 脾肾阳虚　　　　　　　E. 胃阳虚

3. 脾肾虚寒，火不生土之五更肾泄之证。治宜（　　）

　　A. 四神丸　　　　　　　　B. 真人养脏汤　　　　　　C. 龟鹿二仙膏

　　D. 桑螵蛸散　　　　　　　E. 肾气丸

4. "交通心肾"法的代表方是（　　）

　　A. 归脾汤　　　　　　　　B. 四神丸　　　　　　　　C. 生脉散

D. 桑螵蛸散　　　　　　　E. 肾气丸

5. 金锁固精丸中以何粉糊为丸（　　）

　　A. 生姜　　　　　　　B. 大枣　　　　　　　C. 芡实

　　D. 莲子　　　　　　　E. 甘草

6. 下列哪味药不是四神丸的组成（　　）

　　A. 山茱萸　　　　　　B. 吴茱萸　　　　　　C. 肉豆蔻

　　D. 补骨脂　　　　　　E. 五味子

（二）X 型题

7. 固涩剂适用于（　　）

　　A. 表虚自汗　　　　　B. 五更泻　　　　　　C. 肾虚遗泄

　　D. 湿热泄泻　　　　　E. 肺寒喘咳

8. 真人养脏汤中具有涩肠止泻作用的药是（　　）

　　A. 肉桂　　　　　　　B. 白芍　　　　　　　C. 肉豆蔻

　　D. 罂粟壳　　　　　　E. 白术

二、问答题

1. 分析固涩剂的分类以及每一类的主治证。

2. 四神丸、参苓白术散、痛泻要方均治泄泻，三方适应证有何异同？

书网融合……

　　　　　知识回顾　　　　　微课　　　　　习题

（邱　佳）

项目十一　安神剂

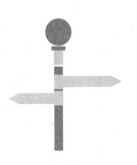

学习引导

神志，又称神明、精神。中医学根据"天人相应，形神统一"的观点，认为神的含义有三：其一，泛指自然界的普遍规律，包括人体生命活动规律；其二，指人体生命活动的总称；其三，指人的精神、意识、思维、情志、感觉、动作等生理活动，为人类生命活动的最高级形式，即中医学中狭义的神。人的神志活动主要包括五神（即神、魂、魄、意、志）和五志（即喜、怒、思、忧、恐）两个方面。神志不安有虚实之别，治疗则根据"惊者平之，虚者补之"的原则。在使用安神剂时，要善于结合心理疗法的应用。

本项目主要介绍安神剂的分类，常用安神剂的组成、功用、主治、配伍意义和临床应用。

📖 学习目标

1. **掌握**　朱砂安神丸、天王补心丹、酸枣仁汤的组成、功用、主治、配伍意义和临床应用。
2. **熟悉**　安神剂的概念、适用范围、分类及使用注意事项；枣仁安神液的组成、功用、主治、主要配伍意义和临床应用。
3. **了解**　柏子养心丸、养血安神丸的组成和主治。

凡具有安神定志的作用，用治神志不安病证的方剂，称为安神剂。

安神剂专为神志不安病证而设，因心藏神、肝藏魂、肾藏志，心神不安之证多由心、肝、肾三脏功能失调所致。根据临床症状及病因病机的不同，神志不安证又有虚实之别，实证宜重镇安神，虚证宜滋养安神，故安神剂分重镇安神与滋养安神两类。

因重镇安神剂中金石、贝壳类药物较多，易伤胃气，不宜久服。另朱砂等安神药有一定毒性，长期服用可能引起慢性中毒，故在使用时须加以注意。

任务一　重镇安神

重镇安神剂主要具有重镇潜阳、安神定志作用，适用于心肝阳亢、火热扰心所致的神志不安实证。临床表现多见心神烦乱，失眠，惊悸，怔忡，癫痫等。

朱砂安神丸《内外伤辨惑论》 📱微课11

【**组成**】朱砂（另研，水飞为衣）15g　黄连（酒洗）18g　生地黄5g　当归7g　甘草16g

【功用】重镇安神，清心泻火。

【主治】心火亢盛，阴血不足证。症见心神烦乱，失眠多梦，心悸不宁，舌尖红，脉细数。

【配伍意义】本方证治为心火亢盛所致。五志过极，心火内炽，扰动心神，则失眠多梦、惊悸怔忡、心神烦乱；心火偏亢，灼伤阴血，则舌红、脉细数。治宜镇心安神，泻火养阴。方中朱砂甘寒清泄，质重镇怯，既镇心安神，又清泻心火，为君药。黄连苦泄寒清，善清泻心火，除烦安神；当归补血；地黄清热凉血滋阴。三药合用，能充养阴血、清解里热，为臣药。甘草调和诸药，护胃安中，为佐使药。诸药合用，使标本兼顾，共奏镇心安神、养阴清热之功。

【临床应用】

1. 辨证要点　本方为治疗心火亢盛，阴血不足所致神志不安的常用方。以心神烦乱，失眠多梦，心悸不宁，舌尖红，脉细数为证治要点。

2. 现代应用　常用于神经衰弱、抑郁症及心动过速等证属心火偏亢、阴血不足者。

【使用注意】孕妇忌服。心气不足、脾胃虚弱者忌服。因其含朱砂，故不宜过量或久服，以防引起中毒。不宜与碘、溴化物并用，以防产生毒副反应。孕妇及肝肾功能不全者禁用。

【用法用量】口服。水蜜丸一次 6g，小蜜丸一次 9g，大蜜丸一次 1 丸，睡前温开水送服。

【其他制剂】朱砂安神片。

【方歌】朱砂安神东垣方，归连甘草合地黄，怔忡不寐心烦乱，养阴清热可复康。

即学即练 11 -1

朱砂安神丸的组方中不包括（　）

答案解析　　A. 当归　　　　B. 生地黄　　　　C. 甘草　　　　D. 当归　　　　E. 硫磺

任务二　滋养安神

滋养安神剂主要具有养心柔肝、益血滋阴作用，适用于阴血不足、心神失养所致的神志不安虚证。临床表现多见心悸怔忡，虚烦失眠，健忘梦遗等证。

天王补心丹《校注妇人良方》

【组成】生地黄 120g　酸枣仁（炒）30g　柏子仁 30g　当归（酒浸）30g　五味子 30g　天门冬 30g　麦门冬 30g　人参 15g　丹参 15g　玄参 15g　茯苓 15g　远志 15g　桔梗 15g　朱砂 9 ~ 15g

【功用】滋阴清热，养血安神。

【主治】阴虚血少，神志不安证。症见心悸失眠，虚烦神疲，梦遗健忘，手足心热，口舌生疮，大便干燥，舌红少苔，脉细数。

【配伍意义】本方证治为心肾两虚，阴虚血少，虚火内扰所致。忧愁思虑过度，心肾阴血暗耗，阴虚血少，心神失养，故心悸失眠。肾阴不足，髓海空虚，故神疲健忘。阴虚生内热，虚火内扰，故手足心热、虚烦、遗精、口舌生疮、大便干燥。舌红少苔，脉细数是阴虚内热之征。治宜滋阴养血，补心安神，清泄虚火。方中重用生地黄滋阴养血，壮水以制虚火，为君药。天冬、麦冬滋阴清热；酸枣仁、柏子仁养心安神；当归补血润燥，共为臣药。人参补气生血，安神益智；五味子益气敛阴；茯苓、远志养心安神；玄参滋阴降火；丹参清心活血，使之补而不滞；朱砂镇心安神，七药共为佐药。桔梗为舟楫，载药上行以使药力缓留于上部心经，为使药。全方配伍，滋阴补血以治本，养心安神以治标，标本兼治，心肾两顾，但以补心治本为主，共奏滋阴养血、补心安神之功。

【临床应用】

1. **辨证要点** 本方为治疗心肾阴虚，虚火内扰所致神志不安的常用方。以心悸失眠，舌红少苔，脉细数为证治要点。

2. **现代应用** 常用于神经衰弱、精神分裂症、心脏病、甲状腺功能亢进等证属心经阴血亏少、神志不安者。

【使用注意】 肝肾功能不全者禁用。脾胃虚寒、大便稀溏者慎用。因其含朱砂，故不宜过量或久服，不可与溴化物、碘化物同服。服药期间，不宜饮用浓茶、咖啡等刺激性饮品。

【用法用量】 上药共为细末，炼蜜为丸，朱砂 9～15g 研极细末为衣，每服 6～9g，温开水或龙眼肉煎汤送服。

【其他制剂】 天王补心合剂，天王补心丸，天王补心口服液。

【方歌】 补心丹用柏枣仁，二冬生地及归身，三参桔梗朱砂味，远志茯苓共养神。

酸枣仁汤 《金匮要略》

【组成】 酸枣仁 12g　茯苓 6g　知母 6g　川芎 6g　甘草 3g

【功用】 养血安神，清热除烦。

【主治】 虚劳，虚烦不眠证。症见失眠心悸，虚烦不安，头目眩晕，咽干口燥，舌红，脉弦细。

【配伍意义】 本方证治为肝血不足，虚热扰心，心神不宁所致。肝血不足，魂不守舍，则虚烦不眠、心悸不安；阴虚内热，则头目眩晕，咽干口燥、舌红、脉细弦等。治宜补血调肝，清心除烦。方中酸枣仁，养血补肝，宁心安神，为君。茯苓宁心安神，知母滋阴清热，助君药安神除烦，共为臣药。川芎调畅气机，疏达肝气，为佐药。甘草调和药性，为使药。诸药合用，共奏养血安神、清热除烦之功。

【临床应用】

1. **辨证要点** 本方为养血调肝安神的代表方。以虚烦不眠，咽干口燥，舌红，脉弦细为证治要点。

2. **现代应用** 常用于神经衰弱、心脏神经官能症、围绝经期综合征等证属血虚热扰者。

【使用注意】 孕妇慎用。

 知识链接

天王补心丹、酸枣仁汤的区别

天王补心丹、酸枣仁汤均治阴血不足，虚热扰神之心烦失眠。组方用药均以养心安神、滋阴补血为主，配以清虚热之品。天王补心丹重用生地黄，并与二冬、玄参等滋阴清热药为伍，更与养血安神之品相配，主治心肾阴亏血少、心火上扰、心烦失眠，症见手足心热、舌红少苔、脉细数者。酸枣仁汤重用酸枣仁养血安神，配伍调气疏肝之川芎，酸收与辛散并用，具有养血调肝之妙，主治肝血不足、虚烦不眠，伴头目眩晕、脉弦细等。

【用法用量】 水煎服。

【其他制剂】酸枣仁合剂，酸枣仁糖浆。

【方歌】酸枣二升先煮汤，茯知二两佐之良，芎二甘一相调剂，服后安然入梦乡。

柏子养心丸《证治准绳》

【组成】柏子仁25g　党参25g　黄芪（炙）100g　川芎100g　当归100g　茯苓200g　远志25g　酸枣仁25g　肉桂25g　五味子25g　半夏曲100g　甘草（炙）10g　朱砂30g

【功用】补气，养血，安神。

【主治】心气虚弱证。症见心悸易惊，失眠多梦，健忘，精神恍惚。

【配伍意义】本方证治为思虑过度，心气虚弱所致。心气虚弱，则见心悸易惊、失眠多梦、精神恍惚，治宜补气、养血、安神。方中炙黄芪、党参健脾益气，以助生化之源，为君药。柏子仁养心血，安心神；川芎养血活血；当归补血活血，共为臣药。茯苓健脾安神；酸枣仁补肝血，安心神；五味子补肝敛阴宁心；远志安神益智，交通心肾；肉桂鼓舞气血运行，并能引火归元；半夏曲和胃祛痰；朱砂镇静安神，为佐药。甘草调和诸药，为使药。诸药合用，共奏补气养血、宁心安神之功。

【临床应用】

1. 辨证要点　本方是补气养血安神的常用方。以心悸易惊，失眠多梦为证治要点。

2. 现代应用　常用于神经衰弱，以及神经官能症、围绝经期综合征等证属心气虚弱者。

【使用注意】肝肾功能不全者禁用。肝阳上亢及阴虚内热者不宜服。服药期间，应保持精神舒畅，劳逸适度，不宜饮用浓茶、咖啡等兴奋性饮品。因其含朱砂，故不宜过量或久服，不可与溴化物、碘化物同服。

【用法用量】口服。水蜜丸一次6g，小蜜丸一次9g，大蜜丸一次1丸，一日2次。

【其他制剂】柏子养心片，柏子养心胶囊。

养血安神丸《部颁药品标准》

【组成】仙鹤草100g　墨旱莲60g　鸡血藤60g　熟地黄60g　地黄60g　合欢皮60g　首乌藤60g

【功用】滋阴养血，宁心安神。

【主治】阴虚血少所致的头眩心悸、失眠健忘。

【配伍意义】本方证治为阴虚血少所致。忧愁思虑过度，心肾阴血暗耗，阴虚血少，心神失养，故心悸失眠。治宜滋阴养血，宁心安神。方中熟地黄滋补力强，滋阴养血，为君药。首乌藤养心血而安神；墨旱莲滋阴益肾，清热凉血；合欢皮解肝郁安神，三药相合，共为臣药。仙鹤草、地黄、鸡血藤滋阴养血，宁心安神，凉血清热，以利于安定神志，俱为佐药。诸药合用，共奏滋阴养血、宁心安神之功。

【临床应用】

1. 辨证要点　本方是治阴虚血少所致失眠的常用方。以头眩心悸，失眠健忘为证治要点。

2. 现代应用　常用于神经衰弱，以及神经官能症、围绝经期综合征等证属阴虚血少者。

【使用注意】脾胃虚弱者慎用。服药期间，不宜饮用浓茶、咖啡等兴奋性饮品，宜保持心情舒畅，劳逸适度。

【用法用量】口服。水蜜丸一次6g，一日3次。

【其他制剂】养血安神片，养血安神糖浆。

枣仁安神液《中国药典》

【组成】酸枣仁（炒）250g　丹参50g　五味子（醋炙）50g

【功用】 养血安神。

【主治】 用于心血不足所致的失眠、健忘、心烦、头晕。

【配伍意义】 本方证治为心血不足所致。心血不足，心神不宁则失眠健忘。治宜养血安神。方中炒酸枣仁养血宁心安神，为君药。丹参活血化瘀，清心除烦为臣药。五味子益气生津宁心，为佐药。诸药合用，共奏养血安神之功。

【临床应用】

1. 辨证要点 本方是治心血不足所致的失眠常用方。以失眠，健忘为证治要点。

2. 现代应用 常用于神经衰弱，以及神经官能症、围绝经期综合征等证属心血不足者。

【使用注意】 孕妇慎用。胃酸过多者慎用。

【用法用量】 口服。一次 10～20ml，一日 1 次。

【其他制剂】 枣仁安神胶囊，枣仁安神颗粒，枣仁安神口服液。

 实例分析 11-1

> **实例** 患者，女，35 岁。由于近段时间工作压力大，出现入睡难，易醒，白天疲倦，情绪易怒，时有头晕。自觉口咽干燥，时欲饮水，大便秘结，舌红，苔薄黄，脉弦细。
>
> **问题** 请辨证分析，该患者可用何药？

答案解析

目标检测

答案解析

一、选择题

（一）A 型题

1. 朱砂安神丸的功效是（ ）

    A. 重镇安神   B. 清热涤痰   C. 养血安神

    D. 清肝明目   E. 益阴养血

2. 天王补心丹的君药是（ ）

    A. 远志   B. 人参   C. 五味子

    D. 当归   E. 生地黄

3. 酸枣仁汤的功效是（ ）

    A. 滋阴安神   B. 益气宁神   C. 益阴潜阳

    D. 益气补血   E. 养血安神

4. 以下忌火煅的药物是（ ）

    A. 磁石   B. 龙骨   C. 朱砂

    D. 当归   E. 远志

（二）X 型题

5. 天王补心丹的辨证要点包括（ ）

A. 心悸失眠　　　　　　　B. 胸胁胀痛　　　　　　　C. 热毒疮痛

D. 舌红少苔　　　　　　　E. 脉细数

6. 酸枣仁汤的配伍特点是（　　）

A. 标本兼治　　　　　　　B. 养中兼清　　　　　　　C. 补中有行

D. 气血双补　　　　　　　E. 肝肾同源

二、问答题

1. 分析朱砂安神丸的配伍特点。

2. 分析天王补心丹的功效及主治证。

书网融合……

知识回顾　　　　　　微课　　　　　　习题

（邱　佳）

PPT

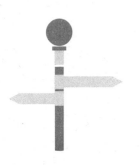

闭证是因邪闭清窍、清窍失灵、神明失用而产生的以神志不清，牙关紧闭，两手握固或面赤气粗，大小便闭，肢体强痉，喉中痰鸣等为主要特征的一种病证。《证治汇补》："闭者，邪气闭塞于外，元气犹然在内，但与开关利气，则邪自散。"开窍剂组方配伍时，若由热陷心包，引起神志不宁，常配伍重镇安神药；热陷心包，易炼津成痰，固宜适当配伍清热化痰之品；寒邪痰浊内闭，则应配伍温里行气之品。

本项目主要介绍开窍剂的分类，常用开窍剂的组成、功用、主治、配伍意义和临床应用。

📖 学习目标

1. **掌握**　安宫牛黄丸、紫雪、至宝丹、苏合香丸的组成、功用、主治、配伍意义和临床应用。

2. **熟悉**　开窍剂的概念、功能与主治、分类及使用注意事项；清开灵口服液的组成、功用、主治、用法用量、临床应用。

3. **了解**　万氏牛黄清心丸的组成和主治。

凡具有开窍醒神作用，治疗神昏窍闭证的方剂，统称开窍剂。

开窍剂为治疗神昏窍闭证而设。闭证根据临床表现分热闭证和寒闭证两种。热闭证多由温热邪毒内陷心包、痰热蒙蔽心窍所致，治宜清热开窍，即凉开；寒闭多由寒湿痰浊之邪或秽浊之气蒙闭心窍所致，治宜温通开窍，即温开。故开窍剂分为凉开和温开两类。

使用开窍剂时应注意辨别闭证和脱证，对于大汗淋漓、手足厥冷、呼吸气微、目合口开、手撒尿遗、脉象虚弱无力或脉微欲绝的脱证，即使神志昏迷也不宜使用。其二要辨别闭证的寒热属性，正确选用。其三是开窍药多气味芳香、辛散走窜，多用于救急，中病即止，不可久服。此外，方剂中若含有麝香等有碍胎元的中药，孕妇忌用。其四，开窍剂不宜加热煎煮，以免有碍药性发挥，影响疗效。

任务一　凉　开

凉开剂主要具有清热开窍醒神的作用，适用于热闭证。临床表现多见高热烦躁，神昏谵语，甚或痉厥及其他如卒中、痰厥或感触秽浊之气，猝然昏倒，不省人事属热闭者。

安宫牛黄丸《温病条辨》

【组成】 牛黄30g　郁金30g　犀角30g　黄连30g　朱砂30g　梅片7.5g　麝香7.5g　珍珠15g　山栀30g　雄黄30g　黄芩30g

【功用】 清热解毒，豁痰开窍。

【主治】 邪热内陷心包证。症见高热烦躁，神昏谵语，舌謇肢厥，舌红或绛，脉数有力者。亦治卒中昏迷、小儿惊厥属痰热内闭者。

【配伍意义】 本方证治为温热毒邪内陷心包，痰热内闭所致。热闭心包，必扰神明，故高热烦躁、神昏谵语；邪热夹秽浊蒙蔽清窍，势必加重神昏；舌为心窍，热闭窍机，则舌謇不语；热闭心包，热深厥亦深，故伴见手足厥冷，是为热厥。所治卒中昏迷、小儿高热惊厥，当属热闭心包之证。治宜清热解毒，豁痰开窍。方中牛黄苦凉，清心解毒，辟秽开窍；犀角（水牛角代）咸寒，清心凉血解毒；麝香芳香开窍醒神。三药相配，为清心开窍、凉血解毒的常用组合，共为君药。黄连、黄芩、山栀大苦大寒，可清热泻火解毒，增牛黄、犀角（水牛角代）清解心包热毒之力；冰片、郁金芳香辟秽，化浊通窍，增麝香开窍醒神之功，共为臣药。佐药雄黄助牛黄辟秽解毒；朱砂、珍珠镇心安神，以除烦躁不安。用炼蜜为丸，和胃调中，为使药。原方以金箔为衣，取其重镇安神之效。诸药合用，共奏清热解毒、豁痰开窍之功。

【临床应用】

1. 辨证要点　本方为治疗热陷心包证的常用方，亦是凉开法的代表方。以高热烦躁，神昏谵语，舌红或绛，苔黄燥，脉数有力为证治要点。

2. 现代应用　常用于流行性乙型脑炎、流行性脑脊髓膜炎、中毒性痢疾、肝性昏迷、尿毒症、颅脑外伤、急性脑血管病、肺性脑病、脑出血、败血症、小儿高热惊厥以及感染或中毒引起的高热神昏等证属热闭心包者。

3. 不良反应　不当使用安宫牛黄丸可至体温过低；也有文献报道，使用本品引起的不良反应涉及引起汞毒性胃病或过敏等。

【使用注意】 本品含有朱砂，不宜与碘化钾、碘化钠、溴化钾、溴化钠、亚硝酸盐等具有还原性成分的西药或含有苯甲酸钠的西药合用，避免产生可溶性汞盐导致汞中毒，且不宜超量或持久服用，尤其肝、肾功能不正常者，更不宜服用，以免造成汞中毒而加重病情，出现中毒症状者应及时送医院救治，以免发生意外。

本品含有砷，注意血液系统的不良反应；不可与硫酸新霉素合用，使得砷与硫结合生成硫化砷，增加药物的毒性；不可与盐酸盐类、硫酸盐类药物同用，避免雄黄中的硫化砷氧化，增加毒性。

中病即止，不可久服，寒闭者禁用；孕妇慎用。

 实例分析 12-1

> **实例**　患者，男，40岁。高热烦躁，痰黄黏稠，喘憋气促，小便短赤，舌红，苔黄腻，脉数有力。就诊，医生用安宫牛黄丸丸令其治愈。
>
> **问题**　1. 分析安宫牛黄丸的功效与主治。
>
> 　　　　2. 分析安宫牛黄丸的使用注意事项。

答案解析

【用法用量】现代用法以水牛角浓缩粉替代犀角。以上 11 味，珍珠水飞或粉碎成极细粉，朱砂、雄黄分别水飞成极细粉；黄连、黄芩、栀子、郁金粉碎成细粉；将牛黄、水牛角浓缩粉及麝香、冰片研细，与上述粉末配研、过筛、混匀，加适量炼蜜制成大蜜丸。每服 1 丸，每日 1 次；小儿 3 岁以内 1 次 1/4 丸，4～6 岁 1 次 1/2 丸，每日 1 次；或遵医嘱。亦作散剂：按上法制得，每瓶装 1.6g。每服 1.6g，每日 1 次；小儿 3 岁以内 1 次 0.4g，4～6 岁 1 次 0.8g，每日 1 次；或遵医嘱。

【其他制剂】安宫牛黄散，安宫牛黄片，安宫牛黄栓，安宫牛黄胶囊。

【方歌】安宫牛黄开窍方，芩连栀郁朱雄黄，牛角珍珠冰麝箔，热闭心包功效良。

紫雪《外台秘要》

【组成】黄金 3.1kg　寒水石 1.5kg　石膏 1.5kg　磁石 1.5kg　滑石 1.5kg　玄参 500g　羚羊角（屑）150g　犀角（屑）150g　升麻 500g　沉香 150g　丁香 30g　青木香 50g　芒硝（制）5kg　硝石（精制）96g　甘草（炙）240g　麝香 3.6g　朱砂 9g

【功用】清热开窍，息风止痉。

【主治】邪热内陷心包及热盛动风证。症见高热烦躁，神昏谵语，痉厥，斑疹吐衄，口渴唇焦，尿赤便秘，舌红绛苔干黄，脉数有力或弦，以及小儿热盛惊厥。

【配伍意义】本方证治为温病邪热炽盛，内闭心包，引动肝风所致。邪热炽盛，心神被扰，故神昏谵语、高热烦躁；热极动风，故痉厥抽搐；热盛伤津，故口渴唇焦、尿赤、便闭；小儿热盛惊厥亦属邪热内闭，肝风内动之候。治宜清热开窍，息风镇痉。方中犀角（水牛角代）功专清心凉血解毒，羚羊角长于凉肝息风止痉，麝香芳香开窍醒神，三药合用，是为清心凉肝、开窍息风的常用组合，共为君药。生石膏、寒水石、滑石清热泻火，滑石且可导热从小便而出；玄参、升麻清热解毒，其中玄参还能养阴生津，升麻又可清热透邪，均为臣药。木香、沉香、丁香行气通窍，与麝香配伍，增强开窍醒神之功；朱砂、磁石重镇安神，朱砂并能清心解毒，磁石又能潜镇肝阳，增君药除烦止痉之效；用朴硝、硝石泄热散结以"釜底抽薪"，可使邪热从肠腑下泄，上述诸药，俱为佐药。炙甘草益气安中，调和诸药，并防寒凉伤胃之弊，作佐使药。原方应用黄金，乃取镇心安神之功。诸药合用，心肝并治，于清热开窍之中兼具息风止痉之效。

【临床应用】

1. 辨证要点　本方为治疗热闭心包，热盛动风证的常用方。以高热烦躁，神昏谵语，痉厥，舌红绛，脉数实为证治要点。

2. 现代应用　常用于治疗各种发热性感染性疾病，如流行性脑脊髓膜炎、乙型脑炎的极期、重症肺炎、猩红热、化脓性感染等疾患的败血症期，肝性昏迷以及小儿高热惊厥、小儿麻疹热毒炽盛所致的高热神昏抽搐等热闭心包者。

【使用注意】本方服用过量有损伤元气之弊，甚者可出现大汗、肢冷、心悸、气促等症，故应中病即止。孕妇禁用。含朱砂，不宜过量久服，肝肾功能不全者慎用。

【用法用量】现代用法不用黄金，先将石膏、寒水石、滑石、磁石制成小块，加水煎煮 3 次。再将玄参、木香、沉香、升麻、甘草、丁香用石膏等煎液煎煮 3 次，合并煎液，滤过，滤液浓缩成膏，芒硝、硝石粉碎，兑入膏中，混匀，干燥，粉碎成中粉或细粉；羚羊角锉研成细粉；朱砂水飞成极细粉；将水牛角浓缩粉、麝香研细，与上述粉末配研、过筛、混匀即得，每瓶装 1.5g。口服。每次 1.5～3g，每日 2 次；周岁小儿每次 0.3g，5 岁以内小儿每增 1 岁，逆增 0.3g，每日 1 次；5 岁以上小儿酌情服用。

【其他制剂】 紫雪胶囊，紫雪颗粒。

【方歌】 紫雪羚牛朱朴硝，硝磁寒水滑石膏，丁沉木麝升玄草，不用赤金法亦超。

至宝丹《太平惠民和剂局方》

【组成】 生乌犀 30g　生玳瑁 30g　琥珀 30g　朱砂 30g　雄黄 30g　牛黄 0.3g　龙脑 0.3g　麝香 0.3g　安息香 45g　金箔 50 片　银箔 50 片

【功用】 清热解毒，化浊开窍。

【主治】 痰热内闭心包证。症见神昏谵语，身热烦躁，痰盛气粗，舌红苔黄垢腻，脉滑数，以及卒中、中暑、小儿惊厥属于痰热内闭者。

【配伍意义】 本方证治为邪热亢盛，痰浊内闭心包所致。小儿惊厥用此，机制亦同。治宜清热开窍、化浊解毒。方中犀角（水牛角代）与麝香相配，清热开窍，共为君药。冰片与安息香均能芳香开窍，辟秽化浊，与麝香合用，增强开窍之力；牛黄、玳瑁清热解毒，牛黄又能豁痰开窍，息风定惊，与水牛角同用，可以增强清热凉血解毒之效，共为臣药。朱砂、琥珀镇心安神；雄黄豁痰解毒；金箔、银箔，与朱砂、琥珀同用，加强重镇安神之力，俱为佐药。诸药合用，共奏清热开窍、化浊解毒之效。

【临床应用】

1. 辨证要点　本方是凉开方剂的常用代表方。以神昏谵语，身热烦躁，痰盛气粗为证治要点。

2. 现代应用　用于治疗流行性乙型脑炎、流行性脑脊髓膜炎、冠心病、心绞痛、中暑、癫痫、中毒型痢疾、尿毒症、脑血管意外、肝性昏迷等证属痰热内闭心包者。

【使用注意】 方中芳香辛燥之品较多，有耗阴竭液之弊，故神昏谵语由于阳盛阴虚所致者不宜使用。孕妇慎服。

【用法用量】 研末制成丸，每丸 3g，每服 1 丸，研碎人参汤冲服。

【其他制剂】 至宝散。

【方歌】 至宝朱砂麝息香，雄黄牛角与牛黄，金银两箔兼龙脑，琥珀还同玳瑁良。

 知识链接

凉开"三宝"的比较　　微课12

凉开"三宝"是指安宫牛黄丸、紫雪、至宝丹，三者均可清热开窍，治疗热闭证。但安宫牛黄丸长于清热解毒，适用于热盛之证；紫雪清热解毒之力不及安宫牛黄丸，开窍之力逊于至宝丹，但长于息风止痉，故对热闭心包及热盛动风、神昏而有痉厥者，较为适合；至宝丹长于开窍醒神，化浊辟秽，适用于痰浊偏盛、神昏较重之证。古人云"乒乒乓乓紫雪丹，不声不响至宝丹，糊里糊涂牛黄丸。"通俗地描述了"凉开三宝"在主治上的不同。

万氏牛黄清心丸《中国药典》

【组成】 牛黄 10g　朱砂 60g　黄连 200g　栀子 120g　郁金 80g　黄芩 120g

【功用】 清热解毒，镇惊安神。

【主治】 热入心包、热盛动风证。症见高热烦躁，神昏谵语及小儿高热惊厥。

【配伍意义】 本方证治为温热毒邪炽盛，内陷心包所致。邪热炽盛，扰乱心神，则见高热烦躁；内陷心包，则神昏谵语；热极动风，则惊厥抽搐。治宜清热解毒，镇惊安神。方中牛黄清心解毒，祛痰开窍，凉肝息风定惊，为君药。黄芩、黄连、栀子清热解毒，助君药牛黄清心泻火解毒，共为臣药。郁金芳香祛秽，豁痰开窍；朱砂镇心安神，共为佐药。诸药合用，共奏清热解毒、镇惊安神之效。

【临床应用】

1. 辨证要点　本方是治疗热入心包、热盛动风证常用方。以高热烦躁，神昏谵语及小儿高热惊厥为证治要点。

2. 现代应用　常用于流行性乙型脑炎、麻疹病毒性脑炎、百日咳并发脑炎等证属热入心包、热盛动风者。

【使用注意】孕妇慎用。

即学即练 12 - 1

万氏牛黄清心丸中黄芩的作用是（　　）

答案解析　A. 清热解毒　　B. 重镇安神　　C. 清热泻火　　D. 养心安神　　E. 化痰开窍

清开灵口服液《中国药典》

【组成】胆酸　珍珠母　猪去氧胆酸　栀子　水牛角　板蓝根　黄芩苷　金银花

【功用】清热解毒，镇静安神。

【主治】外感风热时毒，火毒内盛证。症见高热不退，烦躁不安，咽喉肿痛，舌质红绛，苔黄，脉数。

【配伍意义】本方证治为外感风热时毒，火毒内盛所致。外感风热时毒，火毒炽盛，故高热不退；热扰心神，则烦躁不安；咽喉肿痛，舌质红绛，苔黄，脉数者为火毒之证。治宜清热解毒，镇静安神。方中胆酸、去氧胆酸清热解毒，化痰开窍，清肝息风，为君药。金银花、黄芩苷清热解毒，共为臣药。水牛角、栀子、板蓝根，清热泻火，凉血解毒；珍珠母平肝潜阳，镇惊安神，俱为佐药。诸药合用，共奏清热解毒、化痰通络、醒神开窍之功。

【临床应用】

1. 辨证要点　本方为治疗外感风热时毒，火毒内盛证的常用方。以高热不退，烦躁不安，咽喉肿痛，舌质红绛，苔黄，脉数为证治要点。

2. 现代应用　常用于上呼吸道感染、病毒性感冒、急性化脓性扁桃体炎、急性咽炎、急性气管炎、高热等证属于外感风热时毒、火毒内盛者。

【使用注意】久病体弱者如果出现腹泻慎用，服药期间忌食辛辣刺激之物。

【用法用量】口服。一次 20 ~ 30 ml，一日 2 次；儿童酌减。

【其他制剂】清开灵注射液，清开灵颗粒，清开灵软胶囊，清开灵滴丸，清开灵泡腾片。

任务二　温　开

温开剂主要具有温化寒痰、开窍醒神之功，适用于寒湿痰浊蒙蔽心窍所致的寒闭证。临床表现多见突然昏厥，牙关紧闭，神昏不语，苔白脉迟等。

苏合香丸《太平惠民和剂局方》

【组成】苏合香30g 龙脑30g 麝香60g 安息香60g 青木香60g 香附子60g 沉香60g 白檀香60g 丁香60g 荜茇60g 薰陆香30g 白术60g 诃子（煨）60g 朱砂60g 犀角（现以水牛角粉代）60g

【功用】芳香开窍，行气温中。

【主治】寒闭证。症见突然昏厥，牙关紧闭，神昏不语，苔白，脉迟；或卒中偏瘫，肢体不利，以及中暑，心胃气痛者。

【配伍意义】本方证治为寒邪秽浊，闭阻机窍所致。寒痰秽浊，阻滞气机，蒙蔽清窍，故突然昏倒、牙关紧闭、不省人事；阴寒内盛，故苔白脉迟；若寒凝胸中，气血瘀滞，则心胸疼痛；邪壅中焦，气滞不通，故脘腹胀痛难忍。闭者宜开，治宜芳香开窍，行气止痛。方中苏合香、麝香、冰片、安息香芳香开窍，辟秽化浊，共为君药。木香、香附、丁香、沉香、白檀香、乳香行气解郁，散寒止痛，理气活血，共为臣药。佐药荜茇辛热，温中散寒，助诸香药以增强驱寒止痛开郁之力；水牛角清心解毒，朱砂重镇安神，二者药性虽寒，但与大部分温热之品相伍，则不悖温通开窍之旨；白术益气健脾、燥湿化浊，诃子收涩敛气，一补一敛，以防诸香辛散走窜太过，耗散真气。诸药合用，以奏芳香开窍、行气止痛之功。

【临床应用】

1. 辨证要点 本方为温开法的代表方，又是治疗寒闭证，以及心腹疼痛属于寒凝气滞证的常用方。以突然昏倒，不省人事，牙关紧闭，苔白，脉迟为证治要点。

2. 现代应用 常用于急性脑血管病、癔病性昏厥、癫痫、有毒气体中毒、老年痴呆、流行性乙型脑炎、肝性昏迷、冠心病、心绞痛、心肌梗死等证属寒闭或寒凝气滞者。

3. 不良反应 偶见过敏性皮疹，但停药后自动消失；有报道本品可导致新生儿中毒。

【使用注意】中病即止，不宜久服。脱证、热闭证忌用。孕妇慎用。忌辛辣油腻食物。

【用法用量】口服。一次1丸，一日1~2次。

【方歌】苏合香丸麝香息，木丁朱乳荜檀襄，牛冰术沉河香附，中恶急救莫彷徨。

目标检测

答案解析

一、选择题

（一）A型题

1. 安宫牛黄丸长于（　　）

　　A. 清热解毒，豁痰开窍　　　B. 息风止痉，清热平肝　　　C. 芳香开窍

　　D. 行气止痛，化痰开窍　　　E. 通便散结，清热解毒

2. 下列方剂中，具有清热息风功用的是（　　）

　　A. 苏合香丸　　　　　　　　B. 安宫牛黄丸　　　　　　　C. 紫雪

　　D. 至宝丹　　　　　　　　　E. 清营汤

3. 下列方剂中，用于治疗外感风热时毒、火毒内盛证的是（　　）

　　A. 苏合香丸　　　　　　　　B. 安宫牛黄丸　　　　　　　C. 紫雪

D. 至宝丹　　　　　　　　　E. 清开灵口服液

（二）X 型题

4. 凉开三宝是指（　　）

　　A. 紫雪　　　　　　　　B. 至宝丹　　　　　　　　C. 安宫牛黄丸

　　D. 清开灵口服液　　　　E. 苏合香

5. 安宫牛黄丸中所含有的有毒中药有（　　）

　　A. 黄连　　　　　　　　B. 马钱子　　　　　　　　C. 朱砂

　　D. 雄黄　　　　　　　　E. 麝香

二、问答题

1. 分析开窍剂的分类，以及每类主治何证。

2. 分析安宫牛黄丸的配伍特点。

书网融合……

知识回顾　　　　　　　微课　　　　　　　习题

（邱　佳）

PPT

中医学的气概念，可能源于古人对人体生命现象的观察。古人通过对人体自身某些显而易见且至关重要的生命现象，如呼吸时气的出入、活动时随汗而出的蒸蒸热气等的观察，产生了对气的朴素而直观的认识。随着认识的深入，对人体之气的来源、功能、运动规律和形式以及与脏腑的关系有了较系统的认识，建立了中医学"气"的理论。理气剂主要治疗治疗气滞或气逆证。气逆与气滞的区别在于气滞是局部或全身的气机不畅甚或阻滞；气逆是气机的升降失常而气逆于上。

本项目主要介绍理气剂的分类，常用理气剂的组成、功用、主治、配伍意义和临床应用。

学习目标

1. **掌握**　越鞠丸、柴胡疏肝散、半夏厚朴汤、旋覆代赭汤的组成、功用、主治、配伍意义和临床应用。

2. **熟悉**　理气剂的概念、适用范围、分类及使用注意事项；气滞胃痛颗粒、胃苏颗粒的组成、功用、主治、主要配伍意义和临床应用。

3. **了解**　木香顺气丸的组成和主治。

凡具有行气或降气作用，治疗气滞或气逆证的方剂，统称理气剂。属于"八法"中的"消法"。

理气剂为治疗气滞或气逆而设。气为一身之主，升、降、出、入四种运动形式，外而肌肤腠理，内而五脏六腑，周行全身，以维持人体正常的生命活动。情志失调，或劳倦过度，或饮食失宜等，都可引起脏腑功能失调，气机升降失常，而产生气滞证和气逆证。气滞多见肝气郁滞和脾胃气滞，应行气以为治；气逆多见肺气上逆和胃气上逆，需降气以为多，故理气剂分为行气剂和降气剂两类。

理气剂多属芳香辛燥之品，易伤津耗气，用时适可而止，切勿使用过量或使用时间过长，年老体弱者、阴虚火旺者、孕妇或素有崩漏吐衄者，用之应慎，尤其是年老体弱者，用之应更慎。

任务一　行　气

行气剂主要具有舒畅气机作用，适用于气机郁滞证。气滞见肝气郁滞和脾胃气滞两种。肝气郁滞临床表现多见胸胁胀痛，疝气痛，月经不调，痛经等；脾胃气滞临床表现多见脘腹胀痛，嗳气吞酸，呕恶食少，大便失常等。

越鞠丸《丹溪心法》 微课13

【组成】 苍术6g　香附6g　川芎6g　神曲6g　栀子6g

【功用】 行气解郁。

【主治】 郁证。症见胸膈痞闷，脘腹胀痛，嗳腐吞酸，恶心呕吐，消化不良。

【配伍意义】 本方证治为肝脾郁滞不畅而导致气、血、痰、火、湿、食六郁证。气郁则升降不行，运化失常，故见胸膈痞闷、脘腹胀痛、嗳腐吞酸、恶心呕吐、饮食不消等。气郁或因血、痰、火、湿、食诸郁所致，而气郁又可导致血、痰、火、湿、食诸郁。治宜行气解郁。方中香附行气解郁，以制气郁，为君药。川芎活血祛瘀，以制血郁；栀子清热泻火，以治火郁；苍术燥湿运脾，以治湿郁；神曲消食导滞，以制食郁，四药共为臣佐药。诸药合用，共奏行气解郁之功。

【临床应用】

1. 辨证要点　本方是治疗气、血、痰、火、湿、食六郁证的常用基本方。以胸脘闷胀，嗳气呕恶，饮食不消，舌苔白腻，脉弦为证治要点。

2. 现代应用　常用于胃肠神经官能症、胃十二指肠溃疡、慢性胃炎、胆石症、胆囊炎、肝炎、肋间神经痛、痛经、月经不调等属六郁者。

【使用注意】 忌忧思恼怒，避免情志刺激。本方所治属实证，若为虚证引起的郁滞，则宜配伍补益药，不可单独使用。

【用法用量】 上药为末，水泛为丸，如绿豆大，每服6~9g，温水送下。亦常用作汤剂，水煎服。

【其他剂型】 越鞠胶囊，越鞠片。

【方歌】 越鞠丸治六般郁，气血痰火食湿因，芎苍香附兼栀曲，气畅郁舒痛闷伸。

柴胡疏肝散《医学统旨》

【组成】 柴胡6g　香附5g　川芎5g　陈皮（醋炒）6g　枳壳（麸炒）5g　芍药5g　甘草（炙）3g

【功用】 疏肝解郁，行气止痛。

【主治】 肝气郁滞证。症见胁肋疼痛，胸闷善太息，情志抑郁易怒，或嗳气，脘腹胀满，脉弦者。

【配伍意义】 本方证治为肝气郁滞所致。肝主疏泄，性喜条达，其经脉布胁肋循少腹。若情志不遂，木失条达，则致肝气郁结，经气不利，故见胁肋疼痛、胸闷、脘腹胀满；肝失疏泄，则情志抑郁易怒，善太息；脉弦为肝郁不舒之征。治宜疏肝理气，解郁散结。方中柴胡功善疏肝解郁，为君药。香附理气疏肝而止痛；川芎活血行气以止痛，二药相合，助柴胡以解肝经之郁滞，且增行气活血止痛之功效，共为臣药。陈皮、枳壳理气行滞；芍药、甘草养血柔肝，缓急止痛，俱为佐药。甘草又调和诸药，兼作使药。诸药合用，共奏疏肝解郁、行气止痛之功。

【临床应用】

1. 辨证要点　本方是治疗肝气郁结之胁肋疼痛的常用方。以胁肋疼痛，太息稍舒，脉弦为证治要点。

2. 现代应用　常用于治疗慢性肝炎、慢性胃炎、肋间神经痛等属肝郁气滞者。

【使用注意】 本方芳香辛燥，易耗气伤阴，不宜久服。服药过程中如出现舌红少苔、口燥咽干、心烦失眠等阴虚证，则应停服。

【用法用量】 口服。每次9g，每日3次，空腹温开水送服。

【其他剂型】 柴胡疏肝片，柴胡疏肝丸。

【方歌】柴胡疏肝芍川芎，枳壳陈皮草香附，疏肝行气兼活血，胁肋疼痛皆能除。

半夏厚朴汤《金匮要略》

【组成】半夏 12g　厚朴 9g　茯苓 12g　生姜 15g　苏叶 6g

【功用】行气散结，降逆化痰。

【主治】梅核气。症见咽中如有物阻，咯吐不出，吞咽不下，胸膈满闷，或湿痰咳嗽或呕吐，舌苔白润或白滑，脉弦缓或弦滑者。

【配伍意义】本方证治为痰气郁结于咽喉所致。情志不畅，则肝气郁结，肺胃失于宣降，聚津为痰，痰气交结于咽喉，故咽如物阻、咳吐不出、吞咽不下；肺胃失于宣降，可致胸中气机不畅，则胸膈满闷，或咳嗽，或呕吐；气不行则郁难开，痰不化则结难散，而且痰凝可加重气滞，气滞又可促进痰结。治宜行气解郁，化痰散结。方中半夏苦辛温燥入肺胃经，化痰散结，降逆和胃，为君药。厚朴苦辛而温，行气开郁，下气除满，助半夏以散结降逆，为臣药。两药为伍，一行气滞，一化痰结。茯苓甘淡渗湿健脾，助半夏化痰；生姜辛散温行，助半夏和胃止呕；苏叶芳香疏散，理肺疏肝，助厚朴行气宽胸，开郁散结，共为佐药。诸药合用，共奏行气散结、降逆化痰之功。

【临床应用】

1. 辨证要点　本方是治疗梅核气的常用方。以咽中如有物阻，吞吐不得，胸膈满闷，舌苔白润或白滑，弦滑为证治要点。

2. 现代应用　常用于食管痉挛、癔症、胃肠神经官能症、慢性咽炎、慢性支气管炎等证属气滞痰阻者。

【使用注意】本方药物多为苦辛温燥之品，易伤阴助热，阴虚津亏火旺者不宜使用。

【用法用量】水煎服。

【方歌】半夏厚朴痰气疏，茯苓生姜共紫苏，加枣同煎名四七，痰凝气滞皆能除。

气滞胃痛颗粒《中国药典》

【组成】柴胡　醋延胡索　枳壳　醋香附　白芍　炙甘草

【功用】疏肝理气，和胃止痛。

【主治】肝郁犯胃证。症见胸痞胀满，胃脘疼痛，情志不舒，舌淡红，苔白，脉弦。

【配伍意义】本方证治为肝郁气滞犯胃所致。肝失疏泄，横逆犯胃，胃失和降，则胸痞胀满、胃脘疼痛、情志不舒。治宜疏肝解郁，和胃止痛。方中柴胡疏肝解郁，升举阳气，为君药。香附疏肝理气，行气止痛；白芍养血柔肝，缓急止痛，共为臣药。延胡索活血行气止痛；枳壳行气宽中，消痞除胀，俱为佐药。炙甘草补脾益气，缓急止痛，调和诸药，为佐使药。诸药合用，共奏疏肝理气、和胃止痛之功效。

【临床应用】

1. 辨证要点　本方是肝郁气滞犯胃所致的胃脘疼痛常用方。以胸痞胀满，胃脘疼痛，脉弦为证治要点。

2. 现代应用　常用于胃炎、胃切除术后综合征、功能性消化不良等证属肝郁犯胃者。

【使用注意】孕妇慎用。气郁化火者不宜用。

【用法用量】开水冲服。一次 10g，一日 3 次。

【其他剂型】气滞胃痛片，气滞胃痛胶囊。

胃苏颗粒《中国药典》

【组成】 香附 166.7g　紫苏梗 166.7g　陈皮 100g　枳壳 166.7g　槟榔 100g　香橼 166.7g　佛手 100g　炒鸡内金 100g

【功用】 理气消胀，和胃止痛。

【主治】 气滞型胃脘痛证。症见胃脘胀痛，窜及两胁，得嗳气或矢气则舒，情绪郁怒则加重，胸闷食少，排便不畅，舌苔薄白，脉弦者。

【配伍意义】 本方证治为肝胃气滞所致。肝与胃是木土乘克的关系。若忧思恼怒，气郁伤肝，肝气横逆，势必克脾犯胃，致气机阻滞，胃失和降而为痛，则胃脘胀痛，窜及两胁，得嗳气或矢气则舒，胸闷食少；肝气久郁，即可出现化火伤阴，故情绪郁怒则加重。治宜疏肝理气，和胃止痛。方中香附入肝经，疏肝解郁，理气宽中止痛，为君药。紫苏梗理气宽中止痛；陈皮理气和胃化湿；枳壳破气消积，利膈宽中；槟榔下气利水，行气消滞，调和脾胃，共为臣药。香橼、佛手疏肝和胃，理气止痛，燥湿化痰；鸡内金消食健胃，俱为佐药。诸药合用，共奏疏肝理气、和胃止痛之功。

【临床应用】

1. 辨证要点　本方是治疗肝胃气滞之胃脘痛的常用方。以胃脘胀痛，窜及两胁，情绪郁怒则加重，胸闷食少，舌苔薄白，脉弦为证治要点。

2. 现代应用　常用于慢性胃炎、消化道溃疡等证属肝胃气滞者。

3. 不良反应　偶有口干，嘈杂。

【使用注意】 脾胃阴虚或肝胃郁火胃痛者慎用。孕妇慎用。忌辛辣刺激性食物，戒烟酒。服药期间要保持情绪稳定，切勿恼怒。

【用法用量】 开水冲服。一次 15g，一日 3 次。15 天为一个疗程，可服 1～3 个疗程，或遵医嘱。

【其他剂型】 胃苏泡腾片。

 实例分析 13 - 1

实例　患者，男，45 岁，时发胃脘胀痛，窜及两胁，得嗳气或矢气则舒，情绪郁怒则加重，伴胸闷食少排便不畅，苔薄白，脉弦。

问题　1. 患者属于何种病证？
　　　　2. 推荐使用哪种中成药？

答案解析

任务二　降　气

降气剂主要具有降气作用，适用于气逆证。气逆证主要分为肺气上逆和胃气上逆两个方面。肺气上逆临床表现多见咳嗽、气喘等。胃气上逆临床表现多见呕吐、呃逆、嗳气等。

旋覆代赭汤《伤寒论》

【组成】 旋覆花 9g　人参 6g　生姜 10g　赭石 9g　甘草（炙）9g　半夏（洗）9g　大枣 4 枚

知识链接

中药代赭石

代赭石始载于《本经》，原作"代赭"，列为下品。《别录》曰："代赭生齐国山谷，红青色，如鸡冠有泽，染爪甲不渝者良。"《本草图经》曰："今医家所用多择取大块，其上文头有如浮沤丁者为胜，谓之了头代赭。"李时珍曰："赭石，处处山中有之，以西北出者为良……研之作朱色，可点书，又可罨金益色赤。"综上所述，古代所用代赭石的产地及色泽暗红，表面有类圆形突起，习称"钉头"等特征，均与现今所用代赭石相符。

【功用】降逆化痰，益气和胃。

【主治】胃虚痰阻气逆证。症见心下痞硬胀满，或疼痛，噫气不除，或见纳差，呕吐，呃逆，恶心，或便溏，四肢困重，乏力，舌淡，苔白略腻，脉缓或滑。

【配伍意义】本方证治为胃气虚弱，痰浊内阻所致。脾胃虚弱，痰饮内生，痰气胶结，阻塞心下，则心下痞硬；痰饮阻滞胃气不降而上逆，则噫气不除，或呕吐，呃逆，恶心；脾虚不运，则便溏；脾胃虚弱，生化气血不足，则四肢困重、乏力；舌淡，苔白略腻，脉弱或滑均为中虚痰饮之征。治宜降逆化痰，益气和胃。方中旋覆花下气降逆，化痰散结，能升则调气，能降则泄浊，疏肝利肺，为君药。赭石重镇降逆，下气平肝和胃，但味苦气寒，故用量少；生姜用量独重，有三用，一和胃降逆，增止呕之效，二宣散水气，增强祛痰之功，三制约赭石寒凉之性，使其镇降气逆不伐胃；半夏辛温，燥湿化痰，降逆和胃，共为臣药。人参、大枣、炙甘草，健脾和胃，补益中气，扶助已伤之气，俱为佐药。炙甘草调和诸药，兼作使药。诸药合用，共奏降逆化痰、益气和胃之功。

【临床应用】

1. 辨证要点 本方为治疗胃虚痰阻气逆证的常用方。以心下痞硬，噫气不除，舌淡，苔白略腻，脉弱或滑为证治要点。

2. 现代应用 常用于胃肠神经官能症、慢性胃炎、胃扩张、胃溃疡、十二指肠溃疡幽门不全梗阻、膈肌痉挛、神经性呃逆等证属胃虚痰阻者。

【使用注意】脾胃湿热证、脾胃阴虚证，慎用本方。方中赭石性寒沉降，有碍胃气，若胃虚较著者，其用量不可过重。

【用法用量】水煎服。

【方歌】旋覆代赭用人参，半夏姜甘大枣临，重以镇逆咸软痞，痞硬噫气力能禁。

木香顺气丸《证治准绳》

【组成】木香 100g　醋香附 100g　甘草 50g　厚朴 100g　苍术（炒）100g　砂仁 100g　槟榔 100g　陈皮 100g　枳壳（炒）100g　青皮（炒）100g

【功用】行气化湿，健脾和胃。

【主治】脘腹气滞胀痛证。症见湿浊阻滞气机，胸膈痞闷，脘腹胀痛，呕吐恶心，嗳气纳呆。

【配伍意义】本方证治为湿浊中阻，脾失健运，胃气失和所致。湿邪中阻，脾失健运，则脘腹胀痛，呕吐恶心，嗳气纳呆。治当行气化湿，健脾和胃。方中君药木香、香附疏肝理气，和中止痛。臣药厚朴、青皮行气燥湿，散结消积；枳壳、槟榔行气导滞宽中；陈皮、砂仁理气化湿和中；苍术燥湿健脾。使药甘草，调和诸药。全方配伍，共奏行气化湿、健脾和胃之功。

【临床应用】

1. 辨证要点 本方善于行气消胀除满，尤宜中焦气滞属实证者。以湿浊阻滞气机，胸膈痞闷，脘腹胀痛，呕吐恶心，嗳气纳呆为证治要点。

2. 现代应用 急性消化不良、胃肠功能紊乱、不完全性肠梗阻、慢性肝炎、早期肝硬化等证属中焦气滞者。

【使用注意】 本药为香燥之品组成，如遇口干舌燥、手心足心发热感的阴液亏损者慎用。方中含甘草，不能与含有海藻、大戟、芫花、甘遂的药物同用。

【用法用量】 口服，一次6~9g，一日2~3次。

即学即练 13-1

木香顺气丸除健脾和胃外，又能（　　）

A. 降逆止呕　　　　　B. 行气活血　　　　　C. 温中理气

D. 行气化湿　　　　　E. 疏肝理气

答案解析

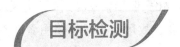

目标检测

答案解析

一、选择题

（一）A 型题

1. 半夏厚朴汤主治（　　）

　　A. 肺痈　　　　　　　B. 肺痿　　　　　　　C. 胸痹

　　D. 白喉　　　　　　　E. 梅核气

2. 越鞠丸的功用是（　　）

　　A. 行气散结　　　　　B. 行气和血　　　　　C. 行气消痞

　　D. 行气解郁　　　　　E. 行气止痛

3. 症见胃脘胀痛，窜及两胁，得嗳气或矢气则舒，情绪郁怒则加重，胸闷食少，排便不畅，舌苔薄白，脉弦者。应选下列哪个方药（　　）

　　A. 瓜蒌薤白白酒汤　　B. 天台乌药散　　　　C. 半夏厚朴汤

　　D. 气滞胃痛颗粒　　　E. 胃苏颗粒

4. 半夏厚朴汤除行气散结外，又能（　　）

　　A. 健脾养心　　　　　B. 行气活血　　　　　C. 降逆化痰

　　D. 温中理气　　　　　E. 理气消胀

5. 胃苏颗粒除和胃止痛外，又能（　　）

　　A. 疏肝泄热　　　　　B. 健脾养心　　　　　C. 行气化湿

　　D. 行气活血　　　　　E. 理气消胀

6. 肝胆湿热者不宜用的是（　　）

　　A. 人参再造丸　　　　B. 四逆散　　　　　　C. 气滞胃痛颗粒

　　D. 柴胡舒肝散　　　　E. 木香顺气丸

7. 木香顺气丸除健脾和胃外，又能 （　　）

    A. 降逆止呕   B. 行气活血   C. 温中理气

    D. 行气化湿   E. 疏肝理气

8. 气滞胃痛颗粒除疏肝理气外，又能 （　　）

    A. 和胃止痛   B. 行气化湿   C. 降逆化痰

    D. 行气活血   E. 理气消胀

（二）X 型题

9. 柴胡疏肝散的功用是 （　　）

    A. 透解郁热   B. 疏肝理脾   C. 疏肝解郁

    D. 和胃止痛   E. 行气止痛

10. 旋覆代赭汤中旋覆花的作用是 （　　）

    A. 下气消痰   B. 降气止噫   C. 善镇冲逆

    D. 降逆和胃   E. 燥湿化痰

二、问答题

1. 分析越鞠丸的病因病机及配伍意义。

2. 分析旋覆代赭汤的病因病机及配伍意义。

书网融合……

        知识回顾   微课   习题

（闫　晨）

项目十四　理血剂

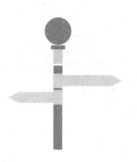
　　血是循行于脉中而富有营养的红色液态物质，是构成人体和维持人体生命活动的基本物质之一。血循脉而流于全身，发挥营养和滋润作用，为脏腑、经络、形体、官窍的生理活动提供营养物质，是人体生命活动的根本保证。人体任何部位缺少血液的供养，都能影响其正常生理活动，造成生理功能的紊乱以及组织结构的损伤，严重的缺血还能危及生命。理血剂治疗瘀血和出血证，组方配伍遵循"祛瘀不伤正，止血不留瘀"的宗旨。

　　本项目主要介绍理血剂的分类，常用理血剂的组成、功用、主治、配伍意义和临床应用。

学习目标

　　1. **掌握**　血府逐瘀汤、补阳还五汤、十灰散的组成、功用、主治、配伍意义和临床应用。

　　2. **熟悉**　理血剂的概念、适用范围、分类及使用注意事项；速效救心丸、冠心苏合滴丸、麝香保心丸组成、功用、主治、主要配伍意义和临床应用。

　　3. **了解**　消栓胶囊、通心络胶囊、槐角丸的组成和主治。

　　凡具有活血祛瘀或止血作用，治疗瘀血和出血证的方剂，统称理血剂。属于"八法"中"消法"范畴。

　　理血剂为治疗瘀血和出血证而设。血是营养人体重要的营养物质，在正常情况下，周流不息的循行于脉中，内养五脏六腑，外荣四肢百骸。一旦血行不畅，瘀血内停，或离经妄行，或亏损不足，即可致使血液运行失常，出现瘀血证或出血证。瘀血当活血，出血应止血，故理血剂分活血祛瘀和止血两类。

　　使用理血剂时，要辨明致病的原因，分清标本缓急，掌握急则治标，缓则治本，或标本兼顾的治疗原则。在使用活血祛瘀剂时应注意其药性破泄，不宜久服；因其易于动血、伤胎，故凡妇女经期、月经过多及孕妇者，均当慎用或忌用。

任务一　活血祛瘀

　　活血祛瘀剂主要具有活血化瘀、消散瘀血的作用，适用于各种瘀血阻滞病证。临床表现多见刺痛，痛有定处，舌紫暗，或有瘀斑，腹中或其他部位有肿块，疼痛拒按，按之坚硬，固定不移，脉涩等。

血府逐瘀汤《医林改错》

【组成】桃仁12g 红花9g 当归9g 生地黄9g 牛膝9g 川芎4.5g 桔梗4.5g 赤芍6g 枳壳6g 甘草6g 柴胡3g

【功用】活血祛瘀，行气止痛。

【主治】胸中血瘀证。症见胸痛，头痛，日久不愈，痛如针刺而有定处，或呃逆日久不止，或饮水即呛，干呕，或内热瞀闷，或心悸怔忡，失眠多梦，急躁易怒，入暮潮热，唇暗或两目暗黑，舌质暗红，或舌有瘀斑、瘀点，脉涩或弦紧。

【配伍意义】本方证治为胸部瘀血内阻，气机郁滞所致。胸部瘀血阻滞，不通则痛，故胸胁痛、头痛日久不愈，痛有定处，痛如针刺；郁滞日久，气机阻滞，肝气不疏，则急躁易怒；气血郁而化热，扰动心神，故内热烦闷，心悸失眠，或入暮潮热；瘀阻气滞，胃气上逆，故呃逆不止；唇、目、舌暗及脉涩均为瘀血之征象。治宜活血化瘀为主，兼以行气开胸止痛。方中以桃仁、当归、红花活血祛瘀，为君药。赤芍、牛膝、川芎增强君药祛瘀之功，俱为臣药，其中牛膝且能通血脉，引瘀血下行；柴胡疏肝理气，升达清阳；桔梗开宣肺气，载药上行入胸中，合枳壳一升一降，开胸行气，使气行则血行；生地黄凉血清热以除瘀热，合当归又滋养阴血，使祛瘀而不伤正，俱为佐药。甘草调和诸药为使。诸药合用，共奏活血祛瘀，行气止痛之功。

【临床应用】

1. 辨证要点 本方为治疗胸中血瘀证的常用方。以胸痛，头痛，痛有定处，舌暗红或有瘀斑，脉涩或弦紧为证治要点。

2. 现代应用 常用于冠心病心绞痛、风湿性心脏病、胸部挫伤及肋软骨炎之胸痛，以及脑血栓形成、高血压病、高血脂、血栓闭塞性脉管炎、神经官能症、脑震荡后遗症之头痛、头晕等证属瘀阻气滞者。

3. 不良反应 少数人群伴有头痛、恶心等症状。

【使用注意】孕妇忌用。

【用法用量】水煎服。

【其他剂型】血府逐瘀丸，血府逐瘀口服液，血府逐瘀胶囊，血府逐瘀片。

【附方】

通窍活血汤《医林改错》 组成与用法：赤芍3g，川芎3g，桃仁（研泥）9g，红花9g，老葱（切碎）3根，鲜姜（切碎）9g，红枣（去核）7个，麝香（绢包五厘）0.16g，黄酒250g。水煎服。功用：活血通窍。主治：瘀阻头面证。头痛昏晕，或耳聋，脱发，面色青紫，或酒渣鼻，或白癜风，以及妇女干血痨，小儿疳积见肌肉消瘦、腹大青筋、潮热等。

膈下逐瘀汤《医林改错》 组成与用法：五灵脂（炒）6g，川芎6g，丹皮6g 赤芍6g，乌药6g，当归9g，桃仁（研泥）9g，红花9g，甘草9g，延胡索3g，香附4.5g，枳壳4.5g。水煎服。功用：活血祛瘀，行气止痛。主治：瘀血阻滞膈下证。膈下瘀血蓄积；或腹中胁下有痞块；或肚腹疼痛，痛处不移；或卧则腹坠似有物者。

身痛逐瘀汤《医林改错》 组成与用法：秦艽3g，羌活3g，香附3g，川芎6g，甘草6g，没药6g，五灵脂（炒）6g，地龙（去土）6g，牛膝9g，桃仁9g，红花9g，当归9g。水煎服。功用：活血行气，祛风除湿，通痹止痛。主治：瘀血痹阻经络证。肩痛，臂痛，腰痛，腿痛，或周身疼痛经久不愈。

【方歌】血府当归生地桃，红花甘草壳赤芍，柴胡芎桔牛膝等，血化下行不作劳。

补阳还五汤《医林改错》

【组成】黄芪（生）120g　当归尾 6g　赤芍 5g　地龙（去土）3g　川芎 3g　红花 3g　桃仁 3g

【功用】补气，活血，通络。

【主治】卒中之气虚血瘀证。症见半身不遂，口眼歪斜，语言謇涩，口角流涎，小便频数或遗尿失禁，舌暗淡，苔白，脉缓无力。

【配伍意义】本方证治为卒中之后，正气亏虚，气虚血滞，脉络瘀阻所致。正气亏虚，不能行血，以致脉络瘀阻，筋脉肌肉失去濡养，故见半身不遂、口眼歪斜。气虚血瘀，舌本失养，故语言謇涩；气虚失于固摄，故口角流涎、小便频数、遗尿失禁；舌暗淡，苔白，脉缓无力为气虚血瘀之象。治宜补气为主，活血通络为辅。方中重用生黄芪，补益元气，意在气旺则血行，瘀去络通，为君药。当归尾活血通络而不伤血，为臣药。赤芍、川芎、桃仁、红花协同当归尾以活血祛瘀；地龙通经活络，力专善走，周行全身，以行药力，俱为佐药。全方配伍特点：重用补气药与少量活血药相伍，使气旺血行以治本，祛瘀通络以治标，标本兼顾，且补气而不壅滞，活血又不伤正。诸药合用，共奏补气、活血、通络之功。

【临床应用】

1. 辨证要点　本方既是益气活血法的代表方，又是治疗卒中后遗症的常用方。以半身不遂，口眼歪斜，舌暗淡，苔白，脉缓无力为证治要点。

2. 现代应用　常用于治疗脑梗死、脑血栓、脑出血、脑动脉硬化症、血管神经性头痛；亦可用于坐骨神经痛、下肢静脉曲张、多发性纤维瘤、脉管炎、慢性肾炎、冠心病、肺心病等证属气虚血瘀者。

3. 不良反应　部分使用人群出现肢痛、高血压、胸闷、心衰等不良反应。

【使用注意】使用本方需久服才能有效，愈后还应继续服用，以巩固疗效，防止复发。若卒中后半身不遂属阴虚阳亢，痰阻血瘀，见舌红苔黄、脉洪大有力者，非本方所宜。

【用法用量】水煎服。

【其他剂型】补阳还五胶囊，补阳还五口服液，补阳还五片，补阳还五丸。

【方歌】补阳还五赤芍芎，归尾通经佐地龙，四两黄芪为主药，血中瘀滞用桃红。

速效救心丸《中国药典》

【组成】川芎　冰片

【功用】行气活血，祛瘀止痛。

【主治】胸痹。症见胸闷而痛，或心悸，或痛有定处或牵引左臂内侧，舌紫暗苔薄，脉细涩。

【配伍意义】本方证治为气滞血瘀，心脉痹阻所致。瘀血痹阻心脉，不通则痛，故见胸闷而痛，或心悸，或痛有定处或牵引左臂内侧，舌紫暗苔薄，脉细涩。治宜行气活血，祛瘀止痛。方中川芎辛温走散，为"血中之气药"，活血行气，通络止痛，为君药。冰片辛散苦泄，芳香走窜，微寒清凉，通窍止痛，醒神化浊，又能引导诸药直达病所，故为臣药。诸药合用，辛香行散，共奏行气活血、祛瘀止痛之功。

【临床应用】

1. 辨证要点　本方为胸痹的常用方。临床以胸闷憋气，心前区疼痛或面色苍白，自汗为证治要点。

2. 现代应用　常用于冠心病、心绞痛等证属气滞血瘀者。

【使用注意】孕妇禁用。气阴两虚、心肾阴虚之胸痹心痛者、有过敏史者及伴中重度心力衰竭的心肌缺血者慎用。服药期间，忌食生冷、辛辣、油腻食物，忌吸烟、饮酒、喝浓茶。治疗期间，心绞痛持续发作宜加用硝酸酯类药。如果出现剧烈心绞痛、心肌梗死等，应及时救治。

【用法用量】含服。一次4~6粒（每粒40mg），一日3次；急性发作时，一次10~15粒。

冠心苏合滴丸《中国药典》

【组成】苏合香50g　冰片105g　乳香（制）105g　檀香210g　土木香210g

【功用】理气宽胸，止痛。

【主治】寒凝气滞，瘀血阻胸之胸痹。症见胸闷胸痛，或心腹卒痛，苔白，脉沉迟。

【配伍意义】方中证治为寒凝气滞，瘀血阻胸所致。阴寒凝滞，气血痹阻则出现胸闷胸痛或心腹卒痛。治宜理气宽胸，止痛。方中苏合香芳香走窜，开窍醒神，温通止痛；冰片开窍醒神，止痛。两药相合，理气血、温通而宽胸止痛，共为君药。乳香活血化瘀止痛；檀香理脾肺之气，散寒止痛。两药合用，能理气活血，散寒止痛，以增君药宽胸止痛之功，为臣药。土木香健脾和胃，行气止痛，为佐药。诸药合用，共奏理气宽胸、止痛之功。

【临床应用】

1. 辨证要点　本方为治疗胸痹之寒凝气滞血瘀证的常用方。以胸闷胸痛，或心腹卒痛，苔白，脉沉迟为证治要点。

2. 现代应用　常用于冠心病、心绞痛、肋间神经痛、慢性胃炎等证属寒凝气滞血瘀者。

3. 不良反应　过量服用可能引起肾间质纤维化，甚至引起肾衰竭。

【使用注意】孕妇禁用。阴虚血瘀之胸痹忌用。

【用法用量】嚼碎服。一次10~15丸，一日3次，或遵医嘱。

麝香保心丸《中国药典》

【组成】人工麝香　人参提取物　肉桂　苏合香　蟾酥　人工牛黄　冰片

【功用】芳香温通，益气强心。

【主治】气滞血瘀所致胸痹。症见心前区疼痛，固定不移；心肌缺血所致的心绞痛、心肌梗死见上述证候者。

【配伍意义】本方证治为气滞血瘀所致。气滞则血行瘀阻故见心前区疼痛、固定不移。治宜芳香温通，益气强心。方中人工麝香活血通经，开窍止痛，为活血止痛之佳品，为君药。人参提取物功似人参，大补元气，强心复脉；肉桂温补行散，温阳通脉，散寒止痛；蟾酥开窍止痛，强心；苏合香开窍温通止痛。四药合用，俱为臣药。人工牛黄开窍醒神；冰片开窍止痛，醒神化浊，并引药入心经，均为佐药。诸药合用，芳香温通，共奏开窍止痛、益气强心之功。

【临床应用】

1. 辨证要点　本方为治疗气滞血瘀所致胸痹的常用方。以心前区疼痛，固定不移，舌红或有瘀斑为证治要点。

2. 现代应用　常用于心绞痛、心肌梗死等证属气滞血瘀者。

3. 不良反应　舌下含服偶有麻舌感。

【使用注意】孕妇忌用。不宜与洋地黄类药物同用。心绞痛持续发作，服药后不能缓解时，应加用硝酸甘油等药物。如出现剧烈心绞痛、心肌梗死，应及时救治。

【用法用量】口服。一次1~2丸，一日3次；或症状发作时服用。

消栓胶囊《中国药典》

【组成】黄芪　当归　赤芍　川芎　红花　桃仁　地龙

【功用】补气活血通络。

【主治】中风气虚血瘀证。症见半身不遂，口眼歪斜，语言謇涩，面色㿠白，气短乏力，舌质暗淡，脉沉无力。

【配伍意义】本方证治为气虚血瘀所致。方中重用黄芪补气，以气旺以促血行，祛瘀而不伤正，为君药。地龙，取其药性善走，能搜剔络中之邪，发挥通经透络之功效，为臣药。当归、川芎、赤芍、红花四味活血化瘀药，功效各有特点，共助君、臣药疏通瘀阻之力，为佐药。桃仁活血祛瘀，引血下行，为使药。诸药合用，使气旺血行，瘀祛络通。

【临床应用】

1. 辨证要点　本方为气虚血瘀，缺血性卒中常用方。以半身不遂，口舌歪斜，言语謇涩，气短乏力，面色㿠白为证治要点。

2. 现代应用　常用于冠心病心绞痛、缺血性卒中证属气虚血瘀者。

【使用注意】孕妇禁服。卒中急性期痰热证、风火上扰证者不宜使用。阴虚阳亢证、肝阳上亢证及有出血倾向者慎用。服药期间，饮食宜清淡，忌辛辣食物。病情急重者宜结合相应抢救治疗措施。

【用法用量】口服。一次0.4g，一日3次。饭前半小时服用，或遵医嘱。

【其他剂型】消栓颗粒，消栓合剂，消栓口服液，消栓肠溶胶囊。

通心络胶囊《中国药典》

【组成】人参　水蛭　土鳖虫　赤芍　乳香（制）　降香　全蝎　蜈蚣　檀香　冰片　蝉蜕　酸枣仁（炒）

【功用】益气活血，通络止痛。

【主治】心气虚乏、血瘀络阻证所致的冠心病心绞痛。症见胸部憋闷，刺痛，绞痛，固定不移，心悸自汗，气短乏力，舌质紫暗或有瘀斑，脉细涩或结代。亦用于气虚血瘀络阻型卒中病，症见半身不遂或偏身麻木，口舌歪斜，言语不利。

【配伍意义】方中证治为心气虚乏、血瘀络阻证所致。心气虚则心悸自汗，气短乏力；气虚血瘀故出现胸闷，心前区疼痛，舌紫暗或有瘀斑。治宜活血益气，通络止痛。方中人参大补元气，益心气以血行，为君药。水蛭破血通经，逐瘀消癥；土鳖虫破血逐瘀通经；赤芍清热凉血，散瘀止痛；乳香行气活血，散瘀止痛；降香活血行气止痛，共为臣药。全蝎、蜈蚣相须为用，通络止痛；檀香、冰片理气开窍止痛，醒神化浊，并引药入心经；蝉蜕息风止痉；酸枣仁善养心安神，俱为佐药。诸药合用，行中有补，补而不滞，共奏益气活血、行气止痛之功。

【临床应用】

1. 辨证要点　本方为血瘀阻络证、心气虚乏所致的冠心病心绞痛常用方。以胸部憋闷，刺痛，绞痛，固定不移，心悸自汗，舌紫暗或有瘀斑，脉细涩为证治要点。

2. 现代应用 常用于冠心病心绞痛证属气虚血瘀阻络者。

3. 不良反应 个别患者偶见腹泻。

【使用注意】方中全蝎、蜈蚣、土鳖虫有毒，水蛭有小毒，故孕妇忌用。不宜多服、久服。出血性疾患、妇女经期及阴虚火旺型卒中禁用。宜饭后服用。治疗期间，若心绞痛持续发作，应及时就诊救治。

【用法用量】口服。一次2~4粒，一日3次。

【其他剂型】通心络片。

 实例分析 14 - 1

实例 患者，男，75岁，患冠心病多年，症见胸部憋闷，固定不移，心悸自汗，气短乏力，舌质紫暗有瘀斑，脉细涩。

问题 1. 患者属于何种证候？
   　　2. 患者适合使用何种中成药？

答案解析

任务二　止　血

止血剂主要具有制止体内、外出血的作用。适用于血溢脉外而出现的吐血、衄血、呕血、咯血、尿血、便血、崩漏及外伤出血等。

十灰散《十药神书》

【组成】大蓟9g　小蓟9g　荷叶9g　侧柏叶9g　茅根9g　茜根9g　山栀9g　大黄9g　牡丹皮9g　棕榈皮9g

【功用】凉血止血，清热泻火。

【主治】血热妄行之上部出血证。症见呕血、吐血、咯血、嗽血、衄血等，血色鲜红，来势急暴，舌红，脉数。

【配伍意义】本方证治为血热妄行所致。上部出血诸症乃火热炽盛，气火上冲，损伤血络，离经妄行。治宜凉血止血，清热泻火。方中大蓟、小蓟性味甘凉，长于凉血止血，且能祛瘀，共为君药。荷叶、侧柏叶、白茅根、茜根皆能凉血止血；棕榈皮收涩止血，与君药相配，既能增强澄本清源之力，又有塞流止血之功，为臣药。栀子、大黄清热泻火，使邪热从大小便而去，使气火降而助血止，为佐药；重用凉降涩止之品，恐致留瘀，故以丹皮配大黄凉血祛瘀，使止血而不留瘀，亦为佐药。用法中用藕汁和萝卜汁磨京墨调服，藕汁能清热凉血散瘀，萝卜汁降气清热以助止血，京墨有收涩止血之功，皆属佐药之用。诸药炒炭存性，亦可加强收敛止血之力。诸药合用，共奏凉血止血、清热泻火之功。

【临床应用】

1. 辨证要点 本方为主治血热妄行所致的各种上部出血证的常用方。以血色鲜红，舌红苔黄，脉数为证治要点。

2. 现代应用 常用于上消化道出血、支气管扩张及肺结核咯血等证属血热妄行者。

【使用注意】肺肾阴虚及脾虚便溏者，不宜使用。

【用法用量】 上药各烧灰存性，研成极细粉末，用白藕汁、萝卜汁或京墨汁适量调服，每次服 15g，食后服下。

 知识链接

京 墨

京墨即墨，是一种药，味辛，性温，有止血的作用，可治吐血、鼻血、便血和产后子宫大出血等。唐代已有以墨为药的记载。纵观历代医学著作的记载，"墨"主要是用作止血药。

【方歌】 十灰散用十般灰，柏茅茜荷丹棕煨，二蓟栀黄各炒黑，上部出血势能摧。

槐角丸《太平惠民和剂局方》

【组成】 槐角（炒）200g　地榆炭100g　防风100g　黄芩100g　当归100g　枳壳（炒）100g

【功用】 清肠疏风，凉血止血。

【主治】 血热所致的肠风便血、痔疮肿痛。

【配伍意义】 本方证治为风热邪毒，壅遏大肠，损伤血络所致。热壅大肠，损伤血络，则见便血、痔疮肿痛。治宜清肠疏风，凉血止血。方中槐角清泄大肠湿热，凉血止血，为君药。地榆、防风疏风清肠止血，共臣药。黄芩清热燥湿止血；枳壳宽肠理气；当归活血养血，为佐药。诸药合用，苦降下行，共奏清肠疏风、凉血止血之功。

【临床应用】

1. 辨证要点　本方为治疗血热所致的肠风便血、痔疮肿痛的常用方。以肛门灼热坠痛，大便干燥，便血鲜红为证治要点。

2. 现代应用　常用于慢性结肠炎、溃疡性结肠炎、痔疮、肛裂、肛痈、肛瘘等证属风邪热毒或湿热者，见大便带血、滴血或喷射状出血，血色鲜红，与大便不相混。

3. 不良反应　部分患者服药后可有轻度腹泻。

【使用注意】 阳虚出血者忌用。

【用法用量】 口服。水蜜丸一次6g，小蜜丸一次9g，大蜜丸一次1丸，一日2次。

目标检测

答案解析

一、选择题

（一）A型题

1. 血府逐瘀汤的君药是红花、当归和（　　）

 A. 延胡索　　　　　　　B. 川芎　　　　　　　　C. 丹参

 D. 黄芪　　　　　　　　E. 桃仁

2. 服用方法为含服的是（　　）

 A. 速效救心丸　　　　　B. 养血安神丸　　　　　C. 血府逐瘀口服液

 D. 九气拈痛丸　　　　　E. 抗栓再造丸

3. 患者先便后血，血色暗淡，四肢不温，面色萎黄，舌淡苔白，脉细无力。治宜选用（　　）

A. 归脾汤　　　　　　　　　B. 理中丸　　　　　　　　　C. 槐花散

D. 黄土汤　　　　　　　　　E. 十灰散

4. 具有活血祛瘀、行气止痛功用的是（　　）

A. 血塞通颗粒　　　　　　　B. 血府逐瘀口服液　　　　　C. 九气拈痛丸

D. 保和丸　　　　　　　　　E. 木瓜丸

5. 不宜与洋地黄类药物通用的活血剂是（　　）

A. 麝香保心丸　　　　　　　B. 血府逐瘀口服液　　　　　C. 复方丹参片

D. 丹七片　　　　　　　　　E. 速效救心丸

6. 槐角丸主治（　　）

A. 气虚血瘀所致的卒中

B. 瘀血痹阻致眩晕头痛，经期腹痛

C. 气滞血瘀之胸痹

D. 气阴两虚，瘀血阻脉所致的胸痹

E. 血热所致的肠风便血，痔疮肿痛

（二）X 型题

7. 下列有关活血祛瘀剂的叙述中，正确的是（　　）

A. 某些活血祛瘀剂，易伤正气，不宜过量服用和久服

B. 有活血化瘀之功，兼有行气止痛、益气补阴、化痰息风等作用

C. 不宜单用活血祛瘀剂

D. 除活血化瘀的作用外，兼有清热凉血作用

E. 分为活血化瘀剂、活血行气剂、益气活血剂、益气补阴活血剂四类

二、问答题

1. 患者，男，70 岁，久患胸痹，症见胸闷、心前区疼痛，证属寒凝气滞、心脉不通。此患者适宜用何种中成药并分析。

2. 试分析补阳还五汤的病因病机及配伍意义。

书网融合……

知识回顾　　　　习题

（闫　晨）

项目十五　治风剂

学习引导

风为春季的主气，但当其太过、不及时，四季均可使人患病。且寒、湿、燥、暑、热等外邪，多依附于风而入侵人体。风邪致病遍及全身，无处不至，上至头部，下至足膝，外而皮肤，内而脏腑，全身任何部位均可受到风邪的侵袭。中医认为，风邪实为外感病症的先导，因而《素问·骨空论》有"风为百病之长""风者，百病之始也"等生动的理论概括。治风剂的应用，要首先辨清风之内外；其次，应分辨风邪的兼夹及病情的虚实，若兼寒、兼热、兼湿，或夹痰、夹瘀者，则应与祛寒、清热、祛湿、化痰、活血等治法配合应用。

本项目主要介绍治风剂的分类，常用治风剂的组成、功用、主治、配伍意义和临床应用。

学习目标

1. **掌握**　川芎茶调散、消风散、镇肝息风汤、天麻钩藤颗粒的组成、功用、主治、配伍意义和临床应用。

2. **熟悉**　治风剂的概念、适用范围、分类及使用注意事项；再造丸组成、功用、主治、主要配伍意义和临床应用。

3. **了解**　正天丸、芎菊上清丸、人参再造丸、抗栓再造丸的组成和主治。

凡具有疏散外风或平息内风作用，治疗风病的方剂，统称治风剂。

治风剂为治疗风病而设。风邪为病范围广泛，但概言之，不外乎"内风""外风"两类。外风为风邪由外而侵入人体，留于头面、肌肉、经络、筋骨、伤口等部位。内风是指内生之风，是由脏腑功能失调所引起。其病机或为肝风上扰，或为热极生风，或为阴虚风动，或为血虚生风。因此，治风剂分为疏散外风和平息内风两类。

使用治风剂时需要注意，辛散疏风药多温燥，易伤津助火，津液不足或阴虚阳亢者应慎用。

任务一　疏散外风

疏散外风剂具有辛散祛风作用，适用于外风证。临床表现多见头痛，恶风，肌肤瘙痒，肢体麻木，筋骨挛痛，屈伸不利，口眼歪斜或角弓反张等。

川芎茶调散《太平惠民和剂局方》

【组成】川芎12g 羌活6g 白芷6g 荆芥（去梗）12g 薄荷叶12g 防风4.5g 细辛3g 甘草6g

【功用】疏风止痛。

【主治】外感风邪头痛。症见偏正头痛或巅顶作痛，或见恶寒发热，目眩鼻塞，舌苔薄白，脉浮。

【配伍意义】本方证治为风邪外袭，上犯头目所致。风邪外袭，循经上犯头目，故头痛、眩晕，脉浮；风邪稽留不去，头痛久而不愈者，其痛或偏或正，时发时止，即为头风。治宜疏风止痛。方中川芎辛香走窜，长于祛风活血而止痛，善治少阳、厥阴经头痛（头顶或两侧痛），为"诸经头痛之要药"，用量较重，为君药。薄荷、荆芥辛散之品，轻扬上行，疏风止痛，清利头目，共为臣药。羌活辛散疏风，善治太阳经头痛（后脑牵连项痛）；白芷疏风解表，善治阳明经头痛（前额及眉心痛）；细辛散寒止痛，长于治少阴头痛；防风辛散上行，疏散上部风邪。以上四药共助君臣以增强疏风止痛之功，为佐药。炙甘草调和诸药，为使药。以清茶调服，取其苦凉之性，既可上清头目，又能制约辛散祛风之品过于温燥与升散。诸药合用，共奏疏风止痛之功。

【临床应用】

1. 辨证要点 本方是治疗风邪头痛的常用方。以头痛，鼻塞，脉浮为证治要点。

2. 现代应用 常用于偏头痛、血管神经性头痛，以及感冒、慢性鼻炎、鼻窦炎、周围性神经麻痹、面神经炎、颈椎病等证属外感风邪者。

3. 不良反应 内服有时可引起麻疹、猩红热样药疹。长期内服偶有嘴唇变厚和肿胀等不良反应出现。

【使用注意】气虚、血虚或肝肾阴虚、肝阳上亢、肝风内动等引起的头痛，均不宜使用。

【用法用量】饭后清茶冲服，一次3~6g，一日2次。

【其他剂型】川芎茶调片，川芎茶调颗粒，川芎茶调口服液，川芎茶调丸。

即学即练 15-1

川芎茶调散是否适用于肝肾阴虚、肝阳上亢、肝风内动等引起的头痛？

答案解析

消风散《外科正宗》

【组成】当归6g 生地黄6g 防风6g 蝉蜕6g 知母6g 苦参6g 胡麻仁6g 荆芥6g 苍术6g 牛蒡子6g 石膏6g 甘草3g 木通3g

【功用】疏风养血，清热除湿。

【主治】风毒湿热之风疹、湿疹。症见皮肤疹出色红，或遍身云片斑点，瘙痒，抓破后渗出津水，苔白或黄，脉浮数。

【配伍意义】本方证治为风热或风湿之邪侵袭人体，浸淫血脉，内不得疏泄，外不得透达，郁于肌肤腠理之间所致风疹、湿疹，故皮肤疹出色红，或遍身云片斑点，瘙痒，抓破渗出水液。治宜疏风为主，佐以清热除湿。方中荆芥、防风、牛蒡子、蝉蜕开发腠理，疏风止痒，以除在表之风邪，共为君药。苍术祛风燥湿；苦参清热燥湿；木通渗利湿热；石膏、知母清热泻火，俱为臣药。当归、生地黄、胡麻仁养血活血，滋阴润燥，寓有"治风先治血，血活风自灭"之意，合为佐药。生甘草清热解毒，调和诸药，为使药。诸药合用，共奏疏风养血、清热除湿之功。

📖 **知识链接**

《外科正宗》与陈实功

陈实功，明代外科学家，字毓仁，号若虚。陈实功幼年多病，少年时期即开始习医，陈实功从事外科四十余载。由于当时身处封建社会中，人们更加注重内科，轻视外科，这是因为外科医学同内科医学相比较而言，外科医学缺少详尽的基础理论。陈实功在往常的治病行医中已深刻认识到这一点。为了使外科医学能够让更多的人重视起来，让更多的行医者掌握方法技巧，他不顾晚年的身体虚弱，根据自己多年行医的丰富经验和明朝以前外科医学方面的部分成就，于明万历四十五年（公元 1617 年）撰写外科医学著作《外科正宗》。

【临床应用】

1. 辨证要点 本方是治疗风疹、湿疹的常用方。以皮肤瘙痒，疹出色红，脉浮为证治要点。

2. 现代应用 常用于治疗荨麻疹、过敏性皮炎、稻田性皮炎、药物性皮炎、神经性皮炎、扁平疣等证属风湿热毒者。

【使用注意】 用药期间，不宜食辛辣、鱼腥、烟酒、浓茶等，以免影响疗效。气血虚弱者慎用。

【用法用量】 水煎服。

【其他剂型】 消风颗粒。

【方歌】 消风散中有荆防，蝉蜕胡麻苦参苍，知膏蒡通归地草，风疹湿疹服之康。

正天丸《中国药典》

【组成】 钩藤　白芍　川芎　当归　地黄　白芷　防风　羌活　桃仁　红花　细辛　独活　麻黄　黑顺片　鸡血藤

【功用】 疏风活血，养血平肝，通络止痛。

【主治】 头痛。症见头痛经久不愈，痛处固定不移，痛如锥刺，舌紫，苔薄白，脉细或细涩。

【配伍意义】 本方证治外感风邪、瘀血阻络、血虚失养、肝阳上亢所致。治宜疏风活血，养血平肝，通络止痛。方中钩藤入肝、心包二经，具清热平肝、息风定惊之功效，为治疗头痛眩晕之品；川芎入肝、肾、心包三经，具活血行气、祛风止痛之功效，主治风冷头痛眩晕。钩藤与川芎共为君药，能通治虚实之头痛眩晕。细辛祛风止痛，麻黄、细辛与附子同用，一开一阖祛风温经散寒之力更强；白芍平肝止痛，养血调经；羌活搜风发表，祛湿止痛；独活散寒止痛，祛风通络；防风祛风化湿，以上诸药为臣，以加强君药之祛风散寒胜湿通络之力。地黄清热凉血，养阴生津；当归、鸡血藤补血活血，桃仁与红花活血化瘀，以助川芎活血化瘀祛风止痛，以上五味共为佐药。白芷味辛性温，辛能散风，温可除湿，芳香通窍，为祛风止痛之品，与川芎配伍为本方之佐使。诸药合用，共奏疏风活血、养血平肝、通络止痛。

【临床应用】

1. 辨证要点 本方是治疗头痛的常用方。以头痛经久不愈，痛处固定不移，痛如锥刺，舌紫，苔薄白，脉细或细涩为证治要点。

2. 现代应用 常用于偏头疼、紧张性头痛、紧张性头痛、神经性头痛、颈椎性头痛、经前头痛。

3. 不良反应 个别病例服药后谷丙转氨酶轻度升高；偶有口干、口苦、腹痛及腹泻。

【使用注意】孕妇、婴幼儿、哺乳期妇女、肾功能不全及对本品过敏者禁用。心脏病、高血压及过敏体质者慎用。不宜过量或长服。服药期间，忌吸烟饮酒，忌辛辣、油腻食物。宜饭后服用。

【用法用量】口服。丸剂：一次 6g，一日 2～3 次，15 天为一疗程。胶囊剂：一次 2 粒，一日 3 次，2 周为一疗程。

芎菊上清丸《中国药典》

【组成】川芎　菊花　黄芩　栀子　蔓荆子（炒）　黄连　薄荷　连翘　荆芥穗　羌活　藁本　桔梗　防风　甘草　白芷

【功用】清热解表，散风止痛

【主治】上焦风热证。症见恶风身热，偏正头痛，鼻流清涕，耳鸣齿痛，口苦咽干或痛，苔薄黄，脉弦数。

【配伍意义】本方证治外感风邪所致。方中川芎、菊花专清头风，为主药。配以防风、荆芥、薄荷加强祛风功效；黄柏、黄芩、大黄、栀子清上焦积火，引热下行从二便而去；滑石助栀子清利湿热，共为辅药。再配以桔梗清宣肺热，甘草调和诸药。诸药共奏清热解表，散风止痛功效。

【临床应用】

1. 辨证要点 本方是治疗上焦风热证的常用方。以恶风身热，偏正头痛，口苦咽干，舌红苔薄黄，脉弦数为辨证要点。

2. 现代应用 常用于高血压病、神经性头痛、感冒头痛等证属外感风热者。

【使用注意】肝火上攻、风阳上扰者慎用。服药期间忌食辛辣、油腻食物。

【用法用量】饭后服用，一次 6g，一日 2～3 次，15 天为一个疗程。

任务二　平息内风

平息内风剂主要具有镇静止痉、平肝息风作用，适用于内风所致诸证。临床表现多见筋脉拘挛，手足蠕动，头痛，眩晕，脑中热痛，面色如醉，甚至突然昏厥，口眼歪斜，半身不遂等。

镇肝息风汤《医学衷中参西录》

【组成】怀牛膝 30g　生赭石 30g　生龙骨 15g　生牡蛎 15g　生龟板 15g　生杭芍 15g　玄参 15g　天冬 15g　川楝子 6g　生麦芽 6g　茵陈 6g　甘草 4.5g

【功用】镇肝息风，滋阴潜阳。

【主治】类卒中。症见头目眩晕，目胀耳鸣，脑部热痛，面色如醉，心中烦热，或时常噫气，或肢体渐觉不利，口眼渐歪斜；甚或眩晕颠仆，昏不知人，移时始醒，或醒后不能复原，脉弦长有力。

【配伍意义】本方证治为肝肾阴亏，肝阳上亢，肝风内动，气血逆乱所致。肝为风木之脏，体阴而用阳，肝肾阴虚，肝阳偏亢，阳亢化风，风阳上扰，故见头目眩晕、目胀耳鸣、脑部热痛、面红如醉；肾水不能上济心火，心肝火盛，则心中烦热；肝阳偏亢，气血随之逆乱，遂致卒中。治宜镇肝息风为主，佐以滋养肝肾。方中怀牛膝归肝肾经，入血分，性善下行，故重用以引血下行，并有补益肝肾之效，为君药。代赭石之质重沉降，镇肝降逆，合牛膝以引气血下行，急治其标；龙骨、牡蛎、龟板、白芍益阴潜阳，镇肝息风，共为臣药。玄参、天冬下走肾经，滋阴清热，合龟板、白芍滋水以涵木，滋阴以柔肝；肝为刚脏，性喜条达而恶抑郁，过用重镇之品，势必影响其条达之性，故又以茵陈、川楝子、生麦芽清泄肝热，疏肝理气，以遂其性，以上俱为佐药。甘草调和诸药，合生麦芽能和胃安中，以防金石、介类药物碍胃，为使药。诸药合用，共奏镇肝息风、滋阴潜阳之功。

【临床应用】

1. 辨证要点 本方是治疗肝肾阴虚，肝阳上亢化风所致类卒中的代表方。无论是卒中之前，还是卒中之时，抑或卒中之后，皆可运用。以头目眩晕，脑部热痛，面色如醉，脉弦长有力为证治要点。

2. 现代应用 常用于治疗高血压、脑血栓形成、脑出血、血管神经性头痛等证属肝肾阴虚、肝风内动者。

3. 不良反应 少数人内服可引起药疹。

【使用注意】气虚血瘀之风，不宜使用本方。

【用法用量】水煎服。

【其他剂型】镇肝息风丸，镇肝息风胶囊。

【方歌】镇肝息风芍天冬，玄参牡蛎赭茵供，麦归膝草龙川楝，肝风内动有奇功。

天麻钩藤颗粒《部颁药品标准》

【组成】天麻 钩藤 石决明 栀子 黄芩 牛膝 盐杜仲 益母草 桑寄生 首乌藤 茯苓

【功用】平肝息风，清热活血，补益肝肾。

【主治】肝阳偏亢，肝风上扰证。症见头痛，眩晕，失眠，舌红苔黄，脉弦。

【配伍意义】本方证治为肝肾不足，肝阳偏亢，风阳上扰清空所致。肝肾不足，肝阳偏亢，火热上扰，以致头痛、眩晕；肝阳偏亢，神志不安，故夜寐多梦，甚至失眠。治宜平肝息风为主，配合清热活血，补益肝肾为法。方中天麻、钩藤具有平肝息风、通络止痛之功，为君药。石决明性味咸平，功能平肝潜阳，除热明目，与天麻、钩藤合用，加强平肝息风之力；川牛膝引血下行，直折阳亢，共为臣药。栀子、黄芩清热泻火，使肝经之热不致上扰；益母草活血利水；杜仲、桑寄生补益肝肾；夜交藤、朱茯神安神定志，均为佐药。诸药合用，共奏平肝息风、清热安神之功。

【临床应用】

1. 辨证要点 本方是治疗肝阳偏亢，肝风上扰的常用方。以头痛，眩晕，失眠，舌红苔黄，脉弦为证治要点。

2. 现代应用 常用于治疗高血压、脑血栓形成、脑出血、脑梗死、面神经痉挛、围绝经期综合征、高脂血症、脊椎病等病症属肝阳偏亢、肝风上扰者。

【使用注意】血虚头痛者、阴虚动风者忌用。服药期间，饮食宜清淡，戒恼怒，节房事。

 实例分析 15 - 1

实例 患者，男，54岁，头痛头晕三年之久，烦躁易怒，睡眠不宁，多梦纷纭，西医诊断为原发性高血压，常服用降压及镇静止痛药，现头痛头胀剧烈，眩晕欲仆，烦热面赤，夜寐不宁，噩梦纷纭，舌质暗，脉弦劲而数。证属肝阳上亢，肝风萌动，以天麻钩藤颗粒为处方治疗。

问题 上述用药正确吗？在服用天麻钩藤颗粒时需要注意什么？

答案解析

【用法用量】口服。一次10g，开水冲化。一日3次。或遵医嘱。

【其他剂型】天麻钩藤胶囊。

【方歌】天麻钩藤石决明，杜仲牛膝桑寄生，栀子黄芩益母草，茯神夜交安神宁。

再造丸《中国药典》

【组成】蕲蛇肉20g 全蝎15g 地龙5g 人工麝香5g 醋穿山甲10g 人工牛黄2.5g 朱砂10g 天麻20g 防风20g 羌活20g 白芷20g 川芎20g 葛根15g 麻黄20g 肉桂20g 细辛10g 附子（附片）10g 油松节10g 桑寄生20g 骨碎补（炒）10g 粉萆薢20g 当归10g 赤芍10g 片姜黄2.5g 血竭7.5g 三七5g 乳香（制）10g 没药（制）10g 人参20g 黄芪20g 白术（炒）18g 茯苓10g 甘草20g 天竺黄10g 制何首乌20g 熟地黄20g 玄参20g 檀香5g 黄连20g 大黄20g 化橘红40g 醋青皮10g 沉香10g 广藿香20g 母丁香10g 冰片2.5g 乌药10g 水牛角浓缩粉15g 醋龟甲10g 炒僵蚕10g 豆蔻10g 草豆蔻20g 香附（醋制）10g 两头尖（醋制）20g 建曲40g 红曲5g 威灵仙（酒炒）15g 豹骨（油炙）10g

【功用】祛风化痰，活血通络。

【主治】风痰阻络所致卒中。症见口眼歪斜，半身不遂，手足麻木，疼痛拘挛，语言謇涩，四肢麻木，头痛脊强，四肢拘急，关节疼痛，舌淡苔薄腻，脉弦细。

【配伍意义】本方证治为风痰阻络所致。风痰阻络气血津液逆乱，血瘀则出现口眼歪斜，半身不遂，手足麻木，疼痛拘挛等症。治宜祛风化痰，活血通络。本方以蕲蛇肉、豹骨、桑寄生、僵蚕以祛风化痰、活血通络，共为君药。辅以肉桂、附子辛温大热，善补元阳；龟板、元参、首乌滋阴凉血，以麻黄、防风、葛根、羌活、白芷、细辛等透肌表以发散风寒，合为臣药。松节、威灵仙、草薢等益肝肾、祛风湿以利行则血行；三七、血竭、乳香、没药等以活血散血，通痹止痛；十全大补汤等以补气养血，以培本扶元；全蝎、天麻、天竺黄、橘红等以息内蕴之风痰，镇静安神；麝香、冰片以芳香开窍，共为佐药。诸药合用，共奏化痰祛风、活血通络之功。

【临床应用】

1. 辨证要点 本方是治疗风痰阻络所致卒中的代表方。以半身不遂，口眼歪斜，语言謇涩，舌淡苔白腻，脉弦细为证治要点。

2. 现代应用 常用于卒中、卒中后遗症、风湿性关节炎、类风湿关节炎、冠心病、心绞痛等证属风痰瘀阻、正气亏虚者。

3. 不良反应 偶见咽干口苦、心烦易怒、多梦失眠、便秘、纳差等。

【使用注意】孕妇禁用。

【用法用量】口服。一次9g，一日2次。

人参再造丸《中国药典》

【组成】人参 黄芪 白术（麸炒） 茯苓 何首乌（制） 当归 熟地黄 龟甲（醋制） 豹骨（制） 桑寄生 骨碎补（炒） 天麻 胆南星 僵蚕（炒）地龙 全蝎 天竺黄 三七 川芎 赤芍 片姜黄 乳香（醋制） 没药（醋制） 血竭 酒蕲蛇 白芷 羌活 威灵仙 麻黄 防风 葛根 萆薢（粉） 细辛 母丁香 乌药 青皮 沉香 香附（醋制） 檀香 草豆蔻 豆蔻 橘红 广藿香 六神曲（麸炒） 附子（制） 肉桂 人工麝香 冰片 朱砂 琥珀 牛黄 水牛角浓缩粉 黄连 大黄 玄参 甘草

【功用】益气养血，祛风化痰，活血通络。

【主治】卒中。症见口舌歪斜，半身不遂，手足麻木，疼痛，拘挛，言语不清。

【配伍意义】本方证治为气虚血瘀，风痰阻络所致。年老体弱，或久病气血亏损，元气耗伤，无以上荣，故脑脉失养。气为血之帅，气行则血行，气虚则运血无力，血流不畅，而致脑脉瘀滞不通。过食肥甘厚腻，致使脾胃受伤，脾失运化，痰浊内生；或素体肝旺，气机郁结，克伐脾土，痰浊内生。阴血亏虚则阴不制阳，内风动越，携痰浊瘀血上扰清窍，窜扰经络，突发本病。痰阻血瘀，经脉痹阻，气血运行不畅，筋骨肌肉失养，故生半身不遂、偏身麻木、语言謇涩、口舌歪斜诸症。治宜益气养血，祛风化痰，活血通络。方中人参、黄芪、白术（炒）、茯苓，善益气健脾为君药；何首乌（制）、当地黄、龟甲，善滋养阴血；制豹骨、桑寄生、炒骨碎补，善补益肝肾、强筋壮骨，合而用之，善补气养血，强壮筋骨。天麻、胆南星、炒僵蚕、地龙、全蝎、天竺黄，善化痰息风、祛风通络；牛黄、水牛角浓缩粉、黄连、大黄、玄参，善清热泻火解毒，凉肝息风定惊；三七、川芎、赤芍、片姜黄、制乳香、制没药、血竭，善活血化瘀、通络止痛；人工麝香、冰片，善开窍醒神、活血通经、止痛；酒蕲蛇、白芷、羌活、威灵仙、麻黄、防风、细辛、葛根、粉萆薢，善祛风除湿、舒筋活络、止痛；制附子、肉桂，善温阳通络，合而用之，能祛风化活血通络。朱砂、琥珀，既重镇安神定惊，又活血化瘀。以上诸药为臣药，共同发挥养血补血、助阳化气之功。母丁香、乌药、青皮、沉香、制香附、檀香，辛温芳香，善温中理气止痛；草豆蔻、豆蔻、橘红、广藿香、炒六神曲，辛香温散，善化湿醒脾、调中和胃。以上诸药为佐药，合而用之，既行滞气、散脾湿，以杜绝生痰之源；又健脾开胃，以顾护脾胃，防众药伤中。甘草为使药，甘平，既补气，又调和诸药。全方配伍，补虚祛邪两相兼，共奏益气养血、祛风化痰、活血通络之功。

【临床应用】

1. **辨证要点**　本方主治气虚血瘀，风痰阻络所致卒中。以口眼歪斜，半身不遂，手足麻木，疼痛，拘挛，言语不清为证治要点。

2. **现代应用**　常用于冠心病心绞痛证属心气虚乏、血瘀络阻者。亦用于脑梗死恢复期，证属卒中中经络，气虚血瘀者。

【使用注意】本品所含朱砂有毒，故孕妇禁用，不宜过量或长期服用。肝阳上亢、肝风内动所致卒中及风湿热痹者慎用。

【用法用量】口服。一次1丸，一日2次。

抗栓再造丸《中国药典》

【组成】红参　黄芪　胆南星　穿山甲（烫）　牛黄　冰片　水蛭（烫）　麝香　丹参　三七　大黄　地龙　苏合香　全蝎　葛根　穿山龙　当归　牛膝　何首乌　乌梢蛇　桃仁　朱砂　红花　土鳖虫　天麻　细辛　威灵仙　草豆蔻　甘草。

【功用】活血化瘀，舒筋通络，息风镇痉。

【主治】卒中。症见手足麻木，步履艰难，瘫痪，口眼歪斜，言语不清；卒中恢复期及后遗症见上述证候者。

【配伍意义】本方证治瘀血阻窍、脉络失养所致的卒中。方中穿山甲（烫）、水蛭（烫）、麝香、丹参、三七、当归、牛膝、桃仁、红花、土鳖虫为君药，发挥活血化瘀、破血的作用；胆南星、牛黄、冰片、苏合香、全蝎、葛根、穿山龙、乌梢蛇、朱砂、天麻、细辛、威灵仙为臣药，发挥息风镇痉、通络的作用；大黄、何首乌、草豆蔻为佐药，发挥凉血、养血、行气的作用。诸药合用，达到活血化瘀、舒筋通络、息风镇痉作用。

【临床应用】

  1. 辨证要点　本方主治瘀血阻窍、脉络失养所致的卒中。以手足麻木，步履艰难，瘫痪，口眼歪斜，言语不清为证治要点。

  2. 现代应用　卒中恢复期及后遗症，证属瘀血阻窍、脉络失养者。

  【使用注意】本品所含朱砂、土鳖虫、全蝎、水蛭等有毒，故孕妇禁用，不宜过量或久用。年老体弱、阴虚风动者慎用。

  【用法用量】口服。一次 3g，一日 3 次。

目标检测

答案解析

一、选择题

（一）A 型题

1. 肝阳上亢所致的头痛宜用（　　）

  A. 消风散   B. 天麻钩藤颗粒   C. 川芎茶调散

  D. 羚角钩藤汤   E. 再造丸

2. 天麻钩藤颗粒的功用是（　　）

  A. 平肝息风，清热活血，补益肝肾

  B. 平肝潜阳，醒脑安神，补益肝肾

  C. 平肝息风，镇心安神，补益肝肾

  D. 理气解郁，宽中除满，清热活血

  E. 疏风活血，通络止痛，清热活血

3. 关于天麻钩藤颗粒的配伍特点，下列说法错误的是（　　）

  A. 天麻善平肝息风，通络止痛   B. 钩藤为君药

  C. 石决明质重潜阳，为臣药   D. 栀子、黄芩可补肝益肾

  E. 组方符合"血行风自灭"之理

4. 外感风邪所致的头痛，或有恶寒，发热，鼻塞宜用（　　）

  A. 四逆散   B. 正天丸   C. 川芎茶调散

  D. 蛇胆陈皮胶囊   E. 小柴胡片

5. 川芎茶调散的君药是（　　）

  A. 川芎、羌活   B. 川芎、白芷   C. 川芎

  D. 羌活、白芷   E. 川芎、羌活、白芷

6. 肝火上攻、风阳上扰头痛者慎用的治风剂是（　　）

  A. 正天丸   B. 川芎茶调散   C. 松龄血脉康胶囊

  D. 再造丸   E. 芎菊上清丸

7. 治疗外感风邪、瘀血阻络所致头痛首选（　　）

  A. 再造丸   B. 天麻钩藤颗粒   C. 正天丸

  D. 川芎茶调散   E. 芎菊上清丸

8. 外感风邪所致的头痛应选（ ）

    A. 川芎茶调散　　　　　　　　B. 越鞠丸　　　　　　　　　C. 天麻钩藤颗粒

    D. 正天丸　　　　　　　　　　E. 脑立清丸

（二）X型题

9. 天麻钩藤颗粒的注意事项是（ ）

    A. 血虚头痛者、阴虚动风者忌用

    B. 孕妇及体弱虚寒者忌用

    C. 戒烟酒，戒恼怒，节房事

    D. 气血不足证者慎用

    E. 肾精亏虚所致头晕、耳鸣者，体弱、虚寒者慎用

二、问答题

1. 川芎茶调散中治各经头痛的药有哪些？

2. 试分析下列方剂的名称、功效、主治和君药：当归、生地、防风、蝉蜕、知母、苦参、胡麻、荆芥、苍术、牛蒡子、石膏各6g，甘草、木通各3g。

书网融合……

知识回顾　　　　　习题

（闫　晨）

项目十六　祛湿剂 🅔 微课16

学习引导

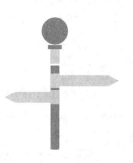

　　湿属阴邪，易阻遏气机，损伤阳气。湿性类水，水性就下，且其质重浊，故湿邪有下趋之势，易于伤及人体的阴位。湿性黏滞，湿病症状多黏腻不爽，病程迁延时日，缠绵难愈。湿邪犯表，则令人头重身困，四肢酸楚，身不扬；若湿滞经络，流注关节，则关节酸痛，沉重，活动不利，痛处不移；若湿流下焦，则小便混浊，不利，大便溏泄，或下利脓血，甚至妇人带下黏稠腥秽等。祛湿剂中多配伍理气药物，以求气化则湿化水行之效。

　　本项目主要介绍祛湿剂的分类，常用祛湿剂的组成、功用、主治、配伍意义和临床应用。

📖 学习目标

　　1. **掌握**　藿香正气散、平胃散、茵陈蒿汤、苓桂术甘汤、真武汤的组成、功用、主治、配伍意义和临床应用。

　　2. **熟悉**　祛湿剂的概念、适用范围、分类及应用注意事项；三仁汤、八正合剂、五苓散、萆薢分清饮的组成、功用、主治、主要配伍意义和临床应用。

　　3. **了解**　癃闭舒胶囊、三金片、癃清片、茵栀黄口服液、茵陈五苓丸、消炎利胆片、肾炎四味片、肾炎康复片的组成和主治。

　　凡具有化湿行水、通淋泄浊等作用，用治湿证的一类方剂，统称为祛湿剂。属于"八法"中"消法"。

　　祛湿剂为治疗湿邪致病而设。湿邪致病有内湿、外湿之分。外湿者，多因久居湿处、天雨湿蒸、冒雾涉水、汗出沾衣、水中作业等，致湿邪从肌表经络侵入人体为病；内湿者，多因恣啖生冷、酒酪过度、肥甘失节、脾胃失运致病。湿邪为病，常与风、寒、暑、热等邪相合，且体质有虚实强弱之分，病位有表里上下之异，病情有寒化、热化之别。根据湿邪致病特点及兼夹病证的不同，故祛湿剂可分为化湿和胃、清热祛湿、利水渗湿、温化寒湿四类。

　　湿邪重浊黏滞，易阻碍气机，故祛湿剂中常配伍理气药，以求气化则湿亦化。祛湿剂常以芳香温燥或甘淡渗利之药组成，易于耗伤阴液，故素体阴虚津亏、病后体弱及孕妇水肿等，均当慎用。

任务一　化湿和胃

　　化湿和胃剂主要具有芳香化湿、理气和胃的作用，适用于湿阻内盛、脾胃失运所致的湿阻中焦证。

临床表现多见脘腹痞满，嗳气吞酸，呕吐泄泻，食少体倦等。

藿香正气散《太平惠民和剂局方》

【组成】藿香（去土）90g　大腹皮30g　白芷30g　紫苏30g　茯苓（去皮）30g　半夏曲60g　白术60g　陈皮（去白）60g　厚朴（去粗皮，姜汁炙）60g　苦桔梗60g　甘草（炙）75g

【功用】解表化湿，理气和中。

【主治】外感风寒，内伤湿滞证。症见恶寒发热，头痛，脘闷食少，霍乱吐泻，腹胀腹痛，舌苔白腻，脉浮或濡缓，或山岚瘴疟等。

【配伍意义】本方证治为外感风寒，内伤湿滞，以致营卫不和，脾胃运化失常所致。由于外感风寒，卫阳被郁，故恶寒发热、头痛、脉浮；湿浊中阻，脾胃升降失常，清浊不分，则霍乱吐泻、脘闷食少、腹胀腹痛；舌苔白腻，脉浮均为表寒里湿之征。治宜解表散寒，芳香化湿，兼以和中理气。方中重用藿香辛温解表，芳香化湿，和胃止呕，既能外散风寒，又能内化湿浊，兼升清降浊而善止吐泻，为君药。紫苏、白芷辛香发散，助藿香解表化湿，共为臣药。半夏曲、陈皮燥湿和胃，降逆止呕；白术、茯苓健脾祛湿；厚朴、大腹皮、桔梗行气化湿，畅中消胀，共为佐药。甘草调和诸药，以姜、枣煎汤送服，能调和脾胃与营卫，俱为使药。诸药合用，共奏解表化湿，理气和中之功。

【临床应用】

1. 辨证要点　本方是治疗湿滞脾胃证的基础方。以脘腹胀满，不思饮食，舌苔白厚而腻为证治要点。

2. 现代应用　常用于治疗慢性胃炎、胃及十二指肠溃疡等证属湿滞脾胃者。

【使用注意】湿热霍乱与伤食吐泻者，不宜使用本方。

【用法用量】共为细末，每服6g，生姜、大枣煎汤送服，每日3次。

【其他剂型】藿香正气丸，藿香正气合剂，藿香正气滴丸，藿香正气软胶囊，藿香正气口服液。

【方歌】藿香正气大腹苏，甘桔陈苓术朴俱，夏曲白芷加姜枣，感伤岚瘴力能驱。

 实例分析 16 - 1

实例　张某，男，46岁。以"恶寒、腹痛、腹泻2周"为主诉就诊。2周前因未及时添加衣服，加之饮食生冷后，出现恶寒、低热，体温37.3℃，胃肠部不适，隐隐作痛，时有呕吐，大便稀薄，每日2~3次。在社区门诊就诊，予感冒冲剂、附子理中丸、诺氟沙星等，并静脉补液不见好转。症见恶寒，发热，头重痛，脘腹隐痛，腹泻每日2~3次呈稀水样，口淡不渴，舌苔白腻。血常规及大便常规无明显异常。辨证属外感风寒，内伤湿滞。治当解表化湿，理气和中。方用藿香正气散加减，2剂，水煎服。第3天复诊时诸症状消失，基本痊愈。为巩固疗效，嘱其服藿香正气水，每次2支，每日3次，连服5天。随访未复发。

问题　结合病例分析并解释为何予感冒冲剂、附子理中丸、诺氟沙星等药物不见好转？

答案解析

平胃散《太平惠民和剂局方》

【组成】苍术（去粗皮，米泔浸二日）15g　厚朴（去粗皮，姜汁制，炒香）9g　陈皮（去白）9g　甘草（锉，炒）6g

【功用】燥湿运脾，行气和胃。

【主治】湿滞脾胃证。症见脘腹胀满，不思饮食，恶心呕吐，嗳气吞酸，倦怠嗜卧，大便溏薄，舌苔白腻而厚，脉缓。

【配伍意义】本方证治为湿困脾胃，运化失常，气机阻滞，胃失和降所致。由于饮食不节，或过食生冷，以致脾阳不运，湿浊阻于中焦，故见脘腹胀满、不思饮食；胃失和降，则恶心、呕吐、嗳气吞酸；湿邪重浊，湿困脾阳，故倦怠嗜卧；湿邪下注，则自利便溏；舌苔白腻，脉缓，均为湿阻中焦之象。治宜燥湿健脾，行气和胃。方中重用苍术燥湿健脾以助运化，为君药。厚朴行气化湿，消除胀满，助苍术燥湿健脾之功，为臣药。陈皮行气化湿，为佐药。甘草甘缓和中，调和诸药，为使药。另外，煎加生姜、大枣，功可调和脾胃。诸药共用，共奏燥湿运脾、行气和胃之功。

【临床应用】

1. 辨证要点 本方是治疗湿滞脾胃证的基础方剂。以脘腹胀满，不思饮食，舌苔白厚而腻为证治要点。

2. 现代应用 常用于治疗慢性胃炎、消化道功能紊乱、胃及十二指肠溃疡等证属湿滞脾胃者。

【使用注意】本方辛苦性温燥，易伤阴耗血，阴虚气滞者忌用。失血过多、孕妇均不宜使用。

【用法用量】共为细末，每服6g，姜枣煎汤送服。每日2次，饭前服。

【方歌】平胃散用朴陈皮，苍术甘草姜枣齐，燥湿运脾除胀满，调胃和中此方宜。

即学即练 16 - 1

答案解析

平胃散与藿香正气散的组成药物中含有的共同药物是（　　）

A. 藿香、陈皮　　　　　　　B. 厚朴、陈皮　　　　　　　C. 甘草、大腹皮

D. 苍术、白术　　　　　　　E. 陈皮、白术

任务二　清热祛湿

清热祛湿剂主要具有清热利湿作用，适用于湿热外感，或湿热内盛，或湿热下注所致的湿温、黄疸、热淋、泄泻等。临床表现多见胸闷腹胀，呕恶泄泻，面目悉黄，小便短赤，溺时涩痛，癃闭不通等。

茵陈蒿汤《伤寒论》

【组成】茵陈18g　栀子9g　大黄6g

【功用】清热，利湿，退黄。

【主治】湿热黄疸证。症见目黄身黄，黄色鲜明，食少呕恶，腹微满，口中渴，小便黄赤，舌苔黄腻，脉滑数。

【配伍意义】本方证治为湿热蕴结肝胆所致。由于湿热壅滞中焦，熏蒸肝胆，胆汁外溢肌肤，则见身目俱黄，黄色鲜明；湿热壅滞中焦，腑气不通，故食少呕恶腹满；口渴，舌苔黄腻，脉沉数均为内有湿热之象。治宜清利湿热。方中重用茵陈为君药，清热利湿退黄，为治疗湿热黄疸之要药，重用为君药。栀子清利三焦，使湿热之邪从小便而出，为臣药。大黄泻热通便，使湿热之邪由大便而下，为佐

药。三药合用，共奏清热、利湿、退黄之功。

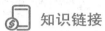 **知识链接**

"阴黄"与"阳黄"

《内经》中对黄疸已有初步认识。《素问·平人气象论》中指出："目黄者，曰黄疸。"黄疸的分类，在《金匮要略》中分为黄疸、谷疸、酒疸、女劳疸、黑疸五种。以后又有二十八候，九疸三十六黄的分类。说明前人通过实践，对黄疸这一症状的观察和描述是非常细致的。元代《卫生宝鉴》根据本症的性质，概括为阳症和阴症两大类，就是现代所说的"阳黄"与"阴黄"。阳黄为湿从热化，属于热证、实证，黄色鲜明，如橘皮。发病急，病程较短，常伴有发热、口干苦、舌苔黄腻、脉濡数。阴黄为湿从寒化，属于寒证、虚证，黄色晦暗，病程较长，病势缓慢，常伴有形寒神疲、腹胀、便溏、舌苔白腻、舌质淡、脉沉而迟等。

【临床应用】

1. 辨证要点　本方为治疗湿热黄疸常用方。以一身面目俱黄，黄色鲜明，小便短赤，苔黄腻，脉滑数为证治要点。

2. 现代应用　常用于治疗急慢性黄疸型肝炎、胆囊炎、胆石症、钩端螺旋体病、疟疾等证属湿热蕴结者。

【使用注意】本方药性寒凉，阴黄证不宜使用。

【用法用量】水煎服。

【方歌】茵陈蒿汤治阳黄，栀子大黄组成方，栀子柏皮加甘草，茵陈四逆治阴黄。

三仁汤《温病条辨》

【组成】杏仁12g　飞滑石18g　白通草6g　白蔻仁6g　竹叶6g　厚朴6g　生薏苡仁18g　半夏10g

【功用】宣畅气机，清利湿热。

【主治】湿重于热之湿温病。症见头痛恶寒，身重疼痛，午后身热，胸闷不饥，面色淡黄，苔白不渴，脉弦细而濡。

【配伍意义】本方证治为湿温初起，邪在气分，湿重于热所致。湿温初起，卫阳被湿邪郁遏，故恶寒头痛、身重头痛；湿遏热伏，而午后身热；湿邪阻遏气机，则胸闷不饥；舌苔白腻，脉弦细而滑，均为湿重之象。湿温发病每与脾虚湿停有关，其病位为卫气同病而以气分为主，以湿热阻遏气机为病理特征，其中三焦气化受阻最为关键。治宜宣畅通利三焦。方用"三仁"为君，其中杏仁苦辛，善入肺经以宣上；白蔻仁芳香苦辛，化湿醒脾以畅中；薏苡仁甘淡渗利，渗湿理脾以渗下。半夏、厚朴，辛苦性温，散满除痞，行气化湿，共为臣药。通草、滑石、竹叶甘寒淡渗，清利下焦，引热下行，俱为佐药。诸药合用，宣上、畅中、渗下，共奏宣畅气机、清利湿热之功。

【临床应用】

1. 辨证要点　本方是治疗湿温初起，邪在气分，湿重于热之证的代表方。以头痛，身重，午后身热，胸闷不饥，苔白不渴，脉弦细而濡为证治要点。

2. 现代应用　常用于治疗肠伤寒、胃肠炎、肾盂肾炎、布氏杆菌病及关节炎等证属湿重于热者。

【使用注意】热重湿轻者不宜使用。

【用法用量】水煎服。

【方歌】三仁杏蔻薏苡仁，朴夏白通滑竹伦，水用甘澜扬百遍，湿温初期法堪遵。

八正合剂《中国药典》

【组成】川木通118g 车前子（炒）118g 瞿麦118g 萹蓄118g 滑石118g 灯心草118g 栀子118g 大黄118g 甘草118g。

【功用】清热，利尿，通淋。

【主治】湿热淋证。症见小便短赤，淋沥涩痛，甚则癃闭不通，小腹急满，口燥咽干，舌苔黄腻，脉滑数。

【配伍意义】本方证治为湿热下注，蕴结膀胱所致。膀胱乃津液之府，由于湿热下注，蕴结膀胱，水道不利，则尿频涩痛、淋漓不畅，甚则癃闭不通，小腹急满；邪热内蕴，津液耗损，故口燥咽干；苔黄腻，脉滑数均为湿热之象。治宜清热利尿通淋。方中萹蓄、瞿麦苦寒清利，善清膀胱湿热，能利小便、去淋浊、通癃闭，为君药。木通、滑石、车前子能清热利尿，利窍通淋，为臣药。大黄通腑泄热，化瘀止痛，利小便；栀子清泻三焦之火，利尿滑肠；灯心草清热利尿通淋；三药合用，清热泻火，导热下行，使湿热之邪从二便分消，共为佐药。使以甘草和药缓急、清热解毒。诸药合用，共奏清热、利尿、通淋之功。

【临床应用】

1. 辨证要点 本方是治疗湿热淋证的常用方。以小便浑赤，淋沥涩痛，苔黄腻，脉滑数为证治要点。

2. 现代应用 常用于治疗急性膀胱炎、尿道炎、前列腺炎、泌尿系结石、肾盂肾炎等证属湿热者。

【使用注意】孕妇禁用。儿童、老年人及久病体虚者慎用。服药期间，忌烟酒、油腻食物，多饮水，避免劳累。不宜久服。

【用法用量】口服。一次15~20ml，一日3次，用时摇匀。

【其他剂型】八正散。

【方歌】八正木通与车前，萹蓄大黄滑石研，草梢瞿麦兼栀子，煎加灯草痛淋蠲。

癃闭舒胶囊《中国药典》

【组成】补骨脂 益母草 金钱草 海金沙 琥珀 山慈菇

【功用】益肾活血，清热通淋。

【主治】肾气不足、湿热瘀阻之癃闭。症见尿频，尿急，尿痛，尿线细，伴腰膝酸软，小腹拘急疼痛；前列腺增生见上述证候者。

【配伍意义】本方证治为肾气不足、湿热瘀阻所致。肾与膀胱相表里，肾气不足则膀胱气化无力；湿热蕴结膀胱，膀胱气化不利，则尿频、尿急、尿痛、尿线细，甚则癃闭不通，小腹胀急；腰膝酸软为肾气不足之征。治宜温肾化气，清热通淋，活血化瘀止痛。方中补骨脂、益母草温补缩尿，散瘀清利，共为君药。琥珀、金钱草、海金沙助君药化瘀通淋利尿之力，俱为臣药。山慈菇微辛甘寒，善清热解毒散结，具清解消散之效，为佐药。诸药合用，温补、消散、清利于一体，共奏益肾活血、清热通淋之功。

【临床应用】

1. 辨证要点 本方为治疗肾气不足、湿热瘀阻之癃闭常用方。以腰膝酸软，尿频，尿急，尿痛，尿线细，伴小腹拘急疼痛为证治要点。

2. 现代应用 常用于治疗前列腺增生症属肾气不足、湿热瘀阻者。

【使用注意】 孕妇与出血证、有肝肾功能损害者忌用。脾虚下陷、肺热壅盛、肝郁气滞所致之癃闭慎用。服药期间，忌饮酒及食用辛辣、生冷、油腻食物。慢性肝脏疾病患者慎用。

【用法用量】 口服。一次 3 粒，一日 2 次。

【其他剂型】 癃闭舒片。

三金片《中国药典》

【组成】 菝葜　金沙藤　金樱根　羊开口　积雪草

【功用】 清热解毒，利湿通淋，益肾。

【主治】 下焦湿热之热淋。症见小便短赤，淋沥涩痛，尿急频数，舌苔黄腻，脉滑数。

【配伍意义】 本方证治为湿热下注所致之热淋。湿热蕴结下焦，则见小便短赤、淋沥涩痛、尿急频数。治宜清热解毒，利湿通淋。方中菝葜甘微苦，有利湿祛浊，解毒散瘀，利小便之功；羊开口清热解毒，利水通淋，共为君药；积雪草、金沙藤甘寒，清热利湿，消肿解毒，善治湿热下注于膀胱所致的小便淋漓涩痛，俱为臣药。金樱根固精涩肠，为佐药。全方配伍，共奏利尿通淋、清热解毒之效。

【临床应用】

1. 辨证要点 本方为治疗下焦湿热所致之热淋常用方。以尿频，尿急，淋沥涩痛，舌苔黄腻，脉滑数为证治要点。

2. 现代应用 常用于治疗急慢性肾盂肾炎、膀胱炎、尿路感染等证属湿热下注者。

【使用注意】 服药期间注意肝肾功能的监测。

【用法用量】 口服。小片一次 5 片，大片一次 3 片，一日 3 ~ 4 次。

【其他剂型】 三金颗粒，三金胶囊。

癃清片《中国药典》

【组成】 泽泻　车前子　败酱草　金银花　牡丹皮　白花蛇舌草　赤芍　仙鹤草　黄连　黄柏

【功用】 清热解毒，凉血通淋。

【主治】 下焦湿热所致的热淋，症见尿频，尿急，尿痛，腰痛，小腹坠胀；亦用于慢性精浊湿热蕴结兼瘀血证，症见小便频急，尿后余沥不尽，尿道灼热，会阴少腹腰骶部疼痛或不适。

【配伍意义】 本方证治为湿热下注所致之热淋，以及湿热蕴结兼瘀血证之慢性精浊。湿热蕴结下焦，则见尿频、尿急、尿痛、腰痛、小腹坠胀，或小便频急，尿后余沥不尽，尿道灼热，会阴少腹腰骶部疼痛或不适。治宜清热解毒，凉血通淋。方中泽泻、车前子利水渗湿；金银花、败酱草、黄连、黄柏、白花蛇舌草清热解毒燥湿；赤芍、牡丹皮清热凉血，活血散瘀；仙鹤草止血解毒；诸药合用，共奏清热解毒、凉血通淋之功效。

【临床应用】

1. 辨证要点 本方为治疗下焦湿热所致热淋或湿热蕴结兼瘀血证之慢性精浊的常用方。以尿频，尿急，尿痛，腰痛，小腹坠胀，或小便频急，尿后余沥不尽，尿道灼热，会阴少腹腰骶部疼痛或不适为证治要点。

2. 现代应用 常用于治疗急慢性肾盂肾炎、膀胱炎、尿路感染等证属湿热下注者。

【使用注意】 体虚胃寒者不宜服用。服药期间饮食宜清淡，忌烟酒及辛辣油腻食品，以免助湿生热。

【用法用量】 口服。一次 6 片，一日 2 次；重症：一次 8 片，一日 3 次。

茵栀黄口服液 《中国药典》

【组成】 茵陈提取物 12g　栀子提取物 6.4g　黄芩提取物（以黄芩苷计）40g　金银花提取物 8g

【功用】 清热解毒，利湿退黄。

【主治】 肝胆湿热所致之黄疸。症见一身面目俱黄，黄色鲜明，胸胁胀痛，恶心呕吐，小便短赤，舌苔黄腻，脉滑数。

【配伍意义】 本方证治为湿热瘀毒蕴结肝胆，胆汁外溢所致。湿热熏蒸肝胆，胆汁不循常道而溢于肌肤，则见黄疸。治宜清热利湿退黄。方中茵陈苦寒降泄，长于清热祛湿、利胆退黄，是治疗黄疸之要药，为君药。栀子苦寒清利，善清三焦之火，引湿热从小便下利；黄芩苦寒清泄，能清热燥湿、泻火解毒，兼可利胆，共为臣药。金银花甘寒质轻，清热解毒，以增君臣药之力，为佐药。诸药合用，共奏清热解毒、利湿退黄之效。

【临床应用】

1. 辨证要点　本方为治疗肝胆湿热所致之黄疸常用方。以一身面目俱黄，黄色鲜明，小便短赤，舌苔黄腻，脉滑数为证治要点。

2. 现代应用　常用于治疗急慢性黄疸型传染性肝炎、胆囊炎、胆结石等所引起的黄疸证属肝胆湿热者。

【使用注意】 阴黄者不宜使用。用药期间，忌饮酒与食辛辣油腻食物。

【用法用量】 口服。一次 10ml，一日 3 次。

【其他剂型】 茵栀黄颗粒，茵栀黄软胶囊，茵栀黄泡腾片，茵栀黄注射液。

茵陈五苓丸 《部颁药品标准》

【组成】 茵陈　茯苓　白术（炒）　泽泻　猪苓　肉桂

【功用】 清湿热，利小便。

【主治】 肝胆湿热、脾肺郁结之黄疸。症见身目悉黄，脘腹胀满，小便不利，舌苔黄腻，脉滑数。

【配伍意义】 本方证治为肝胆湿热、脾肺郁结所致。湿热蕴结肝胆，疏泄不利，故身目悉黄；脾肺郁结，则脘腹胀满、小便不利；舌苔黄腻，脉滑数为湿热蕴结之证。治宜清湿热，利小便。方中茵陈苦寒，清湿热，理郁结，利胆退黄，为治黄疸之要药，为君药。泽泻清热利湿；猪苓利水渗湿。两药相合，以助君药清利退黄之力，俱为臣药。茯苓利水渗湿，健脾；白术健脾益气，利水消肿；肉桂温阳通脉，化气行水。三者合用，既温阳燥湿利水以助君臣药祛除水湿，又助阳健脾使水湿得以运化，均为佐药。诸药合用，共奏清湿热、利小便之功。

【临床应用】

1. 辨证要点　本方为治疗肝胆湿热、脾肺郁结所致之黄疸常用方。以身目悉黄，脘腹胀满，小便不利，舌苔黄腻，脉滑数为证治要点。

2. 现代应用　常用于治疗脂肪肝、传染性肝炎等证属肝胆湿热、脾肺郁结者。

【使用注意】 孕妇慎用。服药期间，忌饮酒及辛辣、油腻食物。

【用法用量】 口服。一次 6g，一日 2 次。

消炎利胆片 《中国药典》

【组成】 溪黄草 868g　穿心莲 868g　苦木 868g

【功用】 清热，祛湿，利胆。

【主治】肝胆湿热所致之胁痛、口苦；急性胆囊炎、胆管炎见上述证候者。

【配伍意义】本方证治为湿热内结肝胆所致。湿热内阻，疏泄失司，气机不畅，则胁肋灼热胀痛；湿热郁蒸，胆气上溢，则口苦。治宜清利肝胆湿热。方中溪黄草清热利湿退黄，凉血散瘀利胆，为君药；穿心莲苦寒，善清热解毒，燥湿泻火，为臣药；苦木苦寒，清热祛湿解毒。三药合用，共奏清热、利湿、利胆之功。

【临床应用】

1. 辨证要点　本方为治疗肝胆湿热所致之胁痛、口苦代表方。以胁痛，口苦，舌苔黄腻，脉滑数为证治要点。

2. 现代应用　常用于治疗急性肝炎、急性胆囊炎、胆管炎等证属肝胆湿热者。

【使用注意】用药期间，忌饮酒及辛辣、油腻食物。

【用法用量】口服。一次15.6g，一日3次。

【其他剂型】消炎利胆颗粒，消炎利胆胶囊。

任务三　利水渗湿

利水渗湿剂主要具有通利小便、行水利湿的作用，适用于水湿壅盛所致的水肿、泄泻、癃闭、淋浊等病证。临床表现多见胸腹胀满，呕恶泄泻，小便不利，面浮肢肿等。

五苓散《伤寒论》

【组成】猪苓（去皮）9g　泽泻15g　白术9g　茯苓9g　桂枝（去皮）6g

【功用】利水渗湿，温阳化气。

【主治】伤寒太阳膀胱蓄水证。症见小便不利，头痛微热，烦渴欲饮，水入即吐，舌苔白，脉浮或浮数；或水湿内停之水肿、泄泻、小便不利以及霍乱吐泻等证；或痰饮脐下动悸，吐涎沫而头眩，或短气而咳。

【配伍意义】本方证治为太阳表邪未解，内传膀胱，以致膀胱气化不利，水蓄下焦，遂成太阳膀胱同病之“蓄水证”。外感表邪，则头痛发热；邪气内传膀胱，气化失常，则小便不利；水蓄下焦，输布失司，则烦渴欲饮，甚则水入即吐。水湿内停，泛溢肌肤，则为水肿；水停肠间，则为泄泻。水饮内停，可成痰饮，痰饮停于下，则脐下动悸；痰饮上逆，气机不利，则吐涎沫，头眩，短气而咳。治宜利水渗湿，通阳化气，兼以解表。方中重用泽泻，取其甘淡性寒，直达肾与膀胱，利水渗湿，为君药。茯苓、猪苓淡渗之品，利水渗湿以助君药利水之功，共为臣药。白术健脾燥湿，脾健则水湿得以运化，水津得以四布；桂枝辛温解表，温阳化气，既外解太阳之表邪，又助膀胱之气化，均为佐药。诸药相合，共奏利水渗湿、温阳化气之功。

【临床应用】

1. 辨证要点　本方为治疗水湿痰饮内停的常用方。以水肿，小便不利，苔白脉浮为证治要点。

2. 现代应用　常用于治疗急慢性肾炎、肝硬化所致的水肿，亦可用于急性肠炎、尿潴留、脑积水等证属水湿内停者。

【使用注意】本方为淡渗利水之剂，中病即止，太过则出现头晕、目眩、食欲减退等不良反应。对于湿热或阴虚有热者忌用本方。

【用法用量】口服。每次 6～9g，每日 2 次，服后多饮开水，汗出愈。或作汤剂，水煎服。

【其他剂型】五苓胶囊。

【方歌】五苓散治太阳腑，泽泻白术与二苓，温阳化气填桂枝，利便解表治水停。

即学即练 16-2

五苓散中起补气健脾作用的药物是（　　）

答案解析　A. 白术　　　　B. 泽泻　　　　C. 猪苓　　　　D. 滑石　　　　E. 茯苓

肾炎四味片《中国药典》

【组成】细梗胡枝子 2083g　石韦 500g　黄芩 375g　黄芪 500g

【功用】清热利尿，补气健脾。

【主治】湿热内蕴兼气虚所致的水肿。症见浮肿，腰痛，乏力，小便不利；慢性肾炎见上述证候者。

【配伍意义】本方证治为素体气虚，湿热内蕴所致。湿热内蕴，阻碍气机，津液失于输布，则身重浮肿；湿热下注膀胱，膀胱气化失常，则小便不利；脾胃气虚，气血生化不足，则体倦乏力；水湿运化无力，则肢体浮肿。治宜清热利尿，补气健脾。方中细梗胡枝子为民间治肾炎要药，能清热利尿，活血解毒，为君药。石韦利尿通淋，凉血止血；黄芩清热燥湿，泻火解毒，止血，共为臣药。黄芪补气健脾，利水消肿，为佐药。诸药配伍，清利补虚相兼，共奏清热利尿、补气健脾之功。

【临床应用】

1. 辨证要点　本方为治疗湿热内蕴兼气虚所致之慢性肾炎的常用方。以浮肿，腰痛，乏力，小便不利为证治要点。

2. 现代应用　常用于慢性肾炎属湿热内蕴兼气虚者。

【使用注意】孕妇禁用。脾肾阳虚或风水水肿者慎用。服药期间，宜低盐、低脂饮食，忌食辛辣食物。

【用法用量】口服。一次 2.8g，一日 3 次。

肾炎康复片《中国药典》

【组成】西洋参　人参　地黄　杜仲（炒）　山药　白花蛇舌草　黑豆　土茯苓　益母草　丹参泽泻　白茅根　桔梗

【功用】益气养阴，健脾补肾，清解余毒。

【主治】气阴两虚，脾肾不足，水湿内停所致的水肿。症见神疲乏力，腰膝酸软，面目四肢浮肿，头晕耳鸣；慢性肾炎、蛋白尿、血尿见上述证候者。

【配伍意义】本方证治为气阴两虚，脾肾不足，水湿内停所致。由于气阴两虚，脾肾不足，则见神疲乏力、腰膝酸软、头晕耳鸣；水湿停滞，则见面目四肢浮肿。方中人参、西洋参大补元气、养阴生津为君药。山药、地黄、杜仲健脾益肾、滋阴凉血；土茯苓、白花蛇舌草、黑豆清热利湿解毒；泽泻、白茅根清热利水、渗湿消肿，俱为臣药。丹参、益母草活血通络，桔梗宣肺、通调水道，俱为佐药。诸药合用，共奏益气养阴、健脾补肾、清解余毒之功。

【临床应用】

1. 辨证要点　本方为治疗气阴两虚，脾肾不足，水湿内停证所致的水肿常用方。以神疲乏力，腰膝酸软，面目四肢浮肿，头晕耳鸣为证治要点。

2. 现代应用　常用于慢性肾小球肾炎，属于气阴两虚、脾肾不足、毒热未清证者。

【使用注意】孕妇及急性肾炎所致的水肿慎用。服药期间，宜低盐饮食。忌烟酒及辛辣、油腻食物，禁房事。

【用法用量】口服。一次 5 片，一日 3 次。小儿酌减或遵医嘱。

任务四　温化寒湿

温化寒湿剂主要具有温阳化饮、利水行湿作用，适用于阳气不足，气不化水，或湿从寒化而致的痰饮、水肿等病证。临床表现多见胸腹胀满，心悸目眩，身重肢肿，腹痛下利，小便不利等。

苓桂术甘汤《金匮要略》

【组成】茯苓 12g　桂枝 9g　白术 9g　甘草 6g

【功用】温阳化饮，健脾利湿。

【主治】中阳不足之痰饮。症见胸胁支满，心悸目眩，短气而咳，舌苔白滑，脉弦滑。

【配伍意义】本方证治为中焦阳虚，脾失健运，湿聚成饮所致。由于痰饮停于胸胁，上凌心肺，故见胸胁支满、短气而咳、心悸不安；饮邪中阻，清阳不升，则呕吐清涎、头目眩晕。舌苔白滑，脉弦滑，均为内有痰饮之象。治宜温阳化饮，健脾利湿。方中茯苓重用，健脾渗湿，以绝生痰之源，为君药。桂枝温阳化气，温化痰饮，为臣药。白术健脾燥湿，既助茯苓健脾渗湿之功，又与桂枝相配，增强中阳温运之力，为佐药。甘草益气和中，调和诸药，为使药。诸药合用，共奏温阳化饮、健脾利湿之功。

【临床应用】

1. 辨证要点　本方为治疗中阳不足，痰饮内停证的常用方。以胸胁支满，目眩心悸，舌苔白滑，脉弦滑为证治要点。

2. 现代应用　常用于慢性支气管炎、支气管哮喘、心源性或慢性肾小球肾炎所致的水肿证属中阳虚者。

【使用注意】痰饮夹热者不宜使用。

【用法用量】水煎服。

【方歌】苓桂术甘化饮剂，温阳化饮又健脾，饮邪上逆胸胁满，水饮下行悸眩去。

真武汤《伤寒论》

【组成】附子（炮，去皮）9g　茯苓 9g　芍药 9g　生姜 9g　白术 6g

【功用】温阳利水。

【主治】脾肾阳虚，水气内停证。症见小便不利，四肢沉重疼痛，甚则全身浮肿，腹痛下利，畏寒肢冷，舌质淡胖，舌苔白滑，脉沉。

【配伍意义】本方证治为脾肾阳虚，水湿泛溢所致。脾主运化水湿，肾主水，人体水液代谢与脾肾的关系最为密切。脾肾阳虚，气不化水，水液停聚，下无出路，则小便不利；水湿泛滥肌肤，则四肢沉重，甚则全身浮肿；水停肠间，则腹痛下利；脾肾阳虚，温煦不足，则肢冷畏寒。治宜温阳利水。方中附子大辛大热，温肾暖脾以助阳气，化气行水，为君药。白术、茯苓健脾益气，利水渗湿，使水气从小便而去，共为臣药。佐药生姜，宣肺暖胃，既助附子温阳化气以行水，又助术、苓健脾以化湿；又佐以白芍酸甘缓急以治腹痛，并能兼制附子、生姜辛热伤阴之弊。诸药合用，有温阳利水之功、使阳复水行。

【临床应用】

1. 辨证要点　本方为温阳利水的基础方剂。以小便不利，肢体沉重或浮肿，苔白脉沉为证治要点。

2. 现代应用　常用于慢性肾小球肾炎、心源性水肿、慢性支气管炎、甲状腺功能低下、慢性肠炎、梅尼埃病等证属脾肾阳虚、水湿内停者。

【使用注意】湿热内阻之尿少身肿者不宜使用。

【用法用量】水煎服。

【方歌】真武汤壮肾中阳，茯苓术芍附生姜，少阴腹痛有水气，悸眩润惕包安康。

萆薢分清饮《丹溪心法》

【组成】川萆薢 9g　乌药 9g　益智仁 9g　石菖蒲 9g

【功用】温暖下元，利湿化浊。

【主治】下焦虚寒之白浊。症见小便频数，浑浊不清，白如米泔，凝如膏糊，舌淡苔白，脉沉。

【配伍意义】本方证治为肾气不足，下焦虚寒，湿浊下注，肾失固摄所致。由于肾虚失封藏，膀胱失约，则小便频数；肾阳不足，气化无权，清浊不分，则小便混浊，白如米泔，或稠如膏糊。治宜温暖肾阳，分清去浊。方中萆薢长于利湿，分清化浊，是治白浊之要药，为君药。益智仁温肾阳，缩小便，止遗浊，为臣药。乌药温肾祛寒，暖膀胱以助气化；石菖蒲芳香化浊，助萆薢分清化浊，共为佐药。入盐煎服，取其咸入肾经，引药直达病所之意。诸药合用，共奏温暖下元、分清化浊之功。

【临床应用】

1. 辨证要点　本方是治疗虚寒之膏淋、白浊的常用方。以小便频数，浑浊不清，舌淡苔白，脉沉为证治要点。

2. 现代应用　常用于乳糜尿、慢性肾盂肾炎、慢性肾炎、慢性前列腺炎、慢性盆腔炎等证属下焦虚寒，湿浊下注者。

【使用注意】湿热或虚热之膏淋不宜使用。

【用法用量】入盐少许，水煎服。

【其他剂型】萆薢分清丸。

【方歌】萆薢分清石菖蒲，萆薢乌药益智俱，或益茯苓盐煎服，通心固肾浊精驱。

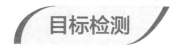

目标检测

答案解析

一、选择题

（一）A 型题

1. 真武汤是属于什么治法的方剂（　　）

　A. 温阳利水　　　　　　　　　B. 益气行水　　　　　　　　　C. 渗湿利水

D. 化气利水 　　　　　　　　　E. 补肾利水

2. 原方用法要求药后"多饮暖水"的是（　　）

    A. 生脉散　　　　　　　　B. 五苓散　　　　　　　　C. 三仁汤

    D. 平胃散　　　　　　　　E. 真武汤

3. 外感于寒，内伤于湿，症见恶寒发热，头痛头重，无汗胸闷，腹痛吐泻，舌苔白腻，脉浮而细软者，治宜选用（　　）

    A. 新加香薷饮　　　　　　B. 藿香正气散　　　　　　C. 九味羌活汤

    D. 羌活胜湿汤　　　　　　E. 以上都不适宜

4. 平胃散的功用是（　　）

    A. 清胆利湿，和胃化痰　　B. 清胃凉血，降逆止呕　　C. 行气消痞，健脾和胃

    D. 行气温中，燥湿除满　　E. 燥湿运脾，行气和胃

5. 患者，男，35 岁，一身面目俱黄，黄色鲜明，腹微满，口中渴，小便不利，苔黄腻，脉沉数，治宜用（　　）

    A. 黄连解毒汤　　　　　　B. 三仁汤　　　　　　　　C. 甘露消毒丹

    D. 茵陈蒿汤　　　　　　　E. 龙胆泻肝汤

6. 癃闭舒胶囊的功用是（　　）

    A. 清热利湿，止痛通淋　　B. 益肾活血，清热通淋　　C. 温暖下元，利湿化浊

    D. 清热利湿，利胆退黄　　E. 清热解毒，利湿通淋

7. 八正合剂的辨证要点是（　　）

    A. 尿频尿急　　　　　　　B. 尿线细　　　　　　　　C. 小便浑赤、淋漓涩痛

    D. 苔少脉数　　　　　　　E. 小便量少

（二）X 型题

8. 三仁汤中的"三仁"是指（　　）

    A. 草蔻仁　　　　　　　　B. 杏仁　　　　　　　　　C. 生苡仁

    D. 白蔻仁　　　　　　　　E. 桃仁

9. 五苓散中配伍桂枝的用意是（　　）

    A. 温经散寒　　　　　　　B. 解表散邪　　　　　　　C. 平冲定悸

    D. 助阳化气　　　　　　　E. 补益肝肾

10. 苓桂术甘汤的证治要点有（　　）

    A. 胸胁支满　　　　　　　B. 腹痛腹泻　　　　　　　C. 舌苔白滑

    D. 脉弦滑　　　　　　　　E. 目眩心悸

11. 癃清片的主治症见（　　）

    A. 尿频　　　　　　　　　B. 尿急　　　　　　　　　C. 尿血

    D. 腰痛　　　　　　　　　E. 尿痛

二、问答题

1. 三仁汤如何体现三焦分消？

2. 患者，男，23 岁。2018 年 5 月 12 日就诊，四天前发热恶寒，两天后出现一身面目俱黄，黄色鲜明，

伴有恶心，腹胀食少，厌油腻，大便秘结，舌红苔黄腻，脉沉数。问题：该患者为何证？应如何治疗？

书网融合……

知识回顾　　　　微课　　　　习题

（吴建沙）

项目十七　治燥剂 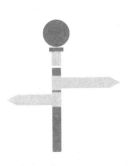 微课 17

学习引导

燥是秋天的主气。燥邪伤人多见于气候干燥的秋季，故又称秋燥。燥邪多从口鼻而入，其病常从肺卫开始。燥邪致病干燥且易伤津液，表现为体表肌肤和体内脏腑缺乏津液，干枯不润的症状，如口鼻干燥、皮肤干燥皱裂等。燥易伤肺，肺为娇脏，外合皮毛，外感燥邪，最易伤肺，而致干咳少痰、口鼻干燥。燥邪所致的燥证常分内燥和外燥两类。根据"燥者濡之"的原则，其组方配伍以濡润为法。然病因、病位不同，治法也有所区别，即外燥宜轻宣祛邪外达，内燥宜滋润使阴津自复。

本项目主要介绍治燥剂的分类，常用治燥剂的组成、功用、主治、配伍意义和临床应用。

学习目标

知识要求

1. **掌握**　杏苏散、麦门冬汤的组成、功用、主治、配伍意义和临床应用。
2. **熟悉**　治燥剂的概念、适用范围、分类及使用注意事项；清燥救肺汤的组成、功用、主治、主要配伍意义和临床应用。

凡具有轻宣外燥或滋阴润燥等作用，治疗燥证的方剂，统称治燥剂。

治燥剂为治疗燥证而设。燥证分外燥和内燥两种。外燥因燥邪侵袭肺卫所致，内燥多因脏腑津液伤耗，津液不足，失去濡润所致。因造成燥证的成因不同，故治燥剂分为轻宣外燥和滋阴润燥两类。

治燥剂使用时应注意辨清内燥与外燥，选择恰当的方剂与中成药，甘凉滋阴的药物容易助湿，导致气滞，素体湿盛者或脾虚便溏者应慎重使用。

任务一　轻宣外燥

轻宣外燥剂主要具有轻宣温润或清宣凉润的作用，适用于外感温燥或凉燥之证。凉燥犯肺，肺气不宣，卫气不利；临床表现多见头痛恶寒，咳嗽痰稀，鼻塞咽干等。治宜轻宣温润。温燥伤肺，肺失清肃；临床表现多见头痛身热，干咳少痰，或气逆而喘，口渴鼻燥，舌边光红。

杏苏散《温病条辨》

【组成】苏叶 9g　杏仁 9g　半夏 9g　茯苓 9g　甘草 3g　前胡 9g　桔梗 6g　枳壳 6g　橘皮 6g　生姜

3 片 大枣 3 枚

【功用】轻宣凉燥，理肺化痰。

【主治】外感凉燥证。症见头微痛，恶寒无汗，咳嗽痰稀，鼻塞咽干，苔白，脉弦。

【配伍意义】本方证治为凉燥外袭，肺气不宣，痰湿内阻所致。凉燥邪气侵袭肌表，闭塞肺卫，而见头微痛，恶寒无汗；肺为凉燥损伤，失其宣降，故见咳嗽痰稀；鼻为肺窍，咽为肺系，凉燥束肺，凉而闭窍，燥而伤津，故见鼻塞咽干。苔白，脉弦为外感凉燥，侵袭肺卫之征。治宜轻宣凉燥，理肺化痰。方中苏叶辛温不燥，轻清外散，宣肺发表，使外侵之凉燥从卫表而散；杏仁苦温而润，肃降肺气，止咳化痰；二药相伍，一宣一降，温润凉燥，共为君药。前胡疏散风燥，降气化痰，既助苏叶解表，又助杏仁止咳；桔梗、枳壳一升一降，宣调肺气，化痰止咳，俱为臣药。半夏、橘皮、茯苓理气健脾，燥湿化痰；生姜、大枣和营卫以利发表，调脾胃而生津润燥，共为佐药。甘草和诸药，缓燥咳为使。诸药合用，外可轻宣发表而解凉燥，内可降肺化痰而止咳嗽，共奏轻宣凉燥、理肺化痰之功。

【临床应用】

1. 辨证要点 本方为治疗外感凉燥证的代表方剂，也是风寒咳嗽之常用方。以恶寒无汗，咳嗽痰稀，咽干，苔白，脉弦为证治要点。

2. 现代应用 常用于治疗流行性感冒、慢性支气管炎、肺气肿等证属外感凉燥或外感风寒轻证，痰湿内阻者。

【使用注意】外感温燥之证不宜使用。

【用法用量】水煎服。

【其他制剂】杏苏合剂。

【方歌】杏苏散内夏陈前，枳桔苓草姜枣研，轻宣温润治凉燥，咳止痰化病自痊。

即学即练 17 - 1

答案解析

杏苏散中具有"一升一降，宣调肺气，化痰止咳"功效的药物是（ ）

A. 苏叶、杏仁   B. 半夏、茯苓   C. 桔梗、枳壳

D. 前胡、橘皮   E. 杏仁、桔梗

清燥救肺汤《医门法律》

【组成】桑叶（经霜者，去枝、梗）9g 石膏（煅）7.5g 甘草3g 人参2.1g 胡麻仁（炒，研）3g 阿胶3g 麦门冬（去心）4g 杏仁（泡，去皮、尖，炒黄）2g 枇杷叶（刷去毛，蜜涂炙黄）3g。

【功用】清燥润肺。

【主治】温燥伤肺证。症见头痛身热，干咳无痰，气逆而喘，口干而渴，鼻燥咽干，舌无苔而干，脉虚大而数者。

【配伍意义】本方证治为温燥伤肺，气阴两伤所致。秋季气候干燥，燥热伤肺，肺合皮毛，故头痛身热；肺为热灼，气阴两伤，失其清肃润降之常，故干咳无痰，气逆而喘，咽喉干燥，口渴鼻燥；肺气不降，故胸膈满闷。治宜清燥热，养气阴，以清金保肺立法。方中重用桑叶质轻性寒，清透肺中燥热之邪，为君药。石膏辛甘而寒，清泄肺热；麦冬甘寒，养阴润肺，共为臣药。甘草培土生金，人参益胃津，养肺气；麻仁、阿胶养阴润肺，肺得滋润，则治节有权，并用杏仁、枇杷叶之苦，降泄肺气，共为佐药。甘草调和诸药，兼作使药。诸药合用，共奏清燥润肺之功。

【临床应用】

1. 辨证要点 本方是治疗温燥伤肺之重证的常用方。以身热，干咳少痰，气逆而喘，舌红少苔，脉虚大而数为证治要点。

2. 现代应用 常用于治疗急慢性支气管炎、白喉、百日咳、肺炎等证属温燥伤肺、气阴两伤者。

3. 不良反应 据文献报道有1例致过敏性皮疹。

【使用注意】胃虚弱者慎用，服药期间忌食辛燥。

【用法用量】水煎服。

【方歌】清燥救肺参草杷，石膏胶杏麦胡麻，经霜收下冬桑叶，清燥润肺效可夸。

任务二　滋阴润燥

滋阴润燥剂主要具有滋阴润燥的作用，适用于脏腑津液伤耗的内燥证。临床表现多见干咳少痰，咽干鼻燥，口中燥渴，干呕食少，消渴，便秘等。

麦门冬汤《金匮要略》

【组成】麦门冬70g　半夏10g　人参9g　甘草6g　粳米6g　大枣4枚

【功用】滋养肺胃，降逆和中。

【主治】

1. 虚热肺痿证 症见咳嗽气喘，咽喉不利，咯痰不爽，或咳唾涎沫，口干咽燥，手足心热舌红少苔，脉虚数者。

2. 胃阴不足证 症见呕吐，纳少，呃逆，口渴咽干，舌红少苔，脉虚数者。

【配伍意义】本方证治的虚热肺痿为肺胃阴虚，气火上逆所致。病虽在肺，其源在胃，盖土为金母，胃主津液，胃津不足，则肺之阴津亦亏，终成肺胃阴虚之证。肺虚而肃降失职，则咳逆上气；肺伤而不布津，加之虚火灼津，则脾津不能上归于肺而聚生浊唾涎沫，随肺气上逆而咳出，且咳唾涎沫愈甚，则肺津损伤愈重，日久不止，终致肺痿。咽喉为肺胃之门户，肺胃阴伤，津不上承，则口干咽燥；虚热内盛，故手足心热。胃阴不足，失和气逆则呕吐；舌红少苔、脉虚数为阴虚内热之佐证。治宜滋养肺胃，降逆下气。方中麦冬，甘寒清润，养肺胃之阴，同时清肺胃虚热，重用为君药。人参益气生津，为臣药。甘草、粳米、大枣益气养胃，合人参益胃生津，胃津充足，自能上归于肺；半夏用于降逆下气，化其痰涎，虽属温燥之品，但用量很轻，与大剂量的麦门冬配伍，则去其燥性而留降逆为用，且能开胃行津以润肺，又使麦门冬滋而不腻，相反相成，俱为佐药。甘草并能润肺利咽，调和诸药，兼作使药。诸药合用，共奏滋养肺胃、降逆和中之功。

知识链接

肺　痿

肺痿病名首见于张仲景的《金匮要略》，是指肺叶痿弱不用，临床以咳吐浊唾涎沫为症状，为肺脏的慢性虚损性疾患。本病为多种慢性肺系疾病后期发展而成。其病位主要在肺，但与脾、胃、肾等脏密切相关。发病机制主要为热在上焦，肺燥津伤；或肺气虚冷，气不化津，以致津气亏损，肺失濡养，肺叶枯萎。辨证有肺脏虚热和虚冷两大类，以虚热证较为多见。治疗总以补肺生津为原则。

【临床应用】

1. 辨证要点　本方为治疗肺胃阴虚，气火上逆所致咳嗽或呕吐之常用方。以咳唾涎沫，短气喘促，或口干呕逆，舌干红少苔，脉虚数为证治要点。

2. 现代应用　常用于治疗慢性支气管炎、支气管扩张、慢性咽喉炎、硅沉着肺、肺结核等证属肺胃阴虚、气火上逆者。也用于治疗胃及十二指肠溃疡、慢性萎缩性胃炎、妊娠呕吐等证属胃阴不足、气逆呕吐者。

【使用注意】肺痿属于虚寒者不能用本方。

【用法用量】水煎服。

【方歌】麦门冬汤用人参，枣草粳米半夏存，肺痿咳逆因虚火，益胃生津此方珍。

　实例分析 17－1

实例　患者，男，38 岁。立秋后出现头微痛，恶寒咳嗽，咯稀痰，鼻塞咽干，苔白，脉弦等症状。

问题　该患应选用哪个方剂治疗？该方剂功用是什么？

答案解析

目标检测

答案解析

一、选择题

（一）A 型题

1. 下列各项中，除哪项外均属杏苏散的组成药物（　　）

    A. 橘皮、前胡　　　　　　　B. 半夏、生姜　　　　　　　C. 桔梗、枳壳

    D. 荆芥、防风　　　　　　　E. 茯苓、甘草

2. 麦门冬汤组成中麦门冬与半夏的用量比例是（　　）

    A. 9：1　　　　　　　　　　B. 7：1　　　　　　　　　　C. 5：1

    D. 3：1　　　　　　　　　　E. 1：1

3. 下列不属于清燥救肺汤功效的是（　　）

    A. 清肺　　　　　　　　　　B. 养阴　　　　　　　　　　C. 益气

    D. 降气　　　　　　　　　　E. 润燥

（二）X 型题

4. 下列关于清燥救肺汤的说法，正确的是（　　）

    A. 宣清润降四法并举　　　　B. 证属燥热伤肺　　　　　　C. 主治温燥伤肺之重证

    D. 气阴双补　　　　　　　　E. 宣散不耗气，清热不伤中，滋润不腻膈

5. 麦门冬汤中半夏的配伍意义是（　　）

    A. 降逆下气　　　　　　　　B. 化痰　　　　　　　　　　C. 去性取用

    D. 开胃行津以润肺　　　　　E. 使麦冬滋而不腻

二、问答题

1. 清燥救肺汤中重用桑叶以及配伍人参各有何用意？该方配伍特点是什么？

2. 麦门冬汤为何配伍温燥的半夏？

书网融合……

知识回顾　　　微课　　　习题

（吴建沙）

项目十八　祛痰剂 微课18

学习引导

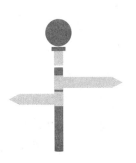

痰邪为病，涉及肺、脾、肾、肝"三焦"诸脏腑，因而可凝聚、盘踞在各个组织器官之中，留伏不去，"变幻百端"。明·张三锡在《医学准绳六要》中记载："痰饮变生诸症，形似种种杂病，不当为诸杂病牵制作名，且以治痰为先，痰饮消则诸症愈。"指出痰病症状复杂，临床各科都可发生。中医文献有"顽痰怪症"之称。祛痰剂为中医治法"八法"中"消法"范畴，主治痰症或喘咳。

本项目主要介绍祛痰剂的分类，常用祛痰剂的组成、功用、主治、配伍意义和临床应用。

学习目标

1. **掌握**　二陈汤、温胆汤、清气化痰丸、半夏白术天麻汤、贝母瓜蒌散、止嗽散的组成、功用、主治、配伍意义和临床应用。

2. **熟悉**　祛痰剂的概念、适用范围、分类及应用注意事项；礞石滚痰丸、三子养亲汤组成、功用、主治和临床应用。

3. **了解**　橘贝半夏颗粒、复方鲜竹沥液的组成和主治。

凡以祛痰药为主组成，具有排除或消解痰饮作用，以治疗各种痰病的方剂，统称为祛痰剂。

痰病范围广泛，脏腑经络皆可有之。其上可凌心犯肺、蒙蔽清窍，中可留滞中焦，外可流窜经络；其病证随病位的不同而表现各异，如咳嗽、喘促、眩晕、心悸、呕吐、卒中、痰厥、癫狂、惊痫以及痰核、瘰疬等，故有"百病多有痰作祟"之说。痰常兼夹，如兼湿、热、燥、寒、风不同，归结为湿痰、热痰、燥痰、寒痰、风痰等，配用相应之药治之。根据不同症型，湿痰治宜燥湿健脾化痰，热痰治宜清热化痰，燥痰治宜润燥化痰，寒痰治宜温化寒痰，风痰治宜治风化痰，还可结合散结、开窍等法联合运用。按其功效与适用范围，祛痰剂分燥湿化痰、清热化痰、润燥化痰、温化寒痰、治风化痰五类。

选择祛痰剂时，要辨明痰病的性质，分清寒热燥湿风，而选择相应的祛痰剂；同时应注意病情，辨清标本缓急。肺燥咯血者，不宜辛燥之剂，以免动血；外感表邪未解或痰多者，慎用滋润之品，以免留邪。祛痰剂用药多属行消之品，易伤正气，不宜久服。"治痰先宜治脾""治痰必先祛湿"，治痰还应注意配伍健脾祛湿药。"善治痰者，不治痰而治气，气顺则一身之津液亦随气而顺矣。"治痰还应注意配伍理气药，使气顺痰消。

任务一 燥湿化痰

燥湿化痰剂具有燥湿化痰的作用，适用于湿痰证。临床表现多见痰多色白易咯，胸脘痞闷，呕恶眩晕，肢体困倦，舌苔白滑或腻，脉缓或滑等。

二陈汤《太平惠民和剂局方》

【组成】 半夏（汤洗七次）15g 橘红 15g 白茯苓 9g 甘草（炙）4.5g

【功用】 燥湿化痰，理气和中。

【主治】 湿痰证。症见咳嗽痰多，色白易咯，胸膈痞闷，恶心呕吐，肢体困倦，心悸眩晕，舌苔白滑或腻，脉滑。

【配伍意义】 本方证治为脾失健运，湿聚成痰，阻滞气机所致。脾失健运，水湿不得运化，则湿聚成痰；痰湿犯肺，则咳嗽痰多；痰阻气机，胃失和降，则胸膈满闷、恶心呕吐；痰湿中阻，清阳不升，则头目眩晕；脾胃湿困，则肢体困倦；痰浊凌心，则心悸。治宜燥湿化痰，理气和中。方中制半夏辛散温燥，可燥湿化痰，又和胃降逆止呕，为君药。橘红，既可理气宽中，又可燥湿化痰，使气顺痰消，为臣药。半夏与橘红配伍，化痰与理气合用，组成燥湿化痰之主方。加减化裁可用于多种痰证。茯苓渗湿以助化痰之力，健脾以杜生痰之源，为佐药。使药甘草润肺和中，调和诸药。煎加生姜，既制约半夏之毒，又协同半夏、橘红和胃祛痰止呕；少用乌梅，味酸收敛，配半夏散中有收，使其不致辛散太过。诸药合用，共奏燥湿化痰、理气和中之功。

【临床应用】

1. 辨证要点 本方是治疗湿痰证的代表方，也是治痰的基础方。以咳嗽痰多，色白易咯，胸闷，舌苔白腻，脉滑为证治要点。

2. 现代应用 常用于慢性支气管炎、肺气肿、慢性胃炎、高脂血症、耳源性眩晕、梅尼埃病、妊娠呕吐、神经性呕吐、小儿流涎等证属湿痰停滞者。

3. 随症加减 湿痰，加苍术、厚朴；热痰，加胆星、瓜蒌；寒痰，加干姜、细辛；风痰，加天麻、僵蚕；食痰，加莱菔子、麦芽；郁痰，加香附、青皮、郁金；痰核、瘰疬，加海藻、昆布、牡蛎。

【使用注意】 湿痰宜燥之、温之、化之。本方性燥，故燥痰者以及肺阴虚所致的燥咳、咯血慎用；阴虚火旺者、吐血、消渴、阴虚、血虚者忌用；且不宜长期服用。孕妇慎用。

▶▶ 实例分析 18-1

　　实例 患者，女，55岁。自诉：因每年入冬天气转冷出现咳嗽、咯痰，时好时坏，立春可缓解。本次刚入冬咳嗽咯痰，10余天，加重3天就诊。检查：咳嗽，痰多色白，质稠。胸闷、脘痞，食少便溏。舌苔白腻，脉濡滑。诊断为咳嗽（痰湿蕴肺），治宜：燥湿健脾，化痰止咳。用药：半夏10g，茯苓15g，陈皮10g，甘草6g，苍术15g，厚朴10g，苏子10g，白芥子，炒白术10g，炒杷叶15g，莱菔子10g。

　　问题 本实例分析是否正确？为什么？

答案解析

【用法用量】 水煎服。加生姜 7 片、乌梅 1 个同煎，取汁温服。

【其他剂型】二陈合剂，二陈丸，二陈颗粒，二陈胶囊，二陈袋泡剂。

【方歌】二陈汤中半夏陈，益以茯苓甘草陈，利气和中燥湿痰，煎加生姜与乌梅。

温胆汤《三因极一病证方论》

【组成】半夏（汤洗七次）6g　竹茹6g　枳实（麸炒去瓤）6g　陈皮15g　茯苓4.5g　甘草（炙）3g

【功用】理气化痰，清胆和胃。

【主治】胆胃不和，痰热内扰证。症见痰热内扰所致不眠，惊悸，呕吐以及眩晕、癫痫证，舌苔白腻微黄，脉弦滑或略数。

【配伍意义】本方证治为素体胆气不足，复由情志不遂，胆失疏泄，气郁生痰，痰浊内扰，胆胃不和所致。胆性喜宁静而恶烦扰。若胆为邪扰，失其宁谧，则胆怯易惊、心烦不眠、夜多异梦、惊悸不安；胆胃不和，胃失和降，则呕吐痰涎或呃逆、心悸；痰蒙清窍，则可发为眩晕，甚至癫痫。治宜理气化痰，和胃利胆。方中半夏燥湿化痰，降逆和胃，为君药。竹茹清胆和胃，止呕除烦，为臣药。枳实、陈皮理气化痰，使气顺则痰自消；茯苓健脾渗湿，使湿去则痰消，共为佐药。甘草益脾和中，调和诸药，为使药。煎加生姜、大枣，和脾胃而兼制半夏之毒。诸药合用，共奏理气化痰、清胆和胃之功。

本方由二陈汤加竹茹、枳实，组成清胆和胃化痰之剂。痰湿为主，热不宜重。化痰与理气并用，气顺则痰消；清胆与和胃兼顾，清热而胃不伤。

【临床应用】

1. 辨证要点　本方为治疗湿痰而有化热之胆胃不和，痰热内扰的常用方。以胆怯易惊，心烦不眠，口苦，或呕恶呃逆，眩晕，舌苔白腻微黄，脉弦滑或略数为证治要点。

2. 现代应用　常用于神经官能症、急慢性胃炎、慢性支气管炎、梅尼埃综合征、妊娠呕吐等证属胆胃不和，痰热内扰者。

【使用注意】心脾两虚，气血不足之失眠心悸，胃寒呕吐均不宜应用。

【用法用量】水煎服。加生姜5片，大枣1枚，食前服。

【其他剂型】温胆散剂，温胆颗粒。

【方歌】温胆汤中苓半草，枳竹陈皮加姜枣，虚烦不眠证多端，此系胆虚痰热扰。

橘贝半夏颗粒《部颁药品标准》

【组成】橘红15g　川贝母22g　半夏（制）530g　桔梗15g　远志（制）20g　紫苏子（炒）10g　紫菀12g　款冬花（炒）15g　枇杷叶150g　前胡10g　苦杏仁霜25g　麻黄7g　肉桂4g　天花粉10g　木香14g　甘草12g

【功用】化痰止咳，宽中下气。

【主治】痰气阻肺。症见咳嗽痰多，胸闷气急，痰多黏稠，色白或微黄，胸脘满闷，苔白或黄腻，脉弦滑。

【配伍意义】本方证治为痰气阻肺所致。脾失健运，水湿不得运化，则湿聚成痰，痰湿阻滞气机，胃失和降，则胸脘满闷。痰湿犯肺，则咳嗽痰多、胸闷气急、痰多黏稠。治宜化痰止咳，宽中下气。方中橘红理气肃肺，化痰止咳；制半夏燥湿化痰，散结消痞，共为君药。川贝母、枇杷叶、桔梗、远志、紫菀、款冬花，六药相合，寒温相制，化痰下气而具止咳之功，俱为臣药。前胡、苦杏仁、麻黄、紫苏子、木香、肉桂、天花粉，七药合用，化痰止咳，宽中下气，又佐制他药的温燥之性，合为佐药。甘草甘平，既善润肺止咳，又调和诸药，为使药。诸药合用，共奏化痰止咳、宽中下气之功。

【临床应用】

1. 辨证要点 本方是治疗痰气阻肺证的常用方。以咳嗽痰多，胸闷气急，痰多黏稠，胸脘满闷为证治要点。

2. 现代应用 常用于扁桃体炎、咽炎、支气管炎等证属痰气阻肺者。

【使用注意】 本品含有麻黄，故孕妇及心脏病、高血压患者慎用。服药期间，饮食宜清淡，忌食生冷、辛辣、燥热食物，忌烟酒。

【用法用量】 口服。一次 3~6g，一日 2 次。

【其他剂型】 橘贝半夏冲剂。

任务二 清热化痰

清热化痰剂主要具有清泻肺热、化痰止咳作用，适用于热痰证。临床表现多见咳嗽，痰稠色黄，咯之不爽，胸膈痞闷，咽干口渴，或伴发热，胸痛，甚或惊悸癫狂，舌质红，舌苔黄腻，脉滑数。

清气化痰丸《医方考》

【组成】 瓜蒌仁（去油）30g　陈皮（去白）30g　黄芩（酒炒）30g　杏仁（去皮尖）30g　枳实（麸炒）30g　茯苓 30g　胆南星 45g　制半夏 45g

【功用】 清热化痰，理气止咳。

【主治】 痰热咳嗽。症见咳嗽，痰稠色黄，咯之不爽，胸膈痞闷，甚则气急呕恶，烦躁不宁，舌质红，苔黄腻，脉滑数。

【配伍意义】 本方证治为痰热壅肺，气机不利所致。火热犯肺，热淫于内，灼津为痰，则痰稠色黄、咯之不爽；痰热互结，阻滞气机，肺失清肃，则气急呕恶，舌红苔黄。治宜清热化痰，理气止咳。方中胆南星苦凉，清热化痰，为君药。瓜蒌仁甘寒，长于清肺化痰；黄芩苦寒，善能清肺泻火。两药合用，则泻肺火化痰热，以助胆南星治痰热壅闭之功，共为臣药。胆南星配伍黄芩、瓜蒌仁，组成清热化痰之剂，为治疗热痰证的常用方剂。枳实破气消痞宽胸；橘红理气化痰宽中，使气顺则痰消；茯苓健脾渗湿，使湿去则痰消；杏仁宣肺止咳；半夏燥湿化痰，五药俱为佐药。姜汁既可化痰和胃，又解半夏、南星之毒，为佐使药。诸药合用，共奏清热化痰、理气止咳之效。

本方为二陈汤去甘草、乌梅，加胆南星、瓜蒌仁、黄芩、杏仁而成。化痰与清热并重，且于清化之中佐以降气虚理肺之品，使热清火降，气顺痰消。

【临床应用】

1. 辨证要点 本方为治疗热痰咳嗽的常用方。以咳嗽，痰稠色黄，胸闷，舌质红，苔黄腻，脉滑数等为证治要点。

2. 现代应用 常用于气管炎、肺炎、支气管炎、肺气肿合并感染等证属痰热内蕴者。

【使用注意】 寒痰、燥痰证不宜使用。

【用法用量】 上药共为细末，姜汁为丸，每次 6g，一日 2~3 次，温开水送服。

【其他剂型】 清气化痰合剂，清气化痰浓缩丸。

【方歌】 清气化痰星夏橘，杏仁枳实瓜蒌实，芩苓姜汁糊为丸，气顺火消痰自失。

礞石滚痰丸《泰定养生主论》

【组成】大黄（酒蒸）240g　片黄芩（酒洗净）240g　礞石（捶碎，同焰硝30g，投入小砂罐内盖之，铁线缚定，盐泥固济，晒干，火煅红，候冷取出）30g　沉香15g

📖 **知识链接** ....

礞　石

　　礞石为变质岩类黑云片岩或绿泥石化云母碳酸盐片岩，或变质岩类云母片岩的风化物。属硅酸盐类矿石，分青礞石与金礞石两种。凡有云母矿山处均产，但以四川产者为佳。《本草纲目》有"礞石，江北诸山往往有之，以盱山出者为佳。有青白二种，以青者为佳。坚细而青黑，打开中有白星点，煅后则星黄如麸金，其无星点者不入药用。"采后，击碎，与火硝共煅至礞石呈金黄色时为止，再水飞去其硝毒，阴干。

....

【功用】泻火逐痰。

【主治】实热老痰证。症见癫狂昏迷，或惊悸怔忡，或不寐怪梦，或咳喘痰稠，或胸脘痞闷，或眩晕耳鸣，或绕项结核，或口眼蠕动，或骨节猝痛难以名状，或噎息烦闷，大便秘结，苔黄厚腻，脉滑数有力。

【配伍意义】本方主治实热老痰，久积不去所致多种诸证。实热老痰若上蒙清窍，则发为癫狂、昏迷；扰乱心神，则为惊悸怔忡、不寐怪梦；内壅于肺，则咳嗽痰稠；阻塞气机，则胸脘痞闷；痰火上蒙，清阳不升，则发于眩晕耳鸣；痰火胶结，无下行之路，故大便秘结；苔黄厚腻、脉滑数有力者，为实火顽痰佐证。治宜泻火逐痰。方中礞石峻猛重坠，善能坠痰下气，平肝镇惊，为君药。大黄苦寒，荡涤实热，泻下通便，使痰火下行自大肠而出，为臣药。黄芩苦寒泻火，清上焦之热，消痰火之源；沉香降逆下气，亦为治痰必先顺气之理，共为佐药。四药相伍，泻火逐痰之力较猛，可使痰积恶物，自肠道而下。诸药合用，共奏降火逐痰之功。

【临床应用】

1. 辨证要点　本方为治疗实热老痰证之峻剂。以癫狂惊悸，咳痰黏稠，大便干燥，苔黄厚腻，脉滑数有力为证治要点。

2. 现代应用　常用于精神分裂症、癫痫、神经官能症、慢性支气管炎等证属痰火内闭者。

【使用注意】因本方药力较峻，凡中气不足，脾肾阳虚、孕妇等，皆应慎用。

【用法用量】水泛小丸，每服8~10g，日1~2次，温开水送下。

【其他剂型】滚痰片。

【方歌】滚痰丸是逐痰方，礞石黄芩及大黄，少佐沉香为引导，实热顽痰一扫光。

复方鲜竹沥液《中国药典》

【组成】鲜竹沥400ml　鱼腥草150g　枇杷叶150g　桔梗75g　生半夏25g　生姜25g　薄荷素油1ml

【功用】清热化痰，止咳。

【主治】痰热咳嗽。症见咳嗽，痰黄黏稠，舌红苔黄，脉滑数。

【配伍意义】本方证治为痰热蕴肺所致。热邪犯肺，热淫于内，灼津为痰，则痰稠色黄；痰热互结，阻滞气机，肺失清肃，则咳嗽，舌红苔黄。治宜清热化痰，止咳。方中鲜竹沥甘寒滑利，清热豁痰，为君药。鱼腥草清热解毒；枇杷叶清热化痰，下气止咳，共为臣药。桔梗宣肺祛痰利肺；生半夏燥湿化痰；生姜既燥湿而化痰又制约生半夏之毒；薄荷素油辛香凉散，疏散肺热，清利咽喉。四药相合，增君臣药化痰止咳之力，薄荷又防半夏、生姜温燥太过，俱为佐药。诸药合用，共奏清热化痰、止咳之功。

【临床应用】

1. 辨证要点 本方为治疗痰热咳嗽的常用方。以咳嗽，痰黄黏稠，舌红苔黄，脉滑数为证治要点。

2. 现代应用 常用于上呼吸道感染证属痰热咳嗽者。

3. 不良反应 偶有腹泻，停药后自愈。

【使用注意】 孕妇、寒嗽及脾虚便溏者慎用。服药期间，忌烟、酒，忌食辛辣刺激和油腻食物。

【用法用量】 口服。一次20ml，一日2～3次。

任务三 润燥化痰

润燥化痰剂主要具有润燥化痰作用，适用于燥痰证。临床表现多见痰稠而黏，量少，咯之不爽，咽喉干燥，甚至呛咳，声音嘶哑，舌质红，舌苔黄干，脉数。

贝母瓜蒌散《医学心悟》

【组成】 贝母4.5g 瓜蒌3g 天花粉2.5g 茯苓2.5g 橘红2.5g 桔梗2.5g

【功用】 润肺清热，理气化痰。

【主治】 燥痰咳嗽。症见咳嗽痰稠，咯痰不爽，涩而难出，咽喉干燥哽痛，甚则咳呛气急，声嘶，舌质红，苔白而干，脉数。

【配伍意义】 本方证治为燥热伤肺，灼津成痰，肺失清肃所致。燥痰不化，清肃无权，以致肺气上逆，咳嗽呛急；燥伤津液，故咯痰不爽、涩而难出、咽喉干燥哽痛；苔白而干为燥痰之佐征。治宜润肺清热，理气化痰。方中贝母以川贝母为佳，润肺清热，化痰止咳，为君药。瓜蒌润肺清热，理气化痰，为臣药。天花粉润燥生津，清热化痰；橘红理气化痰，使气顺痰消；茯苓健脾渗湿，以治生痰之源，三药共为佐药。桔梗宣利肺气，化痰利咽，引药入肺，为佐而兼使药。诸药相伍，共奏润肺清热、理气化痰之功。

【临床应用】

1. 辨证要点 本方为治疗燥痰证的常用方。以咳嗽呛急，咯痰难出，咽喉干燥，苔白而干为证治要点。

2. 现代应用 常用于肺结核、肺炎、急慢性支气管炎等证属肺经燥热，痰少难咯者。

【使用注意】 虚火上炎、肺肾阴虚之干咳、咯血、潮热、盗汗等病证，不宜使用本方。湿痰咳嗽慎用本方。

【用法用量】 原方为散剂，现多用汤剂，水煎服，用量酌增。

【方歌】 贝母瓜蒌花粉研，橘红桔梗茯苓添，呛咳咽干痰难咯，清肺润燥化痰涎。

任务四 温化寒痰

温化寒痰剂主要具有温化寒痰的作用，适用于寒痰证。多因素体阳虚，寒饮内停；或外受寒邪，津液凝结而成。临床表现多见咳嗽痰多，清稀色白，胸闷喘促，肢冷恶寒，口淡，舌苔白滑，脉沉兼滑或弦滑。本类方剂多以温化寒痰药如细辛、白芥子、苏子等为主。

<h3 style="text-align:center">三子养亲汤《皆效方》</h3>

【组成】　紫苏子9g　白芥子9g　莱菔子9g

【功用】　温肺化痰，降气消食。

【主治】　痰壅气逆食滞证。症见咳嗽喘逆，痰多胸痞，食少难消，舌苔白腻，脉滑。

【配伍意义】　本方原证治为老人气实痰盛所致之证。老年人中气虚弱，运化不健，水谷精微化为痰；痰壅气逆，肺失肃降，以致食少痰多、咳嗽喘逆等。病急则须治标，治宜温肺化痰，降气消食。方中白芥子温肺利气，快膈消痰；紫苏子降气行痰，使气降而痰不逆；莱菔子消食导滞，使气行则痰行。"三子"系均行气消痰之品，根据"以消为补"的原则，合而为用，各逞其长，可使痰消气顺，喘嗽自平。

【临床应用】

1. 辨证要点　本方为治疗痰壅气滞证的常用方。以喘咳痰多色白，食少脘痞，苔白腻，脉滑为证治要点。

2. 现代应用　慢性支气管炎、支气管哮喘、肺气肿等证属痰壅气逆食滞证者。

【使用注意】　本方终属治标之剂，绝非治本之图，服后一俟病情缓解，即当标本兼治。气虚者不宜单独使用。

【用法用量】　上三味，各洗净，微炒，击碎，看何证多，则以所主者为君，余次之，或等分，每剂不过9g，用生绢小袋盛之，煮作汤饮，代茶啜用，不宜煎熬太过。

【其他剂型】　三子养亲片，三子养亲胶囊。

【方歌】　三子养亲祛痰方，芥苏莱菔共煎汤，大便实硬加熟蜜，冬寒更可加生姜。

即学即练 18-1

答案解析

三子养亲汤的"三子"是指（　　）

A. 苏子、五味子、莱菔子　　　　B. 苏子、莱菔子、白芥子

C. 苏子、五味子、牵牛子　　　　D. 苏子、白附子、白芥子

E. 苏子、牵牛子、莱菔子

<h2 style="text-align:center">任务五　治风化痰</h2>

治风化痰剂以祛风药与化痰药为主配伍组成，主要具有化痰息风的作用，适用于风痰证。风痰为病，有内外之别，外风夹痰证，临床表现多见咳嗽咽痒，或伴有恶寒发热等；内风夹痰证，临床表现多见眩晕、头痛，或癫痫发作，甚至昏厥等为特征。

<h3 style="text-align:center">半夏白术天麻汤《医学心悟》</h3>

【组成】　半夏4.5g　天麻3g　茯苓3g　橘红3g　白术9g　甘草1.5g

【功用】　燥湿化痰，平肝息风。

【主治】风痰上扰证。症见眩晕，头痛，胸膈痞闷，痰多，恶心呕吐，舌苔白腻，脉弦滑。

【配伍意义】本方证治为脾湿生痰，湿痰壅遏，引动肝风，风痰上扰头目所致。风痰上扰，蒙蔽清阳，故头痛眩晕；痰浊中阻，则胸闷呕恶；舌苔白腻，脉弦滑均为风痰之象。治宜化痰息风，健脾祛湿。方中半夏燥湿化痰，降逆止呕，为治痰要药；天麻平肝潜阳，息风止眩，为治风要药，共为君药。白术健脾燥湿；茯苓健脾渗湿，脾健湿去，以绝生痰之源，共为臣药。橘红理气化痰，气顺则痰消，为佐药。甘草调药和中，为使药。煎加姜、枣以调和脾胃，生姜兼制半夏之毒。诸药合用，共奏燥湿化痰、平肝息风之效。

本方以半夏配伍天麻、白术等，组成化痰息风之剂，为主治风痰眩晕头痛之主方。方中半夏、天麻配伍，长于化痰息风，构成治疗风痰眩晕头痛之要药。风痰并治，标本兼顾，以化痰息风治标为主，健脾祛湿治本为辅。

【临床应用】

1. 辨证要点　本方为治风痰上扰之眩晕、头痛的常用方。以眩晕头痛，胸闷，呕恶，舌苔白腻，脉弦滑为证治要点。

2. 现代应用　常用于高血压、神经衰弱、耳源性眩晕（梅尼埃综合征）、神经性头痛等证属风痰上扰者。

【使用注意】阴虚阳亢，气血不足所致之眩晕，不宜使用。

【用法用量】生姜一片，大枣二枚，水煎服。

【其他剂型】半夏白术天麻颗粒。

【方歌】半夏白术天麻汤，苓草橘红枣生姜，眩晕头痛风痰证，热盛阴亏切莫尝。

止嗽散《医学心悟》

【组成】桔梗（炒）10g　荆芥10g　紫菀（蒸）10g　百部（蒸）10g　白前（蒸）10g　甘草4g　陈皮（水洗，去白）5g

【功用】止咳化痰，疏表宣肺。

【主治】咳嗽。症见咳嗽咽痒，咯痰不爽，或微有恶风发热，舌苔薄白，脉浮缓。

【配伍意义】本方证治为风邪犯肺，经服解表宣肺药后而咳仍不止者。风邪犯肺，肺失清肃，虽经发散，因解表不彻而其邪未尽，故仍咽痒咳嗽，此时外邪十去八九，故微有恶风发热。治宜止咳化痰，疏表宣肺。方中紫菀、百部两药味苦，都入肺经，其性温而不热，润而不寒，皆可止咳化痰，对于新久咳嗽都能使用，共为君药。桔梗、白前味辛平，亦入肺经，其中桔梗味苦辛，善于开宣肺气，白前味辛甘，长于降气化痰，两者协同，一宣一降，以复肺气之宣降，增强君药止咳化痰之力，俱为臣药。荆芥辛而微温，疏风解表利咽，以除在表之余邪；陈皮理气化痰，均为佐药。甘草缓急和中，调和诸药，合桔梗、荆芥又有利咽止咳之功，是为佐使之用。诸药合用，温而不燥，润而不腻，散寒不助热，解表不伤正，共奏止咳化痰、疏表宣肺之功。

【临床应用】

1. 辨证要点　本方为治表邪未尽，肺气失宣而致咳嗽的常用方。以咳而咽痒，咯痰不爽，或微有恶风发热，舌苔薄白，脉浮缓为证治要点。

2. 现代应用　常用于上呼吸道感染、支气管炎、肺炎、百日咳等证属表邪未尽、肺气失宣者。

【使用注意】阴虚劳嗽或肺热咳嗽等无表邪者忌用。表邪重者，亦非本方所宜。痰中带血者慎用。

【用法用量】共为末，每服6~9g，温开水或姜汤送下。亦可作汤剂，水煎服，用量按原方酌减。

【其他剂型】止嗽颗粒，止嗽合剂。

【方歌】止嗽散内用桔梗，紫苑荆芥百部陈，白前甘草共为末，姜汤调服止嗽频。

目标检测

答案解析

一、选择题

（一）A 型题

1. 治痰剂中常配伍的药物是（　）

    A. 祛湿药　　　　　　　　B. 清热药　　　　　　　　C. 补气药

    D. 收涩药　　　　　　　　E. 温里药

2. 二陈汤主治（　）

    A. 风寒咳嗽　　　　　　　B. 热痰咳嗽　　　　　　　C. 燥痰咳嗽

    D. 湿痰咳嗽　　　　　　　E. 寒饮咳嗽

3. 治疗痰热咳嗽之代表方为（　）

    A. 清气化痰丸　　　　　　B. 贝母瓜蒌散　　　　　　C. 苓甘五味姜辛汤

    D. 二陈汤　　　　　　　　E. 温胆汤

4. 胆怯易惊，虚烦不宁，失眠易梦，呕吐呃逆，癫痫等。宜选用（　）

    A. 定痫丸　　　　　　　　B. 滚痰丸　　　　　　　　C. 清气化痰丸

    D. 酸枣仁汤　　　　　　　E. 温胆汤

5. 苓甘五味姜辛汤的功用是（　）

    A. 温中止呕　　　　　　　B. 温中散寒　　　　　　　C. 温肺散寒

    D. 温肺化饮　　　　　　　E. 以上都不是

6. 具有燥湿化痰，平肝息风功用的方剂是（　）

    A. 天麻钩藤饮　　　　　　B. 温胆汤　　　　　　　　C. 涤痰汤

    D. 半夏白术天麻汤　　　　E. 以上均不是

7. 患者咳嗽痰多色白易咯，胸膈痞闷，恶心呕吐，肢体困倦，苔白润，脉滑。治宜选用（　）

    A. 小青龙汤　　　　　　　B. 二陈汤　　　　　　　　C. 苓桂术甘汤

    D. 止嗽散　　　　　　　　E. 导痰汤

8. 主治痰停中脘，症见两臂疼痛，四肢浮肿，舌苔白腻，脉弦滑者。治宜选用（　）

    A. 茯苓丸　　　　　　　　B. 五苓散　　　　　　　　C. 涤痰汤

    D. 导痰汤　　　　　　　　E. 以上均不是

9. 半夏白术天麻汤主治（　）

    A. 外感风邪头痛　　　　　B. 风痰上扰头痛　　　　　C. 厥阴头痛

    D. 肝肾阴虚，肝阳上亢头痛　　E. 以上都不是

10. 主治痰热内扰的小儿痫证的代表方剂是（　）

    A. 定痫丸　　　　　　　　B. 导痰丸　　　　　　　　C. 温胆汤

    D. 滚痰丸　　　　　　　　E. 涤痰汤

（二）X 型题

11. 二陈汤与清气化痰丸共有的药是（　　）

    A. 橘皮　　　　　　　　B. 半夏　　　　　　　　C. 甘草

    D. 杏仁　　　　　　　　E. 茯苓

12. 半夏白术天麻汤的功用是（　　）

    A. 燥湿化痰　　　　　　B. 软坚散结　　　　　　C. 清胆和胃

    D. 燥湿行气　　　　　　E. 平肝息风

13. 二陈汤中的"二陈"是（　　）

    A. 陈皮　　　　　　　　B. 茯苓　　　　　　　　C. 生姜

    D. 半夏　　　　　　　　E. 甘草

二、问答题

1. 祛痰剂中为什么多用半夏？半夏与生姜相配，是否合理？

2. 二陈汤为何以"二陈"为名？结合二陈汤组成，试述其治湿痰的机制。

书网融合……

知识回顾　　　　　　微课　　　　　　习题

（罗红柳）

项目十九　止咳平喘剂 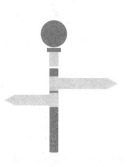 微课19

PPT

学习引导

咳嗽是肺脏病变的典型症状，为外邪侵袭或者其他病变造成肺功能下降而致；喘证由风寒或者痰热等邪壅于肺，肺气郁闭不宣，气失宣降而致。咳嗽、气喘与痰涎在病机上常有密切关系，咳喘多夹痰，痰多常致咳喘。因此，临床上止咳、化痰、平喘药常相互配伍使用。止咳、化痰、平喘药性味大多辛、苦、甘。辛能开郁散结；苦能降气平喘；甘能润肺止咳。脾为生痰之源，肺为贮痰之器，故本类药物主要归肺脾两经。

本项目主要介绍止咳平喘剂的分类，常用方剂的组成、功用、主治、配伍意义和临床应用。

学习目标

1. **掌握**　养阴清肺汤、小青龙合剂、苏子降气汤的组成、功用、主治、配伍意义和临床应用。

2. **熟悉**　止咳平喘剂的概念、适用范围、分类及使用注意事项；通宣理肺丸、二母宁嗽丸、桂龙咳喘宁胶囊、降气定喘丸、七味都气丸、蛤蚧定喘胶囊的组成、功用、主治、主要配伍意义和临床应用。

3. **了解**　杏苏止咳颗粒、蜜炼川贝枇杷膏、蠲哮片、固本咳喘片的组成和主治。

凡具有止咳平喘、理气化痰的作用，治疗肺失宣肃、肺气上逆所致的各种咳嗽气喘病证的方剂，称为止咳平喘剂。止咳平喘剂为治疗咳嗽气喘证而设。按其功效与适用范围，止咳平喘剂主要分为散寒止咳剂、润肺止咳剂、发表化饮平喘剂、化痰平喘剂、纳气平喘剂五类。

止咳平喘剂运用时不可见咳止咳、见喘平喘，需辨清外感内伤、虚实寒热、病变久暂，此外，不宜过早使用敛肺止咳药，以防"闭门留寇"。咳喘病每多夹痰，常配化痰药以助止咳平喘。对麻疹初起的咳嗽，不要急于止咳，尤其不要用温燥性或收涩性的止咳药，以免助热或影响麻疹透发。

任务一　散寒止咳

散寒止咳剂主要具有温肺散寒、止咳化痰的作用，适用于风寒束肺、肺失宣降所致的咳嗽。临床表现多见咳嗽，身重，鼻塞，咳痰清稀量多，气急，胸膈满闷等。

通宣理肺丸《中国药典》

【组成】紫苏叶144g　前胡96g　桔梗96g　苦杏仁72g　麻黄96g　甘草72g　陈皮96g　半夏

（制）72g　茯苓96g　枳壳（炒）96g　黄芩96g

【功用】 解表散寒，宣肺止嗽。

【主治】 风寒束表，肺气不宣所致的感冒咳嗽。症见恶寒发热，咳嗽，鼻塞流涕，头痛，无汗，肢体酸痛，舌苔薄白，脉浮。

【配伍意义】 本方证治为外感风寒，肺气失宣，痰湿内蕴所致。外感风寒，郁于肌表，则头痛发热、恶寒身痛；外邪犯肺，肺气失宣，则鼻流清涕、咳嗽。治宜解表散寒，宣肺止咳。方中麻黄发汗解表，宣肺平喘；紫苏叶辛温发散，发表散寒，理气宽胸止咳；两药同用，解表散寒、宣肺止嗽功著，共为君药。前胡辛散微寒，善降气祛痰，兼宣散表邪；苦杏仁降气化痰，止咳平喘，俱为臣药。桔梗、枳壳、陈皮、半夏理气宽中化痰，茯苓健脾渗湿，以绝生痰之源；黄芩清泻肺热，既防外邪内郁而化热，又防麻黄、半夏温燥太过，均为佐药。甘草调和诸药，清利咽喉以之，为使药。诸药合用，共奏解表散寒、理肺化痰之功。

【临床应用】

1. **辨证要点**　本方为治疗风寒犯肺之咳嗽的常用方。以恶寒发热，咳嗽，鼻塞流涕，头痛，无汗，肢体酸痛，舌苔薄白，脉浮为证治要点。

2. **现代应用**　常用于感冒、气管炎、支气管炎、急性鼻炎、荨麻疹、顽固性咳嗽等证属外感风寒、肺气不宣者。

【使用注意】 孕妇、风热或痰热咳嗽、阴虚干咳者慎用。服药期间，忌烟、酒及辛辣食物。因其含有麻黄，故心脏病、高血压病患者慎用。

【用法用量】 口服。水蜜丸一次7g，大蜜丸一次2丸，一日2~3次。

【其他剂型】 通宣理肺胶囊，通宣理肺浓缩丸，通宣理肺颗粒，通宣理肺膏，通宣理肺口服液，通宣理肺冲剂。

 实例分析

> **实例**　患者，女，24岁。淋雨受凉后，次日出现发热恶风、鼻塞流涕、打喷嚏、咳嗽、头痛。自服药物疗效不佳后转诊中医。症见鼻头红赤，涕多稀薄，咳嗽，舌淡苔薄白，脉浮细。用药通宣理肺丸加减治疗，处方：紫苏叶、茯苓各10g，苦杏仁、前胡、法半夏、僵蚕、紫苑、百部各8g，枳壳、桔梗各6g，陈皮4g，生麻黄、炙甘草各3g，3剂，每天1剂。服上药后鼻塞、头痛、咳嗽、流涕诸症大减，痰已除。效不更方，继用3天其病痊愈。
>
> **问题**　上述用药是否正确？通宣理肺丸属于哪一类止咳平喘剂？

答案解析

杏苏止咳颗粒《中国药典》

【组成】 苦杏仁63g　前胡63g　紫苏叶63g　陈皮47g　桔梗47g　甘草16g

【功用】 宣肺散寒，止咳祛痰。

【主治】 风寒感冒咳嗽、气逆。症见咳嗽声重，气急，咳痰稀薄色白，常伴鼻塞，流清涕，舌淡红苔薄白，脉浮紧。

【配伍意义】 本方证治为外感风寒，肺气不得宣发肃降上逆所致。外感风寒，外邪犯肺，肺气失宣，则鼻塞、流清涕；肺气上逆，则咳嗽声重、气急。治宜宣肺气，散风寒，镇咳祛痰。方中苦杏仁以苦泄肃降肺气为主，兼宣发肺气而止咳平喘；紫苏叶解表散寒，化痰止咳，两药合用，宣肺散寒、止咳祛痰，共为君药。前胡降气祛痰，兼宣散表邪，可增君药止咳祛痰之功，为臣药。桔梗宣肺祛痰，利咽止咳；陈皮理气宽中，燥湿化痰，以复肺升降之机，两药助君臣药宣肺、祛痰、止咳，俱为佐药。甘草调和诸药，为使药。诸药合用，共奏宣肺散寒、止咳祛痰之功。故善治风寒外束、肺气壅滞所致咳嗽、气逆。

【临床应用】

1. 辨证要点　本方为治疗风寒感冒咳嗽、气逆的常用方。以咳嗽声重，气急，咳痰稀薄色白，常伴鼻塞、流清涕为证治要点。

2. 现代应用　常用于上呼吸道感染、急慢性支气管炎、流行性感冒、肺气肿等证属风寒犯肺者。

【使用注意】风热、燥热及阴虚干咳者慎用。服药期间，宜食清淡易消化食物，忌食辛辣食物。

【用法用量】开水冲化，一次12g，一日3次，小儿酌减。

【其他剂型】杏苏止咳糖浆，杏苏止咳口服液，杏苏止咳合剂。

任务二　润肺止咳

润肺止咳剂主要具有养阴清热、润肺止咳作用，适用于肺热燥咳或热病伤阴所致咳嗽。临床表现多见咳嗽，痰少、不易咯出，或痰中带血，胸闷等。

养阴清肺汤《重楼玉钥》

【组成】大生地12g　麦冬9g　玄参9g　生甘草3g　薄荷3g　贝母（去心）5g　丹皮5g　炒白芍5g

【功用】养阴清肺，解毒利咽。

【主治】白喉之阴虚燥热证。症见喉间起白如腐，不易拭去，并逐渐扩展，病变甚速，咽喉肿痛，初起或发热或不发热，鼻干唇燥，或咳或不咳，呼吸有声，似喘非喘，脉数无力或细数。

 知识链接

白　喉

白喉是由白喉杆菌引起的一种急性呼吸道传染病；以发热，气憋，声音嘶哑，犬吠样咳嗽，咽、扁桃体及其周围组织出现白色伪膜为特征。严重者全身中毒症状明显，可并发心肌炎和周围神经麻痹。小儿易患，多流行于秋末冬初。白喉的病因为瘟疫疠气或疫毒燥热时邪，当素体肺肾阴虚加之干燥气候的影响，如秋冬久晴不雨，则邪易从口鼻而入，直犯肺胃，酿成阴虚阳热而发病。咽喉为肺胃之通道，外感疫病之毒，直犯肺胃，流过经络。盖咽喉为肺胃之门户，又为呼吸往来之道路，而肺为五脏之华盖，其质娇嫩，久经火邪熏灼，肺气受伤，故咽喉间出现肺之本色，即白膜形成，故也是"白喉"命名之由来。

【配伍意义】本方证治为素体阴虚蕴热，复感燥气疫毒所致。喉为肺系，少阴肾脉循喉咙系舌本，肺肾阴虚，虚火上炎，复加燥热疫毒上犯，以致喉间起白如腐，咽喉肿痛，鼻干唇燥。治宜养阴清肺，兼散疫毒。方中重用大生地，甘寒入肾，滋阴壮水，清热凉血，为君药。玄参滋阴降火，解毒利咽；麦冬养阴清肺，共为臣药。丹皮清热凉血，散瘀消肿；白芍敛阴和营泄热；贝母清热润肺，化痰散结；少量薄荷辛凉散邪，清热利咽，上述合为佐药。生甘草清热，解毒利咽，并调和诸药，以为佐使。诸药配伍，共奏养阴清肺、解毒利咽之功。本方邪正兼顾，养肺肾之阴以扶正；凉血解毒，散邪利咽以祛其邪。

【临床应用】

1. 辨证要点　本方为治疗白喉的常用方。以喉间起白如腐，不易拭去，咽喉肿痛，鼻干唇燥，脉数为证治要点。

2. 现代应用　常用于白喉、急性扁桃体炎、急性咽喉炎、支气管扩张、白喉、鼻咽癌、慢性咽炎等证属阴虚燥热者。

【使用注意】痰盛气逆、风寒犯肺之咳嗽者，不宜使用；脾虚便溏者，慎用。白喉忌表，尤忌辛温发汗。

【用法用量】水煎服。一般日服1剂，重症可日服2剂。

【其他剂型】养阴清肺膏剂，养阴清肺丸，养阴清肺口服液，养阴清肺糖浆，养阴清肺颗粒。

【方歌】养阴清肺是妙方，玄参草芍麦地黄，薄荷贝母丹皮入，时疫白喉急煎尝。

二母宁嗽丸《中国药典》

【组成】川贝母225g　知母225g　石膏300g　栀子（炒）180g　黄芩180g　桑白皮（蜜炙）150g　茯苓150g　瓜蒌子（炒）150g　陈皮150g　枳实（麸炒）150g　甘草（蜜炙）30g　五味子（蒸）30g

【功用】清肺润燥，化痰止咳。

【主治】燥热蕴肺所致的咳嗽。症见痰黄而黏不易咳出，胸闷气促，久咳不止，声哑喉痛。

【配伍意义】本方证治为燥热伤肺所致。燥热伤肺，灼津为痰，津伤液少，气道干涩，故见咳嗽、痰稠难咯；时间日久，则久咳不止、声哑喉痛。治宜清肺润燥，化痰止咳。方中川贝母苦泄甘润微寒，清热润燥，化痰止咳；知母甘寒，清肺润肺而治燥，共为君药。黄芩清肺热；石膏泻肺胃之火；栀子清泻三焦火毒；桑白皮清泻肺热，止咳平喘；瓜蒌子润肺化痰止咳；五味子敛肺止咳平喘，共为臣药。枳实化痰除痞；陈皮理气化痰；茯苓健脾渗湿以除生痰之源，俱为佐药。甘草化痰润肺止咳，调和药性而为使。诸药合用，共奏清肺润燥、化痰止咳之功效。

【临床应用】

1. 辨证要点　本方为治疗燥热蕴肺所致咳嗽的常用方。以痰黄而黏不易咳出，胸闷气促，久咳不止，声哑喉痛为证治要点。

2. 现代应用　常用于慢性支气管炎、支气管哮喘、肺结核、小儿肺炎、百日咳、咽喉炎等证属于燥热蕴肺者。

【使用注意】外感风寒咳嗽，痰涎壅盛者禁用。脾胃虚寒者不宜服用。服药期间，忌食烟、酒及辛辣以及牛肉、羊肉、鱼等食物。

【用法用量】口服。大蜜丸一次1丸，水蜜丸一次6g，一日2次。

【其他剂型】二母宁嗽浓缩丸。

蜜炼川贝枇杷膏《部颁药品标准》

【组成】川贝母　枇杷叶　陈皮　半夏　北沙参　五味子　款冬花　杏仁　桔梗　薄荷脑

【功用】清热润肺，理气化痰，止咳平喘。

【主治】痰热、肺燥咳嗽。症见痰黄而黏，胸闷，咽喉痛痒，声音沙哑，舌红苔薄黄，脉滑数。

【配伍意义】本方证治为痰热犯肺，郁而化火所致。痰热上犯而致咳嗽咽痛，声音沙哑；郁而化火，火灼津液，痰黄而黏。治宜清热润肺，止咳平喘，理气化痰。方中川贝母清热化痰，润燥止咳，善治肺热燥咳；枇杷叶清肺化痰，降气止咳，共为君药。陈皮、半夏燥湿化痰、理气健脾，二者相须为用，燥湿化痰功著，以助君药化痰止咳，俱为臣药。杏仁、款冬花、北沙参、五味子止咳平喘、清肺养阴，四药合为佐药。桔梗祛痰，利咽止咳，引药上行；薄荷脑辛香凉散，善祛风利咽，两药合用，既增君臣药化痰止咳之功，又利咽、引药上行，为使药。诸药合用，共奏清热润肺、化痰止咳之功。

【临床应用】

1. **辨证要点**　本方为治疗痰热咳嗽的常用方。以咳嗽，痰黄稠，咽喉疼痛，舌红苔薄黄，脉滑数为证治要点。

2. **现代应用**　常用于上呼吸道感染、急性支气管炎、慢性支气管炎急性发作、咽喉炎等证属于痰热犯肺、郁而化火者。

【使用注意】　外感风寒咳嗽者慎用。服药期间忌食辛辣、油腻食物。

【用法用量】　口服。一次 15ml，一日 3 次，小儿酌减。

【其他剂型】　川贝枇杷露剂。

任务三　发表化饮平喘

发表化饮平喘剂主要具有解表化饮、止咳平喘等作用，适用于外感表邪、痰饮阻肺所致的咳嗽、喘证。临床表现多见恶寒发热，喘咳痰稀，或身体疼重，头面四肢浮肿等。

小青龙合剂《中国药典》

【组成】　麻黄125g　桂枝125g　细辛63g　干姜125g　白芍125g　法半夏188g　五味子125g　炙甘草125g

【功用】　解表化饮，止咳平喘。

【主治】　外寒内饮证。症见恶寒发热，无汗，头身疼痛，胸痞喘咳，痰涎清稀量多，或痰饮喘咳，不得平卧，或身体疼重，头面四肢浮肿，舌苔白滑，脉浮。

【配伍意义】　本方证治为素有痰饮，复感风寒，外寒引动内饮所致。风寒外束，皮毛闭塞，卫阳被遏，营阴郁滞，故见恶寒发热、无汗、身体疼痛。素有痰饮之人，寒邪袭表则易引动内饮，水寒相搏，寒饮犯肺，肺失宣降，则咳喘痰多而稀；水停心下，阻滞气机，则胸痞；饮溢肌肤，则浮肿身重；舌苔白滑，脉浮均为外寒内饮之征。治宜解表化饮，表里同治。方中麻黄、桂枝合用，发汗散寒，解外寒而宣肺气，麻黄利水消肿，桂枝化气利水，相须为君。干姜、细辛温肺化饮，兼助麻、桂解表，均为臣药。五味子敛肺气而止咳喘；芍药益阴血而敛津液，以制诸药辛散温燥太过之弊；半夏燥湿化痰，和胃降逆，共为佐药。炙甘草益气和中，又能调和辛散酸收之品，是兼佐、使之用。诸药合用，共奏解表散寒、温肺化饮之功。

【临床应用】

1. **辨证要点**　本方为治疗外感风寒、水饮内停证的常用方。以恶寒发热，无汗，喘咳，痰多而稀，舌苔白滑，脉浮为证治要点。

2. **现代应用**　常用于慢性支气管炎、支气管哮喘、肺气肿等证属外感风寒、内有停饮者。

3. **随症加减**　外寒轻证，去桂枝，麻黄改为炙麻黄；兼热象者，酌加石膏、黄芩；喉中痰鸣，酌加杏仁、射干、冬花；鼻塞涕多，酌加辛荑、苍耳子；兼水肿者，酌加茯苓、猪苓。

【使用注意】阴虚干咳无痰或痰热证者，不宜使用。孕妇、内热咳喘及虚喘者慎用。因其含麻黄，故高血压、青光眼者慎用。服药期间，忌食辛辣、生冷、油腻食物。

【用法用量】口服。一次10～20ml，一日3次。用时摇匀。

【其他剂型】小青龙胶囊，小青龙颗粒，小青龙糖浆。

【方歌】小青龙方最有功，风寒束表饮停胸，辛夏甘草和五味，姜桂麻黄芍药同。

即学即练 19－1

下列哪些项属于小青龙合剂的主治证（　　）

A. 恶寒发热　　　　B. 大汗淋漓　　　　C. 头身疼痛

答案解析　D. 胸痞喘咳　　　　E. 痰多而稀

桂龙咳喘宁胶囊《中国药典》

【组成】桂枝　龙骨　白芍　生姜　大枣　炙甘草　牡蛎　黄连　法半夏　瓜蒌皮　苦杏仁（炒）

【功用】止咳化痰，降气平喘。

【主治】外感风寒、痰湿阻肺引起的咳喘。症见咳嗽，气喘，痰多色白，干呕，汗出恶风，头痛，苔白腻，脉浮缓。

【配伍意义】本方证治为因外感风寒，痰湿阻肺所致。外感风寒，卫阳被郁，故恶寒发热汗出、头痛、脉浮；痰湿阻肺，肺气失宣则咳嗽、气喘，痰多色白。治宜止咳化痰，降气平喘，解表散寒。方中桂枝解肌发表，温经通阳；白芍酸甘，益阴和营，共为君药。半夏、杏仁燥湿化痰，降气止咳平喘，俱为臣药。黄连、瓜蒌皮清热化痰；龙骨、牡蛎收敛肺气，使散中有收；生姜、大枣补脾和胃，共为佐药。炙甘草益气和中，调和诸药，为使药。诸药合用，共奏止咳化痰、降气平喘、兼能解表散寒之功。

【临床应用】

1. 辨证要点　本方为治疗外感风寒，痰湿阻肺之咳喘的常用方。以咳嗽，气喘，痰多色白，汗出恶风为证治要点。

2. 现代应用　常用于急慢性支气管炎、上呼吸道感染、慢性阻塞性肺病、肺源性心脏病、支气管哮喘、空调病等证属外感风寒、痰湿阻肺者。

3. 不良反应　有服药后出现心慌、胸闷、憋气、呼吸困难等过敏反应的报道。

【使用注意】孕妇、外感风热者慎用。服药期间，戒烟忌酒，忌食油腻、生冷食物。

【用法用量】口服。一次3粒，一日3次。

【其他剂型】桂龙咳喘宁片，桂龙咳喘宁颗粒，桂龙咳喘宁膏。

任务四　化痰平喘

化痰平喘剂主要具有化痰、平喘等作用，适用于痰浊阻肺所致的喘促。临床表现多见喘促，痰涎壅盛，气逆，胸闷等。

降气定喘丸《部颁药品标准》

【组成】麻黄6000g　葶苈子7500g　紫苏子7500g　桑白皮7500g　白芥子3000g　陈皮3000g。

【功用】降气定喘，祛痰止咳。

【主治】痰浊阻肺，肺气失司。症见咳嗽痰多，气逆喘促。

【配伍意义】本方证治为痰浊阻肺，肺气失司所致。痰浊停留于肺，壅塞气道，则咳嗽痰多、气逆喘促。治宜降气定喘，祛痰止咳。方中麻黄散寒宣肺平喘，为君药。葶苈子、桑白皮、紫苏子降气定喘，祛痰止咳，共为臣药。白芥子温肺化痰，利气散结；陈皮燥湿理气化痰，合为佐药。诸药合用，共奏降气平喘、祛痰止咳之功。

【临床应用】

1. 辨证要点　本方为治疗痰浊阻肺、肺气失司引起的咳喘痰多的常用方。以咳嗽痰多，气逆喘促为证治要点。

2. 现代应用　常用于慢性支气管炎、支气管哮喘、咳嗽气促等证属痰浊阻肺，肺气失司者。

【使用注意】孕妇禁用。虚喘、年老体弱者慎用。因其含麻黄，故高血压病、心脏病、青光眼者慎用。服药期间，忌食辛辣、生冷、油腻食物。

【用法用量】口服。一次7g，一日2次。

【其他剂型】降气定喘胶囊。

蠲哮片《中国药典》

【组成】葶苈子　黄荆子　青皮　陈皮　大黄　槟榔　生姜

【功用】泻肺除壅，涤痰祛瘀，利气平喘。

【主治】支气管哮喘急性发作期痰瘀伏肺证。症见气粗痰涌，痰鸣如吼，咳呛阵作，痰黄稠厚，腹胀便秘，舌红苔黄腻，脉滑数。

【配伍意义】本方证治为痰瘀伏肺所致。痰瘀互结，伏留于肺，壅塞气道，故气粗痰涌、痰鸣如吼；痰瘀郁闭于肺，肺气失宣，故见咳呛阵作、痰黄稠厚。治宜泻肺除壅，涤痰祛瘀，利气平喘。方中葶苈子辛寒苦降，泻肺平喘，消痰除壅，为君药。黄荆子祛痰止咳平喘；青皮破气散结，消积化滞；陈皮理气燥湿化痰，三药合用，共为臣药。大黄利腑气，行瘀滞；槟榔消滞通便，下气除湿。如此，腑气通，壅气散，瘀滞消，则利于肺气宣降，咳喘平息，俱为佐药。生姜既温肺止咳、温胃和中，又防葶苈子、大黄苦寒伤胃，为使药。诸药合用，共奏泻肺除壅、涤痰祛瘀、利气平喘之功。

【临床应用】

1. 辨证要点　本方为治疗支气管哮喘急性发作期热哮痰瘀伏肺证的常用方。以气粗痰壅，痰鸣如吼，咳呛阵作，痰黄稠厚，舌红苔黄腻，脉滑数为证治要点。

2. 现代应用　常用于支气管哮喘、喘息性支气管炎等证属气喘痰壅瘀滞者。

【使用注意】孕妇及久病体虚、脾胃虚弱便溏者禁用。服药后如出现大便稀溏、轻度腹痛，属正常现象，可继续用药或减少用量。服药期间忌食辛辣、生冷、油腻食物。

【用法用量】口服。一次8片（每片重0.3g），一日3次，饭后服用。7天为一疗程。

【其他剂型】蠲哮胶囊。

任务五　纳气平喘

纳气平喘剂主要具有补肾纳气、固本平喘等作用，适用于肾不纳气所致的喘促。临床表现多见喘促日久，气短，动则喘甚，呼多吸少，喘声低弱，气不得续，汗出肢冷，浮肿等。

苏子降气汤《太平惠民和剂局方》

【组成】紫苏子 12g　半夏 12g　当归 6g　甘草 6g　前胡 9g　厚朴 6g　肉桂心 3g　橘皮 9g　大枣 10 枚　生姜 6g

【功用】降气平喘，祛痰止咳。

【主治】上实下虚之咳喘证。症见痰涎壅盛，喘咳短气，痰质稀色白量多，胸膈满闷，或腰痛脚软，肢体倦怠，或肢体浮肿，舌苔白滑或白腻，脉弦滑。

【配伍意义】本方证治为痰涎壅肺，肾阳不足所致上实下虚之喘咳。"上实"即痰涎壅盛于肺，肺失宣降，故胸膈满闷，喘咳短气，痰质稀色白，舌苔白滑或白腻；"下虚"即肾阳不足，不能纳气化饮，故一见腰疼脚弱，二见肾不纳气、呼多吸少、喘逆短气，三见水不化气而致水泛为痰、外溢为肿等。本方证虽属"上实下虚"，但以"上实"为主。治宜降气平喘，祛痰止咳，兼顾下元。方中苏子降气平喘，祛痰止咳，为君药。橘皮理气化痰；半夏祛痰降逆；厚朴降气平喘；前胡降逆化痰，共为臣药。桂心温肾祛寒，纳气平喘，且可温阳化气，促使水道通调，消除痰饮；当归既治咳逆上气，又养血补肝润燥，与桂心合用温补下虚，扶正祛邪；生姜和胃降逆，化痰止咳，共为佐药。大枣、炙甘草调和诸药，为使药。诸药合用，标本兼顾，上下并治，而以治上为主，共奏降气平喘、祛痰止咳之功。

 知识链接 ·······

燥湿化痰药之半夏

半夏为多年生草本植物，半夏的块茎，夏、秋二季茎叶茂盛时采挖，除去外皮及根须，晒干为生半夏，但有毒，一般不内服，多外用于疮痈肿毒。常用姜汁、明矾等制过入药。炮制后毒性降低，可供内服。制半夏有姜半夏、法半夏等，姜半夏增强了降逆止呕的作用，以温中化痰、降逆止呕为主，用于痰饮呕吐，胃脘痞满，喉痹，瘿病。法半夏长于燥湿且温性较弱，可祛寒痰，同时具有调和脾胃的作用，多用于痰多咳嗽，胃脘痞闷。清半夏长于化痰，以燥湿化痰为主，用于湿痰咳嗽，痰热内结，痰涎凝聚，咯吐不出。半夏曲有化痰消食之功，竹沥半夏药性由温变凉，能清热化痰，主治风痰、热痰之证。

【临床应用】

1. 辨证要点　本方为治疗痰涎壅盛，上实下虚之喘咳的常用方。以胸膈满闷，咳喘气急，痰多稀白，苔白滑或白腻为证治要点。

2. 现代应用　常用于慢性气管炎、肺气肿、支气管哮喘等证属痰壅于肺、气机上逆者。

【使用注意】本方降气祛痰，治疗上盛为主，若咳喘不甚而肾虚明显者，不宜使用。一旦标证渐缓，即应逐渐增大方中温补下元药物的比重。本方药性偏温燥，以降气祛痰为主，对肺肾阴虚的喘咳，或肺热咳喘，均不宜使用。

【用法用量】水煎服。

【其他剂型】苏子降气丸。

【方歌】苏子降气半夏归，前胡桂朴草姜随，上实下虚痰嗽喘，或加沉香去肉桂。

七味都气丸《中国药典》

【组成】五味子（醋制）150g　山茱萸（制）200g　茯苓 150g　牡丹皮 150g　熟地黄 400g　山药 200g　泽泻 150g

【功用】补肾纳气，涩精止遗。

【主治】肾虚不能纳气。症见喘促，胸闷，久咳，气短，咽干，遗精，盗汗，小便频数。

【配伍意义】本方证治为肾虚不能纳气所致。肾藏精，为封藏之本，肾阴虚则相火内扰精室，故遗精；阴虚生内热，甚者虚火上炎，故咽干、盗汗。肾虚日久气不归元，肾失纳气，故喘促、胸闷、久咳、气短。治宜补肾纳气，涩精止遗。方中熟地黄甘温柔润，滋补肾阴；醋五味子酸敛甘补而温，能滋肾敛肺、涩精止遗。二者相伍，善补肾纳气、涩精止遗，共为君药。山茱萸、山药补肾纳气，又收敛固涩而治正虚滑脱，故共为臣药。茯苓健脾渗湿，以助山药益脾；泽泻利水渗湿，又防地黄之滋腻；牡丹皮清热泻火，且制山茱萸之温，共为佐使药。全方配伍，甘补酸敛，共奏补肾纳气、涩精止遗之功。

【临床应用】

1. 辨证要点　本方为治疗肾虚不能纳气之喘咳的常用方。以喘促，或久咳而咽干气短，遗精盗汗，小便频数为证治要点。

2. 现代应用　常用于肺气肿、老年慢性支气管炎、性功能减退等证属肾虚咳喘者。

【使用注意】外感咳嗽、气喘者忌服。服药期间，宜食清淡易消化食物，忌食辛辣食物。

【用法用量】口服。一次9g，一日2次。

固本咳喘片《中国药典》

【组成】党参151g　白术（麸炒）151g　茯苓100g　麦冬151g　盐补骨脂151g　炙甘草75g　醋五味子75g

【功用】益气固表，健脾补肾。

【主治】脾虚痰盛，肾气不固之咳喘。症见咳嗽，痰多，喘息气促，动则喘剧，体倦乏力，食少便溏，气短自汗，舌淡苔白，脉虚软无力。

【配伍意义】本方证治为脾虚痰盛，肾虚失纳，表虚不固所致。脾虚则体倦乏力，食少便溏，气短自汗；脾虚生痰，则痰多，痰阻气滞，故咳嗽；肾虚失纳，则喘息气促、动则喘剧。治宜益气固表，健脾补肾。方中党参补中益气以促脾运，培土生金以益肺固表，为君药。白术益气固表，健脾燥湿；补骨脂温肾助阳，纳气平喘，俱为臣药。麦冬养阴润肺；茯苓健脾渗湿；五味子敛肺止咳、滋肾养阴。三药合用，既助君臣药补肾纳气，又养阴生津而制白术、补骨脂之温燥，合为佐药。炙甘草甘既补脾益气，润肺止咳，调和诸药，为使药。诸药合用，"肺、脾、肾"三脏同治，共奏补气健脾、祛痰除湿、补肾益肺之功。

【临床应用】

1. 辨证要点　本方为治疗脾虚痰盛，肾气不固之咳喘的常用方。以咳喘，动则喘剧，体倦乏力，食少便溏，舌淡苔白，脉虚软无力为证治要点。

2. 现代应用　常用于慢性气管炎、慢性阻塞性肺炎、支气管哮喘、肺源性心脏病等症属脾虚痰盛、肾气不固者。

【使用注意】外感咳嗽慎用。本药适用于慢性支气管炎和支气管哮喘缓解期，急性发作期慎用。服药期间，忌食辛辣、不易消化的食物。

【用法用量】口服。一次3片，一日3次。

【其他剂型】固本咳喘胶囊，固本咳喘颗粒。

蛤蚧定喘胶囊《中国药典》

【组成】蛤蚧 28.2g 炒紫苏子 64.1g 瓜蒌子 128.2g 炒苦杏仁 128.2g 麻黄 115.4g 石膏 64.1g 甘草 128.2g 紫菀 192.3g 醋鳖甲 128.2g 黄芩 128.2g 麦冬 128.2g 黄连 76.9g 百合 192.3g 煅石膏 64.1g

【功用】滋阴清肺，止咳定喘。

【主治】肺肾两虚、阴虚肺热所致虚劳咳喘。症见气短烦热，胸满郁闷，自汗盗汗。

【配伍意义】本方证治为肺肾两虚，肾不纳气，痰热内阻所致。久病导致肺肾两虚，肺虚不降，肾虚不纳，故喘咳俱甚，且呼多吸少，声音低怯；肺肾气虚，阴虚则热，故自汗盗汗。治宜滋阴清肺，止咳定喘。方中蛤蚧补肺益肾，纳气平喘，为治虚喘之佳品；百合养阴润肺，兼清肺热，共为君药。紫菀润肺下气，化痰止咳；紫苏子降气化痰，止咳平喘；瓜蒌子润肺化痰，润肠通便；麻黄宣肺平喘；鳖甲滋肾阴，退虚热，除骨蒸；麦冬滋补肺阴，生津润燥，除蒸退热。诸药同用，共为臣药。黄芩、黄连、石膏、煅石膏既涩敛，又清热，四药同用，可增强君臣药清肺之功；而生熟石膏同用，既可清肺热，又防寒清太过，俱为佐药。甘草既润肺清热止咳，又调和诸药，为使药。诸药合用，共奏滋阴清肺、止咳平喘之功。

【临床应用】

1. 辨证要点　本方为治疗肺肾两虚，痰浊阻肺之虚劳咳喘的常用方。以虚劳久咳，动则气短，胸满郁闷，五心烦热，自汗盗汗，咽干口燥为证治要点。

2. 现代应用　常用于喘息性支气管炎、心源性哮喘、肺气肿、慢性气管炎、肺结核等证属肺肾两虚、阴虚肺热者。

【使用注意】咳嗽新发者不适用。湿盛痰多之咳嗽忌服。脾虚便溏者不宜服用。

【用法用量】口服。一次 3 粒，一日 2 次。

【其他剂型】蛤蚧定喘丸。

答案解析

目标检测

一、选择题

（一）A 型题

1. 通宣理肺丸的功效为（　　）

　A. 宣肺散寒，止咳祛痰

　B. 解表散寒，宣肺止嗽

　C. 养阴清肺，解毒利咽

　D. 清热润肺，化痰止咳

　E. 解表化饮，止咳平喘

2. 治上实下虚之喘咳证，宜选用（　　）

　A. 苏子降气汤　　　　　　B. 蛤蚧定喘丸　　　　　　C. 二母宁嗽丸

　D. 七味都气丸　　　　　　E. 养阴清肺汤

3. 具有养阴清肺，解毒利咽功效的方剂是（　　）

A. 七味都气丸　　　　　B. 养阴清肺汤　　　　　C. 二母宁嗽丸
D. 小青龙合剂　　　　　E. 蠲哮片

4. 养阴清肺汤中君药为（　　）

A. 玄参　　　　　　　　B. 麦冬　　　　　　　　C. 大生地
D. 贝母　　　　　　　　E. 白芍

5. 具有解表散寒，温肺化饮功效的方剂是（　　）

A. 定喘汤　　　　　　　B. 苏子降气汤　　　　　C. 小青龙合剂
D. 华盖散　　　　　　　E. 以上都不是

6. 症见恶寒发热，头痛身疼，无汗而喘，舌苔薄白，脉浮紧。治宜首选（　　）

A. 败毒散　　　　　　　B. 麻黄汤　　　　　　　C. 小青龙合剂
D. 九味羌活汤　　　　　E. 以上都不是

7. 症见发热恶寒，寒热俱重，身疼痛，无汗烦躁，脉浮紧。宜首选（　　）

A. 麻杏苡甘汤　　　　　B. 大青龙汤　　　　　　C. 小青龙合剂
D. 麻黄汤　　　　　　　E. 以上都不是

8. 患者痰多气急，痰稠色黄，哮喘咳嗽，舌苔黄腻，脉滑数，兼发热，恶寒。治宜选用（　　）

A. 清气化痰丸　　　　　B. 定喘汤　　　　　　　C. 贝母瓜蒌散
D. 麻杏甘石汤　　　　　E. 泻白散

9. 小青龙合剂中运用五味子的作用是（　　）

A. 敛肺止咳　　　　　　B. 敛阴止汗　　　　　　C. 收敛止泻
D. 滋阴敛液　　　　　　E. 敛心安神

10. 风寒束表，水饮内停证。治宜选用（　　）

A. 桂枝汤　　　　　　　B. 麻黄汤　　　　　　　C. 香薷散
D. 小青龙合剂　　　　　E. 以上均不是

11. 小青龙合剂的功效是（　　）

A. 解表散寒，温肺化饮
B. 解肌发表，调和营卫
C. 发汗解表，宣肺平喘
D. 发汗解表，清热除烦
E. 发汗祛湿，兼清里热

12. 小青龙合剂的君药是（　　）

A. 麻黄　　　　　　　　B. 桂枝　　　　　　　　C. 干姜
D. 麻黄、桂枝　　　　　E. 桂枝、干姜

（二）X 型题

13. 通宣理肺丸中君药为（　　）

A. 麻黄　　　　　　　　B. 苦杏仁　　　　　　　C. 紫苏叶
D. 茯苓　　　　　　　　E. 黄芩

14. 苏子降气汤主治"上实下虚"之喘咳证，其病位在（　　）

A. 心　　　　　　　　　B. 肝　　　　　　　　　C. 脾
D. 肺　　　　　　　　　E. 肾

二、实例分析题

1. 试述小青龙合剂的证治要点及配伍特点。

2. 蛤蚧定喘胶囊与苏子降气汤两方均治咳喘，有何异同？

书网融合……

知识回顾

微课

习题

（罗红柳）

PPT

项目二十　蠲痹剂

学习引导

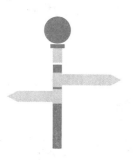

痹证是一种临床比较常见的疾病，主要以肌肉酸痛、麻木、重着、屈伸不利，甚至关节肿大变形为主要临床表现，并且常累及患者的一个或多个关节。痹证以正气亏虚为本，风、寒、湿、热、痰等邪侵袭四肢关节、肌肉，走注经脉为标，而经络闭塞不通为痹证病机关键。中医常采取辨证论治、单味中药提取物、专方治疗以及综合疗法等措施对风湿痹证患者进行治疗，取得较好效果。

本项目主要介绍蠲痹剂的分类，常用方剂的组成、功用、主治、配伍意义和临床应用。

📖 学习目标

1. **掌握**　小活络丹、木瓜丸、二妙散、独活寄生汤的组成、功用、主治、配伍意义和临床应用。

2. **熟悉**　蠲痹剂的概念、适用范围、分类及使用注意事项；风湿骨痛丸、痛风定胶囊、颈复康颗粒、尪痹颗粒的组成、功用、主治、主要配伍意义和临床应用。

3. **了解**　大活络丹、三妙丸、四妙丸的组成和主治。

凡具有祛风除湿、通痹止痛的作用，治疗各种痹证的方剂，统称蠲痹剂。

蠲痹剂为治疗痹证而设。痹证成因，主要因正气不足，风、寒、湿、热诸邪乘虚侵入，致使气血凝滞，脉络痹阻，侵犯肌表、经络、肌肉、筋骨、关节等部位所致。常见寒湿痹阻、湿热痹阻、瘀血痹阻和正虚痹阻诸证，症状多见肢体麻木、关节疼痛、肿胀或红肿、关节畸形及屈伸不利等。故蠲痹剂分为祛寒通痹剂、清热通痹剂、活血通痹剂、补虚通痹剂四类。

蠲痹剂含有川乌、草乌等有毒中药，临证要注意煎服方法，不可过量或久服。针对不同适应证，应辨证使用，不宜交叉使用。此外，辛散温燥之品，易伤阴血，阴血不足者慎用。

▶▶ 实例分析 20-1

实例　患者，女，42岁，农民。初诊，患者四肢疼痛，屈伸困难，患处触之冰凉，疼痛日轻夜重，有时痛如针刺，恶寒冷，喜温热，阴雨天痛更甚。舌苔薄白，脉沉迟。诊断属痹症之寒痹，予小活络丹加味：制川乌20g，制草乌20g，制南星15g，乳香15g，没药15g，地龙15g，北细辛6g，全蝎15g，桂枝10g，甘草6g，水煎服，二日1剂，连10剂，诸症消失。再给予三痹汤，水煎服，二日1剂，连续10剂。随访病情稳定。

问题　治疗痹证的方剂与中成药分为几类？每一类常用的中成药有哪些？

答案解析

193

任务一 祛寒通痹

祛寒通痹剂主要具有祛风散寒、除湿止痛、活血通络的作用，用于风寒湿痹所致痹证。临床表现多见关节冷痛，遇寒则重，得热痛减，关节屈伸不利，口淡不渴，恶风寒等。

小活络丹《太平惠民和剂局方》

【组成】 川乌（炮）180g　草乌（炮）180g　乳香（研）66g　没药（研）65g　天南星（炮）180g　地龙（去土）180g

【功用】 祛风除湿，化痰通络，活血止痛。

【主治】 风湿痰瘀阻滞经络证。症见肢体筋脉疼痛，麻木拘挛，关节屈伸不利，疼痛游走不定，舌淡紫，苔白，脉沉弦或涩。亦治卒中，手足不仁，日久不愈，经络中有湿痰瘀血，而见腰腿沉重，或腿臂间作痛。

【配伍意义】 本方证治为风寒、痰湿、瘀血痹阻经络所致。风寒湿邪滞留经络，病久不愈，气血不得宣通，营卫失其流畅，致津液停聚为痰，血行痹阻为瘀，风寒湿邪与痰瘀交阻，故见肢体筋脉疼痛、麻木拘挛、关节屈伸不利，或疼痛游走不定等症。所治卒中，手足不仁，迁延日久者，其机制亦同。治宜祛风散寒，除湿化痰，活血祛瘀三者兼顾。方中川乌、草乌均为辛热之品，祛风除湿，温通经络，并具有较强的止痛作用，共为君药。天南星祛风燥湿化痰，以除经络中的风痰湿浊，为臣药。乳香、没药行气活血，化瘀通络，使气血流畅，则风寒湿邪不复留滞，且两药皆有较好的止痛作用，为佐药。地龙性善走窜，为通经活络之佳品；并加用陈酒以助药力，可引诸药直达病所，为使药。诸药合用，共奏祛风除湿、化痰通络、活血止痛之功。

【临床应用】

1. 辨证要点　本方是治疗风湿痰瘀痹阻经络证的常用方。以肢体筋脉挛痛，关节屈伸不利，舌淡紫，苔白为证治要点。

2. 现代应用　常用于风湿性关节炎、类风湿关节炎及骨质增生症等证属风寒湿邪痹阻、痰瘀阻络者。

3. 不良反应　有报道发现服用本品可能引起心律失常、过敏、急性胃黏膜出血等不良反应。

【使用注意】 所含制川乌、制草乌有大毒，故孕妇禁用，不可过量或久服。湿热瘀阻或阴虚有热者、脾胃虚弱者慎用。

【用法用量】 共研细末，酒面糊丸或炼蜜为丸，每服6g，一日2次，黄酒或温开水送服。

【其他剂型】 小活络丸剂，小活络片。

【附方】

大活络丹《兰台轨范》　组成与用法：白花蛇60g，乌梢蛇60g，威灵仙60g，两头尖（俱酒浸）60g，草乌60g，天麻（煨）60g，全蝎（去毒）60g，何首乌（黑豆水浸）60g，龟甲（炙）60g，麻黄60g，贯众60g，甘草（炙）60g，羌活60g，肉桂60g，藿香60g，乌药60g，黄连60g，熟地黄60g，大黄（蒸）60g，木香60g，沉香（用心）60g，细辛30g，赤芍（去油）30g，没药（去油）30g，丁香30g，乳香（去油）30g，僵蚕30g，天南星（姜制）30g，青皮30g，骨碎补30g，白豆蔻仁30g，安息香（酒熬）30g，附子（制）30g，黄芩（蒸）30g，茯苓30g，香附（酒浸焙）30g，玄参30g，白术30g，防风

75g，葛根45g，虎胫骨（炙）45g当归45g，血竭21g，地龙（炙）4.5g，犀角4.5g，麝香4.5g，松脂15g，牛黄4.5g，冰片4.5g，人参90g。口服。功用：祛风，舒筋，活络，除湿。主治：风寒湿痹引起的肢体疼痛、手足麻木、筋脉拘挛、卒中瘫痪、口眼歪斜、半身不遂、言语不清。

【方歌】小活络丹天胆星，二乌乳没与地龙，寒湿瘀血成痹痛，搜风活血经络通。

木瓜丸《中国药典》

【组成】木瓜80g　当归80g　川芎80g　白芷80g　威灵仙80g　狗脊（制）40g　牛膝160g　鸡血藤40g　海风藤80g　人参40g　制川乌40g　制草乌40g

【功用】祛风散寒，除湿通络。

【主治】风寒湿闭阻所致的痹病。症见关节疼痛，肿胀，屈伸不利，局部畏恶风寒，肢体麻木，腰膝酸软。

【配伍意义】本方证治为风寒湿闭阻所致。风寒湿闭阻经络、关节，气血运行不畅，则关节疼痛、肿胀、屈伸不利。治宜祛风散寒，除湿通络。方中制川乌、制草乌辛热燥散，善祛风除湿、散寒止痛，共为君药。白芷辛散温通香窜，善祛风散寒、燥湿止痛；海风藤辛散苦泄温通，善祛风湿、通络止痛；威灵仙辛行温通，通行十二经脉，善祛风湿、通络止痛；木瓜酸温，善舒筋活络、祛湿除痹；鸡血藤苦泄温通，微甘能补，善活血养血、舒筋活络；川芎辛散温通，善活血、祛风止痛。合而用之，助君药祛风寒湿、通络止痛，共为臣药。当归辛行甘补温通，善补血活血止痛；人参甘补，微苦微温不燥，善补气生津；制狗脊苦泄温通甘补，既温散风寒湿邪，又补肝肾、强腰膝；牛膝苦泄降，善下行，既活血通经，又补肝肾、强腰膝。四药合用，既助君臣药散风寒湿、通络止痛，又益气血、强腰膝，故为佐药。全方配伍，主以祛邪，兼以扶正，共奏祛风散寒、除湿通络之功。

【临床应用】

1. 辨证要点　本方为治疗风寒湿闭阻所致痹病常用方。以痹证日久不愈，反复发作，四肢麻木，遍身屈伸不利，或伴形寒肢冷，遇阴寒或天气变化加重，得温则疼痛减轻为辨证要点。

2. 现代应用　常用于风湿性关节炎，腰肌劳损、坐骨神经痛等证属风寒湿痹者。

【使用注意】心功能不全、心律失常者慎用。孕妇禁用。

【用法用量】口服，一次30丸，一日2次。

【其他剂型】木瓜片，木瓜酒。

风湿骨痛胶囊《中国药典》

【组成】川乌（制）90g　草乌（制）90g　红花90g　甘草90　木瓜90g　乌梅90g　麻黄90g

【功用】温经散寒，通络止痛。

【主治】寒湿闭阻经络所致痹证。症见腰脊疼痛，四肢关节冷痛；风湿性关节炎见上述证候者。

【配伍意义】本方证治为寒湿闭阻经络所致。寒湿闭阻经络、关节，气血瘀滞，运行不畅，则腰脊疼痛、四肢关节冷痛。治宜温经散寒，通络止痛。方中川乌、草乌为辛热之品，祛风除湿，温通经络，止痛，共为君药。麻黄祛风散寒；红花活血散瘀，使血行则风自灭；木瓜平肝舒筋活络、祛湿、止痛，三药共用，以助君药祛风散寒、通络止痛作用，为臣药。乌梅敛肺清虚热、生津，为佐药。甘草调和诸药，为使药。诸药合用，共奏温经散寒、通络止痛之功。

【临床应用】

1. 辨证要点　本方为治疗寒湿闭阻经络所致的痹证常用方。以四肢关节疼痛，关节屈伸不利，遇寒则重，得热则轻为辨证要点。

2. 现代应用 常用于风湿性关节炎、类风湿关节炎属寒湿闭阻经络者。

【使用注意】寒湿痹病，湿热痹病者慎用。本品含有有毒性药，不可过量服用，不宜久服。心功能不全、心律失常、高血压、青光眼者慎用。孕妇及哺乳期妇女禁用。

【用法用量】口服。一次 2~4 粒，一日 2 次。

【其他剂型】风湿骨痛丸，风湿骨痛片，风湿骨痛颗粒。

任务二　清热通痹

清热通痹剂主要具有清热燥湿、通络止痛作用，适用于痹病湿热痹阻证。临床表现多见关节红肿热痛，筋脉拘急，发热，口渴，汗出，小便黄赤，大便干结等。

二妙散《丹溪心法》

【组成】苍术（炒）15g　黄柏（炒）15g

【功用】燥湿清热。

【主治】湿热下注证。症见筋骨疼痛，或两足痿软无力，或足膝红肿疼痛，或湿热带下，或下部湿疮，小便短赤，舌苔黄腻。

【配伍意义】本方证治为湿热下注所致。湿热流注筋骨，则筋骨疼痛；着于下肢，则足膝肿痛；湿热不攘，筋脉弛缓，则病痿证；湿热下注带脉与前阴，则为带下黄臭；湿热浸淫于下焦，郁滞肌肤，则见阴部湿疮；小便短赤，舌苔黄腻均为湿热之征。治宜清热燥湿。方中黄柏为君药，取其寒能胜热，苦以燥湿，且善祛下焦之湿热。苍术为臣，既内燥脾湿以杜生湿之源，又外散湿邪。两药相合，标本兼顾，湿热得除，诸症自解。

【临床应用】

1. 辨证要点 本方为治疗湿热下注的基本方。以足膝红肿热痛，屈伸不利，小便短赤，舌质红，苔黄腻为证治要点。

2. 现代应用 常用于类风湿关节炎、急性痛风性关节炎、骨性关节炎、丹毒、慢性盆腔炎、外阴阴囊湿疹等证属湿热下注证者。

【使用注意】忌烟酒、辛辣、油腻及腥发食物。

【用法用量】口服。一次 6~9g，一日 2~3 次。

【其他剂型】二妙丸。

【附方】

三妙丸《医学正传》　组成与用法：苍术（炒）600g，黄柏（炒）400g，牛膝200g，上药研为细末，面糊为丸，如梧桐子大。功用：清热燥湿。主治：湿热下注所致的痹证，症见足膝红肿热痛、下肢沉重、小便黄少。

四妙丸《成方便读》　组成与用法：苍术125g，牛膝125g，盐黄柏250g，薏苡仁250g，以上四味，粉碎成细粉，过筛，混匀，用水泛丸，干燥，即得。功用：清热利湿。主治：湿热下注所致的痹证，症见足膝红肿、筋骨疼痛。

📖 **知识链接**

二妙丸、三妙丸与四妙丸

二妙丸、三妙丸与四妙丸三者均能够清热燥湿，主治湿热下注所致的痹证。三妙丸在二妙丸的基础上加了牛膝。牛膝具有补肝肾、强筋骨、逐瘀通经、引血下行的作用，故三妙丸专治湿热下流，两脚麻木，或如火烙之热。四妙丸在三妙丸的基础上，又增加了薏苡仁。薏苡仁具有健脾渗湿、除痹止泻的作用，故四妙丸专治肝肾不足，湿热下注，致成痿证。

【方歌】 二妙丸中苍柏煎，若云三妙牛膝添，四妙再加薏苡仁，湿热得消病自痊

痛风定胶囊《中国药典》

【组成】 秦艽 350g 黄柏 250g 川牛膝 250g 延胡索 250g 赤芍 250g 泽泻 250g 车前子 250g 土茯苓 150g

【功用】 清热祛湿，活血通络定痛。

【主治】 湿热瘀阻所致痹症。症见关节红肿热痛，伴有发热，汗出不解，口渴心烦，小便黄，舌红苔黄腻，脉滑数；痛风见上述证候者。

【配伍意义】 本方证治为湿热瘀阻所致。湿热瘀阻经络、关节，气血瘀滞，运行不畅，则关节红肿热痛。热伤津液，故发热、口渴心烦。治宜清热祛湿，通络定痛。方中秦艽祛风湿，利湿热，止痹痛，为君药。黄柏清热燥湿，泻火解毒；川牛膝活血通经，通利关节，利尿通淋，共为臣药。延胡索活血行气止痛；赤芍清热凉血，散瘀止痛；泽泻、车前子利水渗湿消肿；土茯苓解毒除湿，通利关节，共为佐药。诸药合用，共奏清热祛湿、活血通络定痛之功。

【临床应用】

1. 辨证要点 本方为治疗湿热瘀阻所致痹证的常用方。以关节红肿热痛，伴有发热，汗出不解，口渴心烦，小便黄为证治要点。

2. 现代应用 常用于痛风性关节炎等证属湿热瘀阻者。

3. 不良反应 可致胃肠道反应，出现为胃痛、纳差等症状。

【使用注意】 孕妇慎用。服药后不能立即饮茶。

【用法用量】 口服。一次 4 粒，一日 3 次。

【其他剂型】 痛风定片。

任务三　活血通痹

活血通痹剂主要具有活血化瘀、通络止痛作用，用于瘀血痹阻之痹证。症见关节刺痛，疼痛夜甚，关节屈伸不利，皮下结节，舌暗苔白，脉迟或结代等。

颈复康颗粒《中国药典》

【组成】 羌活　川芎　葛根　秦艽　威灵仙　苍术　丹参　白芍　地龙（酒炙）　红花　乳香（制）　黄芪　党参　地黄　石决明　煅花蕊石　关黄柏　炒王不留行　桃仁（去皮）　没药（制）　土鳖虫（酒炙）

【功用】 活血通络，散风止痛。

【主治】 风湿瘀阻所致颈椎病。症见头晕，颈项僵硬，肩背酸痛，手臂麻木。

【配伍意义】 本方证治为风湿瘀阻所致。风寒湿邪侵入人体，瘀阻颈椎，气血运行不畅，故颈项僵硬、肩背酸痛、手臂麻木。治宜活血通络，散风止痛。方中黄芪、党参、白芍补中益气养血荣筋以扶正。威灵仙、秦艽祛风除湿，舒筋活络兼止痛。羌活祛风胜湿，散寒止痛。丹参、花蕊石、王不留行、桃仁、红花、乳香、没药、地龙、土鳖虫活血化瘀，通络止痛。苍术燥湿健脾，祛风散寒。石决明平肝潜阳。葛根通络止痛，除项背强痛；地龙通络止痛。生地黄性寒，清热养阴；黄柏苦寒，清热燥湿，可佐制诸药辛热之性。诸药合用，共奏活血通络、散风止痛之功。

【临床应用】

1. 辨证要点 本方是治疗风湿瘀阻所致颈椎病的常用方。以头晕，颈项僵硬，肩背酸痛，手臂麻木为证治要点。

2. 现代应用 常用于颈椎病、颈肩痛等证属风湿瘀阻者。

【使用注意】 孕妇忌服。消化道溃疡、肾性高血压患者慎服。如有感冒、发烧、鼻咽痛者应暂停服用。

【用法用量】 60℃以下温开水冲服。一次1~2袋，一日2次。饭后服用。

任务四　补虚通痹

补虚通痹剂主要具有补益肝肾、强筋壮骨、祛风除湿作用，用于肝肾不足、气血两亏所致痹证。临床表现多见肢体拘挛，手足麻木，腰膝酸软，舌淡苔白厚，脉沉迟弱等。

独活寄生汤《备急千金要方》　微课20

【组成】 独活9g　桑寄生6g　杜仲6g　牛膝6g　细辛6g　秦艽6g　茯苓6g　桂心6g　防风6g　川芎6g　人参6g　甘草6g　当归6g　芍药6g　干地黄6g

【功用】 养血舒筋，祛风除湿，补益肝肾。

【主治】 用于风寒湿闭阻，肝肾两亏，气血不足所致的痹病。症见腰膝冷痛，屈伸不利，或麻木不仁，畏寒喜温，心悸气短，舌淡苔白，脉细弱。

【配伍意义】 本方证治为肝肾两虚，气血不足，风寒湿邪留滞筋骨经络所致。肝肾两虚，筋骨不健；气血不足，筋骨失养；风寒湿邪留滞筋骨经络，故见腰膝关节疼痛、屈伸不利，或麻木不仁。心悸气短，舌淡苔白，脉细弱均为气血不足之征。治宜祛风湿，止痹痛，以治其标实；益肝肾，补气血，以治其本虚。方中独活辛苦微温，长于祛下半身之风寒湿邪，蠲痹止痛，重用为君药。秦艽、防风祛风胜湿；桂心散寒止痛，温通血脉；细辛辛温发散，祛寒止痛，均为臣药。桑寄生、牛膝、杜仲补益肝肾，强壮筋骨；当归、芍药、地黄、川芎养血活血；人参、茯苓、甘草补气健脾，扶助正气，俱为佐药。甘草并可调和诸药，为使药。诸药合用，共奏养血舒筋、祛风除湿、补益肝肾之功。

【临床应用】

1. 辨证要点 本方是治疗风寒湿痹而兼有肝肾、气血不足的常用方。以腰膝冷痛，肢节屈伸不利，舌淡苔白，脉细弱为证治要点。

2. 现代应用 常用于治疗慢性风湿性关节炎、腰肌劳损、骨质增生症、坐骨神经痛等证属肝肾两虚、气血不足者。

3. 不良反应 出现面部潮热、头晕、恶心呕吐、心跳加快、呼吸抑制，伴四肢麻木、两腿发软等。

【使用注意】 孕妇禁用。湿热实证热痹忌用。

【用法用量】水煎服。

【其他剂型】独活寄生丸，独活寄生合剂，独活寄生颗粒。

【方歌】独活寄生艽防辛，归芎地芍桂苓均，杜仲牛膝人参草，冷风顽痹屈能伸。

即学即练 20 - 1

独活寄生汤中具有补肝肾、强筋骨作用的药物是（　　）

A. 当归、川芎、地黄　　　　B. 寄生、杜仲、牛膝　　　C. 当归、寄生、杜仲

D. 川芎、寄生、牛膝　　　　E. 牛膝、地黄、杜仲

答案解析

尪痹颗粒《中国药典》

【组成】地黄 196g　熟地黄 196g　续断 147g　附片（黑顺片）147g　独活 98g　骨碎补 147g　桂枝 98g　淫羊藿 147g　防风 98g　威灵仙 147g　皂角刺 98g　羊骨 196g　白芍 117g　狗脊（制）147　知母 147g　伸筋草 98g　红花 98g

【功用】补肝肾，强筋骨，祛风湿，通经络。

【主治】肝肾不足，风湿阻络所致尪痹。症见肌肉、关节疼痛，局部肿大，僵硬畸形，屈伸不利，腰膝酸软，畏寒乏力；类风湿关节炎见上述证候者。

【配伍意义】本方所治痹证证治为肝肾不足，风湿阻络所致。肝肾两虚，筋骨不健，腰膝酸软，畏寒乏力；气血不足，筋骨失养；风寒湿邪留滞筋骨经络，故见肌肉、关节疼痛，局部肿大，僵硬畸形，屈伸不利。心悸气短，舌淡苔白，脉细弱均为气血不足之象。治宜补肝肾，强筋骨，祛风湿，通经络。方中续断、淫羊藿、骨碎补、羊骨、狗脊五药补肝肾、益精血、强筋骨、祛风湿、通经络、止痹痛。附片补肾助阳，散寒止痛。独活、桂枝、防风、威灵仙、伸筋草祛风散寒除湿、活血通络止痛。皂角刺、红花活血化瘀，散结消肿，通络止痛。地黄、熟地、白芍、知母滋补肝肾，益精养血。诸药合用，共奏补肝肾、强筋骨、祛风湿、通经络之功。

【临床应用】

1. 辨证要点　本方是治疗肝肾不足，风湿阻络所致的尪痹常用。以关节疼痛，局部肿大，僵硬畸形，屈伸不利，肿胀疼痛为证治要点。

2. 现代应用　常用于类风湿关节炎、强直性脊柱炎等证属肝肾不足，风湿阻络痹证。

【使用注意】孕妇禁用。忌食生冷食物。

【用法用量】开水冲服，一次 6g，一日 3 次。

【其他剂型】尪痹冲剂，尪痹片剂。

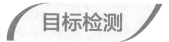

目标检测

答案解析

一、选择题

（一）A 型题

1. 风寒湿邪闭阻、痰瘀阻络所致的痹证宜选择（　　）

A. 小活络丹　　　　　　B. 羌活胜湿汤　　　　　　C. 风湿骨痛丸

    D. 二妙散   E. 独活寄生汤

2. 四肢关节疼痛，关节屈伸不利，腰肌疼痛，恶风寒，遇寒则重，得热则轻，舌淡苔薄白，脉沉弦宜选择（　　）

    A. 风湿骨痛丸   B. 小活络丹   C. 二妙散

    D. 尪痹颗粒   E. 独活寄生汤

3. 主治风湿在表之痹证的是（　　）

    A. 小活络丹   B. 四妙丸   C. 独活寄生汤

    D. 羌活胜湿汤   E. 风湿骨痛丸

4. 下列可用于湿热下注，足膝红肿热痛，下肢丹毒，白带，阴囊湿痒的是（　　）

    A. 三妙丸   B. 二妙散   C. 痛风定胶囊

    D. 小活络丹   E. 独活寄生汤

5. 下列具有祛风湿，止痹痛，益肝肾，补气血功用的方药是（　　）

    A. 三妙丸   B. 二妙散   C. 痛风定胶囊

    D. 小活络丹   E. 独活寄生汤

（二）X 型题

6. 独活寄生汤含有（　　）

    A. 独活   B. 桑寄生   C. 杜仲

    D. 牛膝   E. 羌活

7. 三妙丸的组成是（　　）

    A. 苍术   B. 黄柏   C. 牛膝

    D. 独活   E. 防己

二、问答题

1. 患者，女，46 岁，近年来四肢关节肿痛反复发作，已服用多种西药，但病情未能控制，近一个月来午后低热，形体消瘦，胃纳欠佳，关节肿痛固定在双手指关节、肘、膝关节，晨起关节僵硬，午后缓解，夜有盗汗。请辨证分型，并为患者推荐常用的中成药。

书网融合……

知识回顾   微课   习题

（谈利红）

项目二十一　消食剂 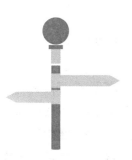 微课21

学习引导

脾有运化水谷精微之功，脾气健运则运化功能强健；胃主收纳，腐熟水谷，为水谷之海，以和降为顺。两者共同完成对食物的消化、吸收和转运。若饮食过量或者运化无力，则形成食积，临床表现为恶食呕恶、脘腹痞满、嗳腐吞酸、苔腻脉滑等症。消食剂以消食化积中药为主，又常配伍理气药，使气行而积消；若脾胃虚弱，则需要配伍益气健脾之品，如人参、白术、山药等。

本项目主要介绍消食剂的分类，常用方剂的组成、功用、主治、配伍意义和临床应用。

📖 学习目标

1. **掌握**　保和丸、枳实导滞丸、枳实消痞丸、健脾丸的组成、功用、主治、配伍意义和临床应用。

2. **熟悉**　消食剂的概念、适用范围、分类及使用注意事项；六味安消散的组成、功用、主治、主要配伍意义和临床应用。

凡具有消食健脾、除痞化积等作用，治疗食积停滞证的方剂，统称消食剂。属"八法"中"消法"范畴。

消食剂为治疗食积证而设。食积证常由饮食失节，过饱伤胃，食积内停，气机受阻，脾升胃降失常所致；或食积内停，伤及脾胃，致使脾胃虚弱，运化无权。因病证有虚实之分，故消食剂常分为消食化滞剂和健脾消食剂两类。

使用消食剂应注意辨清病证之虚实，实证宜用消法，虚证宜消补并用，以免耗伤正气。消导剂虽作用缓和，但毕竟属于克消或攻伐之剂，不宜久服，对于纯虚无实者更应禁用。

任务一　消食化滞

消食化滞剂具有消食化结作用，适用于食积内停证。临床表现多见脘腹痞闷，嗳气酸腐，恶食呕逆，腹痛泄泻等。

实例分析 21 - 1

　　实例　患者，男，22 岁。2 天前与同事聚餐，饱食酒肉，餐后胃脘隐隐作痛，并呕吐未消化的食物，吐后腹胀感稍减。就诊主诉胃脘胀痛，嗳气酸腐，恶心欲呕，食欲不振，大便酸臭，舌质红，苔黄腻。诊断为食积停滞。

　　问题　1. 食积停滞，应选用何方？

　　　　　　2. 消食剂的使用注意事项有哪些？

答案解析

保和丸《丹溪心法》

【组成】 山楂 180g　半夏 90g　茯苓 90g　神曲 60g　陈皮 30g　连翘 30g　莱菔子 30g

【功用】 消食和胃。

【主治】 食积证。症见脘腹痞满胀痛，嗳腐吞酸，恶食呕逆，大便泄泻，舌苔厚腻，脉滑。

【配伍意义】 本方证治为饮食不节，暴食暴饮所致。若饮食过度，食积停于胃脘，中焦气机不畅，则脘腹痞满胀痛；中焦气机受阻，脾胃升降失职，浊阴不降，则嗳腐吞酸、恶食呕逆；清阳不升，则大便泄泻。治宜消食化滞，理气和胃。方中山楂能消一切饮食积滞，尤擅消肉食油腻之积，重用为君。神曲消食健胃，善化酒食陈腐之积；莱菔子消食下气除胀，长于消谷面痰气之积，共为臣药。半夏、陈皮燥湿行气，和胃止呕；茯苓淡渗利湿，健脾止泻；连翘清热散结，防止食积化热，俱为佐药。诸药合用，共奏消食和胃之功。

🔗 **知识链接**

保和丸现代研究进展

　　保和丸的主要成分为有机酸、橙皮苷以及连翘苷等，具有增加胃肠运动、提高胃蛋白酶活性、增加消化液分泌、抗动脉粥样硬化、抗炎、降血脂等药理作用。临床主要用于治疗与食积相关的疾病，对脂肪肝、高脂血症也有较好的疗效，对肠道菌群具有一定的作用。

【临床应用】

1. 辨证要点　本方为治疗食积证常用方。以脘腹胀满，嗳腐吞酸，厌食吐泻，苔腻为证治要点。

2. 现代应用　常用于急慢性胃肠炎、消化不良、婴幼儿腹泻等证属食积内停者。

【使用注意】 正气虚损，或偏寒者，不宜用。因属攻伐之剂，不宜久服。

【用法用量】 口服。小蜜丸一次 9 ~ 18g，大蜜丸一次 1 ~ 2 丸，一日 2 次；小儿酌减。

【其他剂型】 保和浓缩丸，保和口服液，保和颗粒，保和咀嚼片。

【方歌】 保和神曲与山楂，苓夏陈翘菔子芽，炊饼为丸白汤下，消食和胃效甚夸。

 即学即练 21 - 1

保和丸是消食剂，方中为何配伍连翘、陈皮、茯苓？

答案解析

枳实导滞丸《内外伤辨惑论》

【组成】枳实（炒）100g　大黄200g　黄连（姜汁炙）9g　黄芩60g　六神曲（炒）100g　白术（炒）100g　茯苓60g　泽泻40g

【功用】消积导滞，清利湿热。

【主治】饮食积滞，湿热内阻。症见脘腹胀痛，不思饮食，大便秘结，痢疾，里急后重。

【配伍意义】本方证治为湿热食滞伤中，气机不畅所致。湿热食滞肠胃，则脘腹胀满、不思饮食；若肠道传化失常，则泄泻；肠失传导，腑气不通，则大便秘结；若肠道气血壅滞，则痢疾、里急后重。治宜消积导滞，清利湿热。方中大黄攻积泻热通腑，以荡涤肠胃积滞，为君药。枳实破气消积，导滞下行，以除脘腹之胀满；神曲消食化滞和中，使食消则脾胃和，共为臣药。黄连、黄芩清热燥湿，止痢；泽泻、茯苓利湿下行，清利湿热，白术健脾固胃，使苦寒攻积不伤正，四药共为佐药。诸药合用，共奏消食导滞、清热利湿之功。

【临床应用】

1. 辨证要点　本方为治疗湿热食积的常用方。以脘腹胀痛，大便失常，或泄或秘，苔黄腻，脉沉有力为证治要点。

2. 现代应用　常用于胃肠功能紊乱、肠炎、消化不良、细菌性痢疾等证属湿热食积者。

【使用注意】因本方泻下积滞力量较强，故泄泻无积滞者不能使用。孕妇不宜使用。

【用法用量】口服。一次6~9g，一日2次。

【方歌】枳实导滞首大黄，芩连曲术茯苓裹，泽泻蒸饼糊丸服，湿热积滞力能攘。

六味安消散《中国药典》

【组成】藏木香50g　大黄200g　山奈100g　北寒水石（煅）250g　诃子150g　碱花300g

【功用】和胃健脾，消积导滞，活血止痛。

【主治】脾胃不和，积滞内停。症见胃痛胀满，消化不良，便秘，痛经。

【配伍意义】本方证治为脾胃不和、积滞内停所致。脾胃不和，积滞内停，阻滞气机，则胃痛胀满、消化不良、便秘。治宜和胃健脾，消积导滞，活血止痛。方中藏木香味辛苦温，健脾和胃，理气解郁止痛，为君药。大黄苦寒泄热通便，活血化瘀，助君行气导滞止痛，为臣药。山奈辛温走窜，行气消食，温中止痛；寒水石辛咸大寒，清热泻火，除烦止渴；诃子涩肠止泻，防大黄泻下太过；碱花温中消积，制酸和胃，化痰通便，上述四药，共为佐药。诸药合用，共奏和胃健脾、消积导滞、活血止痛之功。

【临床应用】

1. 辨证要点　本品系蒙古族、藏族验方。以胃痛胀满，消化不良为证治要点。

2. 现代应用　常用于治疗功能性消化不良、胃食管反流病、胃脘痛、便秘等胃肠系统疾病。

3. 不良反应　多见胃肠道症状，也可出现过敏、头晕，停药后自行消失。

【使用注意】孕妇忌服。

【用法用量】口服。一次1.5~3g，一日2~3次。

【其他剂型】六味安消丸，六味安消片，六味安消胶囊。

任务二 健脾消食

健脾消食剂具有健脾消食、和胃的功能，适用于脾胃虚弱、饮食内停之虚证。临床表现多见脘腹痞满，不思饮食，面黄体瘦，倦怠乏力，大便溏薄等。

枳实消痞丸《兰室秘藏》

【组成】枳实（炒）15g　黄连15g　厚朴（制）12g　半夏9g　人参9g　白术6g　茯苓6g　炙甘草6g　麦芽6g　干姜6g

【功用】消痞除满，健脾和胃。

【主治】脾虚气滞，寒热互结证。症见脘腹痞满，纳差食少，倦怠乏力，大便不畅，苔腻微黄，脉弦。

【配伍意义】本方证为脾胃虚弱，湿聚气壅，寒热互结所致。脾虚失运，气机失调，壅塞不通，故见脘腹痞满、纳差食少；气壅湿滞，郁而化热，致寒热错杂，故大便不畅，苔腻微黄；脾气虚弱，气血生化不足，故倦怠乏力。治宜行气消痞，健脾和胃，平调寒热。方中枳实苦辛微寒，行气消痞，为君药。厚朴苦辛而温，行气消胀，燥湿除满，为臣药。黄连苦寒，清热燥湿；半夏辛温散结，和胃降逆；干姜辛热，温中祛寒。三味相伍，辛开苦降，平调寒热，以助枳实、厚朴行气消痞除满之功；麦芽甘平，消食和胃；人参、白术、茯苓、炙甘草益气健脾，祛湿和中，共为佐药。炙甘草调和诸药，兼为使药。诸药合用，共奏消痞除满、健脾和胃之功。

【临床应用】

1. **辨证要点**　木方是治疗脾虚气滞，寒热互结证的常用方。以心下痞满，食少倦怠，苔腻微黄为证治要点。

2. **现代应用**　常用于慢性胃炎、慢性支气管炎、胃肠神经官能症、消化性溃疡等证属脾虚不运，寒热互结者。

【用法用量】口服。一次6g，一日3次。

【方歌】枳实消痞四君全，麦芽夏曲朴姜连，蒸饼糊丸消积满，消中有补两相兼。

健脾丸《证治准绳》

【组成】白术（炒）75g　木香（另研）22g　黄连（酒炒）22g　甘草22g　白茯苓（去皮）60g　人参45g　神曲（炒）30g　陈皮30g　砂仁30g　麦芽（炒）30g　山楂（取肉）30g　山药30g　肉豆蔻（面裹煨热，纸包槌去油）30g

【功用】健脾和胃，消食止泻。

【主治】脾虚食积证。症见食少难消，脘腹痞闷，大便溏薄，倦怠乏力，苔腻微黄，脉虚弱。

【配伍意义】本方证为脾胃虚弱，运化无力，食积内停，生湿化热所致。中焦脾胃，运化受纳，升清降浊，化生气血，为气机之枢。脾胃纳运失常，则食少难消、大便溏薄；食积阻滞气机，生湿化热，则脘腹痞闷胀满，舌苔白腻或微黄；脾虚水谷不化，气血生化不足，则倦怠乏力、脉象虚弱。治宜健脾与消食并举，标本同治。方中白术、茯苓重用，健脾渗湿而止泻，为君药。山楂、神曲、麦芽消食和胃，除食积之滞；人参、山药益气补脾，助苓、术健脾之力，共为臣药。木香、砂仁、陈皮化湿止泻，行气消痞，又使全方补而不滞；肉豆蔻涩肠止泻；黄连清热燥湿，防食积生湿化热，均为佐药。甘草益气和胃，调和诸药，为使药。诸药合用，共奏健脾和胃、消食止泻之功。

【临床应用】

1. 辨证要点　本方为治疗脾虚食积之常用方。以脘腹痞闷胀满，食少难消，倦怠乏力，大便溏薄，舌苔白腻或微黄，脉虚弱为证治要点。

2. 现代应用　常用于治疗小儿厌食、消化不良、慢性胃肠炎等病证属脾虚食滞者。

【使用注意】孕妇及哺乳期妇女慎用；阴虚内热及湿热未去者不宜使用。

【用法用量】口服。小蜜丸一次9g，大蜜丸一次1丸，一日2次；小儿酌减。

【其他剂型】健脾糖浆，健脾片，健脾颗粒，健脾冲剂。

【方歌】健脾丸用脾胃虚，党陈枳楂麦白术，脘腹胀满食少溏，消补兼施此方殊。

答案解析

目标检测

一、选择题

（一）A 型题

1. 主治饮食积滞、湿热内阻所致的脘腹胀痛、不思饮食、大便秘结、痢疾里急后重的是（　　）

　　A. 保和丸　　　　　　　　B. 枳实导滞丸　　　　　　　C. 六味安消散

　　D. 枳实消痞丸　　　　　　E. 健脾丸

2. 主治脾虚气滞、寒热互结之心下痞满证是（　　）

　　A. 保和丸　　　　　　　　B. 枳实导滞丸　　　　　　　C. 六味安消散

　　D. 枳实消痞丸　　　　　　E. 健脾丸

3. 用于脾胃虚弱，脘腹胀满，食少便溏的是（　　）

　　A. 保和丸　　　　　　　　B. 枳实导滞丸　　　　　　　C. 六味安消散

　　D. 枳实消痞丸　　　　　　E. 健脾丸

4. 保和丸中的君药是（　　）

　　A. 山楂　　　　　　　　　B. 神曲　　　　　　　　　　C. 连翘

　　D. 莱菔子　　　　　　　　E. 陈皮

（二）X 型题

5. 具有消食化滞作用，治疗食积内停证的方药有（　　）

　　A. 保和丸　　　　　　　　B. 枳实导滞丸　　　　　　　C. 六味安消散

　　D. 枳实消痞丸　　　　　　E. 健脾丸

6. 保和丸的药物组成有（　　）

　　A. 茯苓　　　　　　　　　B. 焦山楂　　　　　　　　　C. 炒六神曲

　　D. 炒麦芽　　　　　　　　E. 连翘

7. 健脾丸的功效是（　　）

　　A. 益气健脾　　　　　　　B. 健脾和胃　　　　　　　　C. 消食和胃

　　D. 消食止泻　　　　　　　E. 健脾止泻

二、实例解析

保和丸和健脾丸均能消食，通过其组成意义说明两方的使用原则。

书网融合……

知识回顾　　　　微课　　　　习题

（谈利红）

PPT

学习引导

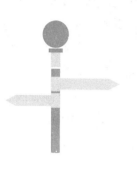

中医早已认识到寄生虫能引起疾病，并将之称为"虫积"，虫积常见腹痛、食欲不佳、面黄形瘦等症状，严重者还会出现厥逆、腹胀不通、呕吐等。"虫积"与进食不洁食物及接触疫水、疫土有关，但又有"湿热生虫"之说。所谓"湿热生虫"，是说脾胃湿热，乃是引起肠寄生虫的内在因素之一，而某些肠寄生虫病，亦往往以"脾胃湿热"病状为主要表现，因此不能误认为湿热可以直接生虫。

本项目主要介绍驱虫剂乌梅丸的组成、功用、主治、配伍意义和临床应用。

学习目标

1. **掌握**　乌梅丸的组成、功用、主治、配伍意义和临床应用。
2. **熟悉**　驱虫剂的概念、功能与主治及使用注意事项。

凡具有驱虫或杀虫等作用，用于治疗人体寄生虫病的方剂，统称为驱虫剂。

驱虫剂为治疗人体寄生虫病而设。人体内的寄生虫以蛔虫、钩虫、蛲虫、绦虫等多见。其成因多为饮食不洁，虫卵随饮食入口，进入肠道而引起。其共同的临床表现是脐腹疼痛，时发时止，痛而能食，面色萎黄，或青或白，或生白斑，或见赤丝，或夜间磨牙，或胃脘嘈杂，呕吐清水，舌苔剥落，脉象乍大乍小等。另外，因虫的种类不同而又有特殊之表现，如耳鼻作痒，唇内有红白点，巩膜上有蓝斑是蛔虫之见症；肛门作痒是蛲虫之独有症状；便下白色虫体节片是绦虫特征；嗜食异物，面色萎黄，浮肿者为钩虫所致。蛔虫钻入胆道，则会出现呕吐蛔虫，右上腹钻顶样疼痛、阵发阵止，手足厥冷等蛔厥症状。

使用驱虫剂应注意服药时以空腹为宜，睡前服用为佳，忌吃油腻食物。有些驱虫药含有毒性，用量不宜过大，服药时间不宜过长。部分驱虫药具有攻伐作用，对年老体弱者、孕妇等，使用宜慎重，或禁用。此外服驱虫剂之后，宜适当内服调补脾胃之剂，以扶正气。

　实例分析 22 -1

实例　患者，女，工人。腹痛、腹泻3个月。患者于3个月前曾发热、腹泻，泻出黏液脓血便，伴里急后重，诊断为急性细菌性痢疾。服抗生素治疗4天，症状消失而停药。4天后又泻出黏液便，改服中药5剂好转，但5～6天后又复下痢，此后大便日2～3次，质溏不爽，常带黏液，食欲不振，常呕恶，腹部隐隐胀痛，口干欲饮，四肢冷，舌质淡，苔黄腻，脉弦细。

问题　分析上述病案，做出中医证的诊断，拟定治法，开出处方，并分析方义。

答案解析

乌梅丸《伤寒论》 微课 22

【组成】乌梅肉 120g　细辛 18g　干姜 30g　黄连 48g　当归 12g　附子（制）18g　花椒 12g　桂枝 18g　人参 18g　黄柏 18g

【功用】缓肝调中，清上温下。

【主治】脏寒蛔厥证。症见腹痛阵痛，心烦呕吐，时发时止，常自吐蛔，手足厥冷。亦治久痢久泻。

【配伍意义】本方证治为胃热肠寒所致之蛔厥。蛔虫喜温而恶寒，善于钻孔。蛔虫寄生于肠内，久不得去，渐伤气血，气伤阳虚则内寒生于下，血耗阴虚则内热蕴于上，形成胃热肠寒，上热下寒之寒热错杂的病理特点，不利于蛔虫生存，则扰动不安，上窜而腹痛，烦闷，呕吐，甚则吐蛔；由于蛔虫起伏无时，蛔动则发，蛔伏则止，故其证时发时止；疼痛剧烈时，气机逆乱，阴阳之气不相顺接，乃致手足厥冷而发为蛔厥。治宜和调寒热，温脏安蛔。方中重用味酸之乌梅，加之米醋渍后，取其酸能安蛔，先安其动扰，则蛔静痛止，为君药。蛔动因于肠寒，蜀椒、细辛味辛性温，辛可伏蛔，温可温脏暖肠，为臣药。黄连、黄柏味苦性寒，苦下蛔虫，寒清上热；附子、桂枝、干姜皆辛热之品，温脏而祛下寒，并可制蛔；人参、当归补气养血，扶助正气。诸药合用，共奏清热温脏安蛔之功。

知识链接

乌梅丸现代药理研究

乌梅丸现代多用于治疗泄泻、痢疾、头痛、胃痛、蛔厥，与传统主治基本一致，传统多用于治疗蛔厥，现代用于头痛、胃痛为其新的适应证。现代药理研究表明，乌梅丸具有麻醉蛔虫虫体，促进胆囊收缩，调整免疫功能，促进溃疡性结肠炎恢复，提高巨噬细胞吞噬能力、抗疲劳及耐缺氧能力，抗诱变、抗促癌及抗氧化等多种作用。

【临床应用】

1. 辨证要点　本方为治疗寒热错杂，蛔虫内扰之蛔厥证的代表方。以腹痛时作，烦闷呕吐，常自吐蛔，手足厥冷为证治要点。本方亦可用于寒热错杂，正气亏虚之久痢、久泻。

2. 现代应用　常用于治疗胆道蛔虫症、慢性痢疾、慢性肠胃炎、结肠炎等证属寒热错杂、气血虚弱者。

【使用注意】孕妇禁服。

【用法用量】乌梅用 50% 醋浸一宿，去核打烂，和余药打匀，烘干或晒干，研成细末，加蜜制丸，每服 9g，一日 1～3 次，空腹温开水送下。亦可作汤剂，用量按原方比例酌减。

【方歌】乌梅丸用细辛桂，黄连黄柏及当归，人参椒姜加附子，温脏泻热又安蛔。

即学即练 22-1

乌梅丸的配伍特点是（　）

A. 酸苦辛并进　　　　B. 寒热并用　　　　C. 邪正兼顾

答案解析　D. 辛甘化阳　　　　E. 甘温除热

答案解析

目标检测

一、选择题

（一）A 型题

1. 乌梅丸的功用为（　　）

  A. 温脏安蛔　　　　　　　B. 消食和胃　　　　　　　C. 健脾和胃

  D. 消痞除满　　　　　　　E. 理气止咳

2. 乌梅丸的药物组成不含（　　）

  A. 花椒　　　　　　　　　B. 细辛　　　　　　　　　C. 人参

  D. 黄柏　　　　　　　　　E. 大黄

（二）X 型题

3. 乌梅丸主治包括（　　）

  A. 蛔厥症　　　　　　　　B. 久泻　　　　　　　　　C. 久痢

  D. 手足厥冷　　　　　　　E. 食少体倦

4. 驱虫剂的使用注意有（　　）

  A. 空腹服　　　　　　　　B. 睡前服　　　　　　　　C. 服药时间不宜过长

  D. 孕妇禁用　　　　　　　E. 年老体弱慎用

二、实例分析题

分析乌梅丸治疗蛔厥证的组方结构。

书网融合……

  知识回顾   微课   习题

（谈利红）

模块三
外科常用方剂与中成药

PPT

项目二十三 治疮疡剂

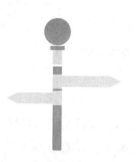

学习引导

中医最早有疡科，外科医生称为"疡医"。疮疡多由毒邪内侵、邪热灼血以及气血凝滞而形成，其包括体表上的肿疡以及溃疡、痈、疽、疔疮、疖肿、流注、流痰以及皮肤病的相关内容，是中医外科疾病中最常见的病证，具有发病迅速、局部病情较为严重的特点。治疮疡剂为治疗热毒或湿热所致疮疡类病证的常用方剂。其组方配伍大多苦寒清泄，从而达到清热解毒、消肿生肌、清热消痤的治疗效果。体现了中医八法中"清法"和"消法"的治疗特色。

本项目主要介绍常用治疮疡剂的组成、功用、主治、配伍意义和临床应用。

📖 学习目标

1. **熟悉** 治疮疡剂的概念、适用范围、分类及使用注意事项；牛黄醒消丸、生肌玉红膏的组成、功用、主治、主要配伍意义和临床应用。

3. **了解** 如意金黄散、紫草软膏、当归苦参丸的组成和主治。

凡具有清热解毒、消肿生肌、清热消痤等作用，治疗热毒疮疡溃烂不敛、粉刺等证的方剂，称为治疮疡剂。

治疮疡剂为治疗热毒所致的疮疡丹毒或溃烂流脓，脓腐将尽，以及湿热瘀阻所致的粉刺等证而设。疮疡，广义上是指一切体表外科疾患的总称；狭义是指发于体表的化脓性疾病。一般分为初起、成脓、溃后三个不同的阶段。

治疮疡剂大多苦寒清泄，阴性疮疡脓水清稀、疮面凹陷不宜应用。脾胃虚寒者慎用。

牛黄醒消丸《部颁药品标准》

【组成】牛黄　麝香　乳香（制）　没药（制）　雄黄

【功用】清热解毒，活血祛瘀，消肿止痛。

【主治】热毒壅滞、痰瘀互结所致的痈疽发背、瘰疬流注、乳痈乳岩、无名肿毒。

【配伍意义】本方证治为热毒壅滞、痰瘀互结所致。热毒、痰瘀壅聚肌肤，则可痈疽发背、瘰疬流注、乳痈乳岩、无名肿毒。治宜清热解毒，活血祛瘀，消肿止痛。方中牛黄清解热毒以消肿，化痰以散结，治热毒疮痈、瘰疬，为君药。麝香、乳香、没药三药相合，活血散瘀、消肿止痛，合为臣药。雄黄有毒，辛苦温燥，具较强的解毒作用，可助君臣药解毒之功，为佐药。诸药合用，清泄与散瘀并用，共奏清热解毒、活血祛瘀、消肿止痛之功。

【临床应用】

1. 辨证要点　本方为治热毒郁滞、痰瘀互结所致疮疡初起常用方。以局部红、肿、热、痛为证治要点。

2. 现代应用　常用于疖、痈、蜂窝织炎、急性乳腺炎、脓性指头炎等疾病早期属热毒壅滞、痰瘀互结者。

【使用注意】孕妇、疮疡阴证者禁用。脾胃虚弱、身体虚者慎用。不宜长期使用。若用药后出现皮肤过敏反应应及时停用。忌食辛辣、油腻、食物及海鲜等发物。

【用法用量】每瓶装3g。用黄酒或温开水送服。水丸一次3g，一日1～2次。患在上部，临睡前服；患在下部，空腹时服。

<h3 style="text-align:center">如意金黄散《外科正宗》</h3>

【组成】天花粉320g　白芷160g　姜黄160g　大黄160g　黄柏160g　苍术64g　厚朴64g　陈皮64g　甘草64g　生天南星64g

【功用】清热解毒，消肿止痛。

【主治】热毒壅滞肌肤所致疮疡肿痛、丹毒流注。症见肌肤红、肿、热、痛，亦可用于跌打损伤。

【配伍意义】本方证治为热毒壅滞，蕴结肌肤所致。热毒壅聚肌肤，气血瘀滞不畅，则见疮疡肿痛、丹毒流注。治宜清热解毒，消肿止痛。方中天花粉清热泻火，消肿排脓，对疮面未溃者有消肿作用，对已溃脓出不畅者有排脓作用，为君药。姜黄、白芷、天南星活血散结，消肿止痛，共为臣药。大黄、黄柏清热燥湿，泻火解毒；苍术、陈皮、厚朴行气燥湿，俱为佐药。甘草清热解毒，为使药。诸药合用，共奏解毒消肿止痛之功。

【临床应用】

1. 辨证要点　本方为治热毒壅滞所致疮疡肿痛的常用方。以皮肤红肿，焮热，疼痛为证治要点。

2. 现代应用　常用于痈、疖、急性化脓性淋巴管炎、体表浅部脓肿、急性蜂窝组织炎、多发性转移深部脓肿、软组织损伤、肢体外伤等证属热毒壅滞者。

3. 不良反应　长期或大面积用药可能引起局部皮疹等过敏性反应。

【使用注意】不可内服。用药局部出现过敏性皮疹者应停用。

【用法用量】外用，一日数次。皮肤红肿、烦热、疼痛者，用清茶调敷。或用醋、葱、酒调敷，也可用植物油或蜂蜜调敷。

【其他制剂】如意金黄软膏。

即学即练 23 -1

答案解析

如意金黄散治疗红肿、烦热、疼痛时，需要用（　）

A. 醋调敷　　　　　　　　B. 葱酒调敷　　　　　　　　C. 蜂蜜调敷

D. 清茶调敷　　　　　　　E. 植物油调敷

<h3 style="text-align:center">生肌玉红膏《外科正宗》</h3>

【组成】甘草60g　白芷60g　当归60g　紫草60g　血竭24g　轻粉24g　虫白蜡210g

知识链接 ……………………………………………………………………………………………

血　竭

　　血竭为棕榈科植物麒麟竭的果实及树干中渗出的树脂。多为栽培，秋季采收。采取果实，置蒸笼内蒸煮，使树脂渗出；或取果实捣烂，置布袋内，榨取树脂，然后煎熬成糖浆状，冷却凝固成块状。亦有将树干砍破或钻以若干小孔，使树脂自然渗出，凝固而成。分布于印度尼西亚爪哇、苏门答腊、婆罗洲等处。《海药本草》："主打伤折损，一切疼痛，补虚及血气搅刺，内伤血聚，并宜酒服。"

　　【功用】解毒，祛腐，生肌。

　　【主治】热毒壅盛所致的疮疡。症见疮面色鲜，脓腐将尽，或久不收口；亦用于乳痈。

　　【配伍意义】本方证治为热毒蕴结所致。热毒蕴结，气血阻滞，壅遏不通，则肉腐发为痈疽疮疔而见疮面肿痛，乳痈发背，溃烂流脓；脓出不畅，则久不收口。治宜解毒，祛腐，生肌。方中血竭敛疮生肌，以治疮疡久溃不敛，为君药。轻粉拔毒敛疮，以治疮疡溃烂，为臣药。紫草、当归、白芷活血消肿止痛，共为佐药，紫草又治水火烫伤；甘草清热解毒，既治热毒疮疡，又调和诸药，共为佐使药。诸药合用，共奏解毒消肿、生肌止痛之功。

　　【临床应用】

　　1. 辨证要点　本方为治热毒壅盛所致疮疡的代表方。以疮面色鲜红，脓腐将尽，或久不收口为证治要点。

　　2. 现代应用　常用于痈、疖、急性蜂窝组织炎、急性乳腺炎等溃后久不收口等。也用于水火烫伤、下肢慢性溃疡创面的祛腐生肌。

　　3. 不良反应　长期或大面积用药可能引起局部皮疹等过敏性反应。

　　【使用注意】孕妇慎用。不可久服。不可内服。用药期间忌食辛辣。

　　【用法用量】疮面洗清后外涂本膏，一日1次。

紫草软膏《中国药典》

　　【组成】紫草　地黄　当归　白芷　防风　乳香　没药

　　【功用】化腐生肌，解毒止痛。

　　【主治】热毒蕴结所致溃疡。症见疮面疼痛，疮色鲜活，脓腐将尽。

　　【配伍意义】本方证治为热毒蕴结所致。热毒蕴结，气血阻滞，壅遏不通，则肉腐发为溃疡，则见疮面疼痛、疮色鲜活、脓腐将尽。治宜化腐生肌，解毒止痛。方中紫草清热凉血，活血消肿，为君药。地黄清热凉血，养阴生津，为臣药。乳香、没药活血消肿生肌；当归补血活血止痛；白芷、防风消肿排脓，祛风止痛，共为佐药。诸药合用，共奏活血生肌、解毒止痛之效。

　　【临床应用】

　　1. 辨证要点　本方为热毒蕴结所致的溃疡的常用方。以疮面疼痛，疮色鲜活，脓腐将尽为证治要点。

　　2. 现代应用　常用于痈、疖、急性蜂窝组织炎等证属热毒蕴结。

　　【使用注意】不可口服。过敏体质者慎用。孕妇慎用。用药期间忌食辛辣刺激性食物。

　　【用法用量】摊于纱布上贴患处。隔日1次或每两日换药1次。

当归苦参丸《部颁药品标准》

　　【组成】当归　苦参

【功用】活血化瘀，燥湿清热。

【主治】湿热瘀阻所致的粉刺、酒渣。症见颜面、胸背粉刺疙瘩，皮肤红赤发热，或伴脓头、硬结，酒渣鼻，鼻赤。

【配伍意义】本方证治为湿热瘀阻所致。湿热瘀阻肌肤，则见胸背粉刺疙瘩、皮肤红赤发热；瘀阻颜面，则见酒渣鼻，鼻赤，颜面、胸背粉刺疙瘩。治宜活血化瘀，燥湿清热。方中当归辛散温通，活血养血；苦参苦寒清燥降利，燥湿祛湿。两药合用，共奏活血化瘀、燥湿清热之功。

【临床应用】

1. 辨证要点 本方为治湿热瘀阻所致的痤疮的常用方。以粉刺疙瘩，皮肤红赤发热，或伴脓头、硬结为证治要点。

2. 现代应用 常用于粉刺疙瘩、湿疹刺痒、酒渣鼻赤等证属湿热瘀阻者。

【使用注意】忌烟酒、辛辣、油腻及腥发食物。用药期间不宜同时服用温热性药物。孕妇、哺乳期妇女慎用。

【用法用量】口服。一次 6g，一日 2 次。

 实例分析

实例 患者，男，38 岁。症见颜面、胸背粉刺疙瘩，皮肤红赤发热，伴脓头、硬结，酒渣鼻、鼻赤。应用西药治疗反复不效，来院就诊。检查：面部粉刺基底肿大，色潮红，刺痒疼痛明显。服用当归苦参丸，每日 2 次，一次 6g，一周后痤疮显著减轻，继续服药一周，经半月治疗后痤疮基本结痂愈合。

问题 1. 该患者的颜面痤疮为什么可以用当归苦参丸治疗？
2. 当归苦参丸的配伍意义是什么？

答案解析

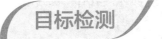 **目标检测**

答案解析

一、选择题

（一）A 型题

1. 如意金黄散的功用是（ ）

A. 清热解毒，消肿止痛　　　B. 清热解毒，活血祛瘀　　　C. 活血祛腐，解毒生肌

D. 化腐生肌，解毒止痛　　　E. 活血化瘀，燥湿清热

2. 下列中成药中，含有血竭的是（ ）

A. 如意金黄散　　　B. 牛黄醒消丸　　　C. 生肌玉红膏

D. 紫草软膏　　　E. 当归苦参丸

3. 牛黄醒消丸组成中不包含的药物是（ ）

A. 麝香　　　B. 木香　　　C. 雄黄

D. 没药　　　E. 桂枝

（二）X 型题

4. 以下属于孕妇禁用的是（　　）

    A. 连翘败毒丸　　　　　　B. 牛黄醒消丸　　　　　　C. 如意金黄散

    D. 紫草软膏　　　　　　　E. 当归苦参丸

5. 生肌玉红膏的功能是（　　）

    A. 解毒　　　　　　　　　B. 生津　　　　　　　　　C. 祛腐

    D. 生肌　　　　　　　　　E. 活血

二、问答题

分析生肌玉红膏的主治病证及配伍意义。

书网融合……

知识回顾　　　　习题

（梁　爽）

项目二十四　治瘰核乳癖剂

学习引导

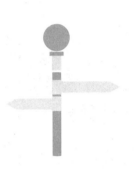

瘰疬之名始见于《灵枢·寒热篇》，以后历代文献多有记载。宋代《疮疡经验全书》中对瘰病的发病部位及临床发展过程做了详细描述。瘰疬，好发于颈部、耳后，也有的缠绕颈项，延及锁骨上窝、胸部和腋下。在颈部皮肉间可扪及大小不等的核块，互相串联，其中小者称瘰，大者称疬，统称瘰疬。乳癖最早见于华佗的《中藏经》，古代医家认为乳癖是乳中结核，可有坠痛，或者不痛，大小可随喜怒消长。治瘰核乳癖剂组方配伍多以软坚散结、清热活血药为主。属于中医"八法"中"消法"的治疗范畴。

本项目主要介绍常用治瘰核乳癖剂的组成、功用、主治、配伍意义和临床应用。

📖 学习目标

1. **熟悉**　治瘰核乳癖剂的概念、适用范围及使用注意事项；内消瘰疬丸、乳癖消胶囊的组成、功用、主治、主要配伍意义和临床应用。

2. **了解**　小金丹的组成和主治。

凡具有软坚散结或清热活血等作用，治疗瘰疬或乳癖的方剂，称为治瘰核乳癖剂。

治瘰核乳癖剂为治疗痰湿或痰气凝滞所致的瘰疬或痰热互结所致的乳癖而设。痰湿或痰气凝滞所致的瘰疬，临床表现多见皮下结块，累累如串珠状，不热不痛；痰热互结所致的乳癖，临床表现多见结节大小不一，质地柔软，以及产后乳房结块、红肿疼痛等证。

治瘰核乳癖均含有活血祛瘀药，故孕妇慎用。部分治瘰疬的方剂中含有辛香或温通之品，故热毒炽盛者当忌用。治乳癖的方剂大多寒凉，故脾胃虚寒者当慎用。

内消瘰疬丸《医学启蒙》

【组成】夏枯草150g　海藻30g　蛤壳（煅）30g　连翘30g　白蔹30g　大青盐150g　天花粉30g　玄明粉30g　浙贝母30g　枳壳30g　当归30g　地黄30g　熟大黄30g　玄参150g　桔梗30g　薄荷30g　甘草30g

【功用】化痰，软坚，散结。

【主治】痰湿凝滞所致的瘰疬。症见皮下结块，不热不痛。

【配伍意义】本方证治为痰湿凝滞所致。痰湿凝结，聚于颈项，故见颈项结核，累如串珠。治宜化痰，软坚，散结。方中夏枯草清肝火，散郁结；海藻消痰软坚散结。二药相合，化痰，软坚，散结，恰中病的，共为君药。蛤壳、连翘、白蔹、大青盐、天花粉、玄明粉、浙贝母、枳壳、桔梗清热软坚止痛，理气化痰，增君药化痰，软坚，散结之力，俱为臣药。当归、大黄、玄参、地黄清热凉血、活血祛瘀止痛，软坚散结，合为佐药。薄荷疏解郁结；甘草调和诸药，共为使药。诸药配伍，共奏化痰、软坚、散结之功。

 知识链接 ⎯⎯

夏枯草

全国各地均产，主产于江苏、浙江、安徽、河南等地。夏果穗呈棕红色时采收，除去杂质，晒干。生用。药性苦寒主入肝经，善泻肝火以明目。《本草纲目》记载"夏枯草治目疼，用砂糖水浸一夜用，取其能解内热，缓肝火也。楼全善云，夏枯草治目珠疼至夜则甚者，神效，或用苦寒药点之反甚者，亦神效。盖目珠连目本，肝系也，属厥阴之经。"

⎯⎯⎯

【临床应用】

1. 辨证要点　本方为治痰湿凝滞所致瘰疬的常用方。以皮下结块，不热不痛为证治要点。

2. 现代应用　常用于颈淋巴结结核、单纯性甲状腺肿大、甲状腺炎、甲状腺腺瘤等证属痰湿凝滞者。

【使用注意】 孕妇慎用。用药期间忌食辛辣食物。

【用法用量】 口服。一次9g，一日1~2次。

【其他制剂】 内消瘰疬片。

> **即学即练 24 - 1**
>
> 患者，30 岁，患瘰疬 2 年，症见皮下结块、不热不痛。医师处以内消瘰疬丸，此成药的功能是（　　）
>
> A. 活血，通络，定痛　　　　B. 清热，活血，化瘀　　　　C. 化痰，软坚，散结
>
> D. 祛腐，散结，生肌　　　　E. 收湿，消肿，止痛
>
> 答案解析

小金丹《外科证治全生集》

【组成】 制草乌150g　地龙150g　木鳖（去壳去油）150g　归身75g　五灵脂（醋炒）150g　乳香（去油）75g　没药（去油）75g　白胶香150g　墨炭12g　麝香15g

【功用】 消肿散结，化瘀止痛。

【主治】 痰气凝滞所致的瘰疬、瘿瘤、乳岩、乳癖。症见肌肤或肌肤下肿块一处或数处，推之能动，或骨及骨关节肿大，皮色不变，肿硬作痛。

【配伍意义】 本方证治为痰气凝滞所致。痰气凝滞，气滞血瘀，痹阻于肌肉、筋骨、血脉，故肌肤或肌肤下肿块一处或数处、推之能动，或骨及骨关节肿大，皮色不变，肿硬作痛。治宜消肿散结，化瘀止痛。方中木鳖子性温味苦微甘，散结消肿，攻毒疗疮，为君药。草乌辛热温经散寒，除湿通络止痛，为臣药。五灵脂、乳香、没药活血祛瘀，消肿定痛；当归和血；地龙通经活络；白胶香调气血，消痈疽；墨炭消肿化痰；麝香走窜通络，散结开壅，以上均为佐使药。诸药合用，共奏散结消肿、化瘀止痛之功。

【临床应用】

1. **辨证要点** 本方为治痰气凝滞所致瘰疬、瘿瘤、乳岩、乳癖的常用方。以肌肤或肌肤下肿块，推之能动，或骨及骨关节肿大为证治要点。

2. **现代应用** 常用于颈淋巴结结核、单纯性甲状腺肿大、甲状腺炎、甲状腺腺瘤、乳腺癌、乳腺囊性增生病等证属痰气凝滞者。

【使用注意】 孕妇禁服。运动员慎用。本品含制草乌，不宜过量久服。

【用法用量】 口服。一次 20 ~ 50 丸，打碎后服。一日 2 次。小儿酌减。

【其他制剂】 小金丹胶囊，小金丹片。

乳癖消胶囊《中国药典》

【组成】 蒲公英 鹿角 昆布 海藻 天花粉 夏枯草 三七 鸡血藤 牡丹皮 赤芍 玄参 连翘 漏芦 红花 木香

【功用】 软坚散结，活血消痈，清热解毒。

【主治】 痰热互结所致的乳癖、乳痈。症见乳房结节，数目不等，大小形态不一，质地柔软，或产后乳房结块，红热疼痛；乳腺增生、乳腺炎早期见上述证候者。

【配伍意义】 本方证治为痰热互结，乳络壅滞所致。乳癖是痰瘀结聚，气血不畅，阻滞乳络，见乳房结节；乳痈是产后，乳汁郁积化热，致乳络不通，化热成痈，见产后乳房结块、红热肿痛。治宜软坚散结，活血消痈，清热解毒。方中蒲公英清热解毒，消散痈肿，尤为治乳痈要药；鹿角具活血散瘀消肿之功。二药合用，共为君药。昆布、海藻、天花粉、夏枯草、三七、鸡血藤六药合用，既清热消痰、软坚散结，又活血消肿止痛，俱为臣药。赤芍、牡丹皮、玄参、连翘、漏芦合而用之，助君臣药散结活血，清热解毒，消痈之功，共为佐药。红花、木香二药合用，可助药势，共为使药。诸药合用，共奏软坚散结、活血消痈、清热解毒之功。

【临床应用】

1. **辨证要点** 本方为治痰热互结所致乳癖、乳痈的常用方。以乳房结节，数目不等，或产后乳房结块，红热疼痛为证治要点。

2. **现代应用** 常用于乳腺囊性增生、急性乳腺炎早期等证属痰热互结者。

3. **不良反应** 文献报道偶有患者连续服药后出现颜面、双眼睑水肿，上下肢凹陷性水肿等。

【使用注意】 孕妇慎用。若因服该药引起全身不适者需及时停药。

【用法用量】 口服。一次 5 ~ 6 粒，一日 3 次。

【其他制剂】 乳癖消颗粒，乳癖消片。

▶▶ **实例分析 24 -1**

实例 患者，女，22 岁，学生在读。患者近半年因学习压力增加，出现乳房胀痛明显，月经延后，血块量多色暗，常有咽干口苦口臭，舌红苔黄腻，经检查：左侧乳房外侧结节 2mm×3mm，右侧乳腺增生。睡眠清浅易醒，情志抑郁，予以乳癖消胶囊服用，一天 3 次，每次 6 粒，治疗 7 天后，双侧乳房胀痛疼痛明显减轻。遵医嘱配合加味逍遥丸继续服用 1 个月后，患者乳腺增生未加重，未见乳房胀痛，情绪较前明显好转。

问题 为什么选用乳癖消胶囊？是否可以选用小金丹？

答案解析

答案解析

目标检测

一、选择题

（一）A 型题

1. 内消瘰疬丸中夏枯草、海藻共为君药的意义是（　　）

    A. 化痰，祛瘀，散结　　　　　B. 清热，软坚，祛瘀　　　　　C. 化痰，软坚，散结

    D. 化痰，软坚，行气　　　　　E. 清热，活血，散结

2. 主治瘀热互结所致乳癖、乳痈的是（　　）

    A. 如意金黄散　　　　　　　　B. 内消瘰疬丸　　　　　　　　C. 生肌玉红膏

    D. 小金丹　　　　　　　　　　E. 乳癖消胶囊

3. 某患者，颈部瘰疬累累如串珠，不热不痛。宜选用（　　）

    A. 如意金黄散　　　　　　　　B. 内消瘰疬丸　　　　　　　　C. 生肌玉红膏

    D. 小金丹　　　　　　　　　　E. 乳癖消胶囊

（二）X 型题

4. 小金丹能散结消肿，化瘀止痛，善治痰气凝滞所致病证，包括（　　）

    A. 瘰痫　　　　　　　　　　　B. 乳癖　　　　　　　　　　　C. 瘿瘤

    D. 乳岩　　　　　　　　　　　E. 乳痈红肿

二、问答题

分析小金丹的功用及配伍意义。

书网融合……

知识回顾　　　习题

（梁　爽）

PPT

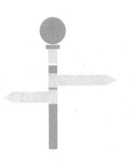

疹，证名。一指温热病发疹，见《伤寒九十论·发斑证》，又称疹子。《温热经纬·叶香岩外感温热篇》："或云头隐隐，或琐碎小粒者为疹"。二指疮疹，《丹溪心法·斑疹》："疹即疮疹。"三指久病，《素问·奇病论》："无损不足益有余，以成其疹。"王冰注："疹，久病也。"治疹痒剂主要治疗风湿热邪蕴阻肌肤或血热血虚风燥所致皮肤瘙痒、皮肤丘疹、水疱风团等症。其组方配伍多以辛散苦燥之药为主，故常有伤阴耗血、损伤脾胃之弊。

本项目主要介绍常用治疹痒剂的组成、功用、主治、配伍意义和临床应用。

学习目标

1. **熟悉**　治疹痒剂的概念、适用范围及使用注意事项；消风止痒颗粒的组成、功用、主治、主要配伍意义和临床应用。

2. **了解**　消银片的组成和主治。

凡具有清热除湿、消风止痒，或凉血养血、祛风止痒等作用，治疗皮肤疹痒的方剂，称为治疹痒剂。

治疹痒剂为治疗风湿热邪蕴阻肌肤或血热、血虚风燥所致皮肤瘙痒而设。临床表现多见皮肤丘疹、水疱或风团、抓痕、血痂或皮疹表面覆有银白色鳞屑，瘙痒较甚等。

治疹痒剂大多辛散苦燥，有伤阴耗血或损伤脾胃之弊，故阴虚血少或脾胃虚弱者慎用。

消风止痒颗粒《部颁药品标准》 微课25

【组成】荆芥　防风　石膏　蝉蜕　苍术（炒）　地骨皮　木通　亚麻子　当归　地黄　甘草

【功用】清热除湿，消风止痒。

【主治】风湿热邪蕴阻肌肤所致的湿疮、风疹瘙痒、小儿瘾疹。症见皮肤丘疹、水疱、抓痕、血痂，或见梭形或纺锤形水肿性风团，中央出现小水疱，瘙痒剧烈；湿疹、皮肤瘙痒症、丘疹性荨麻疹见上述证候者。

【方解】本方所治风疹、湿疹，多为风热或风湿之邪侵袭人体，浸淫血脉，内不得疏泄，外不得透达，郁于肌肤腠理之间所致，故皮肤疹出色红，或遍身云片斑点，瘙痒，抓破渗出水液。治宜疏风为主，佐以清热除湿。方中防风、荆芥、石膏清热泻火，祛风止痒，透达外邪，共为君药。蝉蜕疏散风热透疹；苍术祛风除湿；木通渗利湿热；地骨皮清泄肺热，俱为臣药。地黄、当归养血活血，滋阴润燥；亚麻子养血疏风止痒，皆为佐药。甘草清热解毒，调和诸药，为使药。诸药合用，共奏疏风清热、除湿止痒之功。

【临床应用】

1. **辨证要点** 本方为治疗风湿热邪蕴阻肌肤所致的湿疮，风疹瘙痒，小儿瘾疹常用方。以皮肤丘疹、水疱，或见梭形或纺锤形水肿性风团，中央出现小水疱，瘙痒剧烈为证治要点。

2. **现代应用** 常用于治疗荨麻疹、过敏性皮炎、稻田性皮炎、药物性皮炎、神经性皮炎、扁平疣等病证属风湿热邪蕴阻肌肤者。

3. **不良反应** 偶有胃痛或腹泻，可暂停服药。

【使用注意】 孕妇禁用。阴虚血亏者不宜服用。服药期间忌食鲜鱼海腥、葱蒜辛辣等物。

 实例分析 25－1

实例 患者，男，25 岁。半年前全身作痒，诊为荨麻疹，近日复发。全身红色丘疹，部分融合成片，尤以前胸和背部为甚，压之褪色，可见搔痒痕，发疹同时伴有神疲纳呆，大便不调，舌红、苔黄腻，脉弦滑数。此系湿热内蕴，兼受风邪。予以消风止痒颗粒治疗。服 25 天，瘙痒已止，皮疹消失，临床治愈，随访 1 年未复发。

问题 1. 为何使用消风止痒颗粒治疗？

2. 服用消风止痒注意事项有哪些？

答案解析

【用法用量】 口服。1 岁以内一日 1 袋；1～4 岁一日 2 袋；5～9 岁一日 3 袋；10～14 岁一日 4 袋；15 岁以上一日 6 袋。分 2～3 次服用；或遵医嘱。

【其他制剂】 消风止痒胶囊。

消银片《中国药典》

【组成】 地黄 玄参 牡丹皮 金银花 大青叶 当归 赤芍 红花 苦参 白鲜皮 防风 牛蒡子 蝉蜕

【功用】 清热凉血，养血润肤，祛风止痒。

【主治】 血热风燥型白疕和血虚风燥型白疕。症见皮疹为点滴状，基底鲜红色，表面覆有银白色鳞屑；或皮疹表面覆有较厚的银白色鳞屑，较干燥，基底淡红色，瘙痒较甚。

 知识链接

白 疕

白疕是中医的诊断的病名，是一种慢性的、炎症性的、复发性的疾病，病程较长，容易复发，有的病例几乎终生不愈，以红斑、丘疹、鳞屑损害为主要临床表现。该病发病以青少年为主，对患者的身体健康和精神状态影响都较大。本病相当于西医的银屑病。白色鳞屑、发亮薄膜和点状出血是诊断银屑病的重要特征。血热风燥和血虚风是白疕的主要病因。

【配伍意义】 本方主治证为血热风燥或血虚风燥所致白疕。素体营血亏虚，四肢不得濡养或血热瘀滞，风燥之邪侵袭人体，浸淫血脉，内不得疏泄，外不得透达，郁于肌肤腠理之间所致，故皮疹为点滴状、基底鲜红色，或皮疹表面覆有较厚的银白色鳞屑，瘙痒较甚。治宜清热凉血，养血润肤，祛风止痒。方中地黄、玄参、丹皮、赤芍凉血清热，滋阴养血，共为君药。银花、大青叶、当归、红花、防风五药合用，既助君药凉血、养血，又兼疏散风热，俱为臣药。苦参、牛蒡子、蝉蜕、白鲜皮清热燥湿、疏风止痒，既助君、臣药清热，又能祛风止痒，为佐使药。诸药合用，共奏清热凉血、养血润燥、祛风止痒之功。

【临床应用】

1. 辨证要点 本方为治疗血热风燥型白疕和血虚风燥型白疕常用方。以皮疹为基底鲜红色，表面覆有银白色鳞屑，瘙痒较甚为证治要点。

2. 现代应用 常用于寻常型银屑病等证属血热风燥和血虚风燥者。

【使用注意】 孕妇慎服或遵医嘱。

【用法用量】 口服。一次5~7片，一日3次，一个月为一疗程。

【其他制剂】 消银胶囊。

即学即练 25 -1

下列方剂中主治白疕证的中成药为（　　）

A. 消风散　　　　　　　　B. 银翘颗粒　　　　　　　　C. 消银片

答案解析　　D. 消风止痒颗粒　　　　E. 川芎茶调散

答案解析

目标检测

一、选择题

（一）A 型题

1. 消风止痒颗粒方中君药是（　　）

　　A. 地黄、玄参、丹皮　　　　B. 川芎、荆芥、防风　　　　C. 地龙、川芎、防风

　　D. 防风、荆芥、石膏　　　　E. 荆芥、当归、地黄

2. 消银片的功用是（　　）

　　A. 清热凉血，养血润肤，祛风止痒

　　B. 清热解毒，活血祛风，凉血润燥

　　C. 清热泻火，凉血祛风，养血止痒

　　D. 疏散风热，解表祛风，润肤止痒

　　E. 活血化瘀，燥湿清热，凉血润肤

3. 某患者，皮肤疹出成片，基底鲜红色，表面覆有银白色鳞屑，较干燥，瘙痒较甚。宜选用（　　）

　　A. 消风止痒颗粒　　　　　　B. 玉屏风散　　　　　　　　C. 消银片

　　D. 小金丹　　　　　　　　　E. 如意金黄散

（二）X 型题

4. 消风止痒颗粒的功用是（　　）

　　A. 清热除湿　　　　　　　　B. 消风止痒　　　　　　　　C. 清热凉血

　　D. 养血润肤　　　　　　　　E. 祛风止痒

二、问答题

请简述消风止痒颗粒的主治及配伍意义。

书网融合……

知识回顾　　　　微课　　　　习题

（梁　爽）

模块四
妇科常用方剂与中成药

项目二十六　调经剂

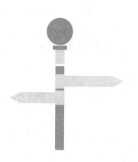
中医理论对于月经的认识，始于《素问·上古天真论》："女子七岁，肾气盛，齿更发长。二七而天癸至，任脉通，太冲脉盛，月事以时下，故有子。"月事，即月经。月经不调也称月经失调，表现为月经周期提前推后或出血量异常，或是月经前、经期时的腹痛及全身症状。调经剂是针对妇人由于脏腑功能失调、气血不和所致崩漏、绝经前后诸证、产后恶露不尽等，调和冲任气血，调补肝、脾、肾等脏腑功能的一类方剂。其组方配伍常有活血破血药为主，不宜久服、常服，以免损耗气血。

本项目主要介绍常用调经剂的组成、功用、主治、配伍意义和临床应用。

📖 学习目标

1. **掌握**　大黄䗪虫丸、桂枝茯苓丸、温经汤、固冲汤的组成、功用、主治、配伍意义和临床应用

2. **熟悉**　调经剂的概念、适用范围、分类及使用注意事项；乌鸡白凤丸、艾附暖宫丸、宫血宁胶囊的组成、功用、主治、主要配伍意义和临床应用。

3. **了解**　女金丸、固经丸的组成和主治。

凡具有调理月经作用，治疗月经不调的方剂，称为调经剂。

调经剂为治疗月经不调而设，亦可用于崩漏、绝经前后诸证、产后恶露不尽等。月经病的发生是由于脏腑功能失调、气血不和所致，与冲任、胞宫的周期性生理变化有关。涉及的脏腑主要有肝、脾、肾。

调经剂含活血甚则破血药，不宜过量、久服。孕妇及气虚体弱者慎用。使用时应根据月经周期的不同阶段斟酌使用：一般情况下，经前血海充盛，勿滥补，宜予疏导；经期血室正开，大寒大热之品当慎用；经后血海空虚，勿强攻，宜予调补。

大黄䗪虫丸《金匮要略》

【组成】大黄75g　䗪虫30g　水蛭60g　虻虫60g　蛴螬60g　干漆30g　桃仁60g　干地黄300g　芍药120g　黄芩60g　杏仁60g　甘草90g。

【功用】祛瘀生新。

【主治】五劳虚极，瘀血内停证。症见形体虚羸，腹满不能饮食，肌肤甲错，两目暗黑，或潮热，舌质紫暗，或边有瘀斑，脉涩等。

【配伍意义】 本方证治为五劳虚极皆因过饱、过饥、忧郁、房事、疲劳过度所致。由于劳伤过极，营卫气血亏损，不能营养肌肉，则形体羸瘦；不能濡润经脉，则血脉凝涩，日久则成"干血"，其"干血"为虚劳所致，故有"干血劳"之称；瘀血内阻，新血难生，阴血不能濡润肌肤，不能上荣于目，则皮肤粗糙如鱼鳞状，两眼周围呈暗黑色；瘀血久郁则可化热，故见潮热；脾虚失运，则腹满不能饮食。治宜祛瘀消癥为主，佐以补虚扶正。方中大黄苦寒，攻下逐瘀，凉血清热；䗪虫咸寒，破血逐瘀，共为君药。水蛭、虻虫、蛴螬、干漆、桃仁均为破瘀消癥之品，以助君药活血通络，攻逐久积之瘀血，共为臣药。黄芩配大黄以清瘀热；杏仁宣降利气，气行则血行，配桃仁又可润燥结；干地黄、芍药养血滋阴，以补亏损之阴血，俱为佐药。甘草和中补虚，以防破血过猛而伤正气；酒服以行药势，加强活血行瘀之功，为使药。诸药相合，共奏破血消癥、祛瘀生新之功。

【临床应用】

1. 辨证要点 治疗五劳虚极，干血内停证之要方。以形体虚羸，腹满食少，两目暗黑，脉涩为证治要点。

2. 现代应用 常用于治疗肝硬化、脂肪肝、慢性活动性肝炎、肝癌、周围血管疾病、慢性白血病等病症属正气亏损、瘀血内停者。

【使用注意】 血虚经闭者及孕妇患者忌用。若服药期间出现皮肤过敏者，应停服。

【用法用量】 共为细末，炼蜜为丸。每服 3~6g，一日 1~3 次，温开水送服。

> **实例分析 26 - 1**
>
> **实例** 患者，女，25岁。皮肤紫癜，伴齿衄、头晕乏力，体倦懒言三年。近半年，病情加重，经血量多，色暗，神疲倦怠，失眠多梦，脘腹胀满，食少纳呆，形消面青，目暗唇紫，舌暗青紫，舌苔薄白微干，脉沉细涩。治宜祛瘀生新，缓中补虚。处大黄䗪虫丸七剂，一日两次，温分服。
>
> **问题** 1. 为何使用大黄䗪虫丸予以治疗？
>
> 2. 如何理解大黄䗪虫丸具有"缓中补虚"之效？
>
> 答案解析

桂枝茯苓丸《金匮要略》

【组成】 桂枝9g 桃仁9g 牡丹皮9g 芍药9g 茯苓9g

【功用】 活血化瘀，缓消癥块。

【主治】 瘀阻胞宫证。症见妇人素有癥块，妊娠漏下不止，或胎动不安，血色紫黑晦暗，腹痛拒按，或经闭腹痛，或产后恶露不尽而腹痛拒按者，舌质紫暗或有瘀点，脉沉涩。

【配伍意义】 本方原治妇人素有癥块，致妊娠胎动不安或漏下不止之证。证由瘀阻胞宫所致。瘀血癥块，停留于胞宫，冲任失调，胎元不固，则胎动不安；瘀阻胞宫，阻遏经脉，以致血溢脉外，故见漏下不止，血色紫黑晦暗；瘀血内阻胞宫，血行不畅，不通则痛，故腹痛拒按等。治宜活血化瘀，缓消癥块。方中桂枝辛甘而温，温通血脉，以行瘀滞，为君药。桃仁味苦甘平，破血祛瘀，与桂枝相配以化瘀消癥，为臣药。牡丹皮、芍药味苦而微寒，既可活血以散瘀，又能凉血以清退瘀久所化之热，芍药并能缓急止痛；茯苓渗湿祛痰，健脾益胃，扶助正气，以助消癥之功，均为佐药。丸以白蜜，甘缓而润，以缓诸药破泄之力，是以为使。诸药合用，共奏活血化瘀、缓消癥块之功，使瘀化癥消，诸症皆愈。

知识链接

桂枝茯苓丸的变通应用

桂枝茯苓丸原治妇人素有癥块，致妊娠胎动不安或漏下不止之证。但在《妇人良方》中以本方更名为夺命丸，用治妇人小产，子死腹中而见"胎上抢心，闷绝致死，冷汗自出，气促喘满者。"《济阴纲目》中将本方更改为汤剂，易名为催生汤，用于妇人临产见腹痛、腰痛而包浆已下时，有催生之功。

【临床应用】

1. 辨证要点　本方为治疗瘀血留滞胞宫，妊娠胎动不安，漏下不止的常用方。以少腹有癥块，血色紫黑晦暗，腹痛拒按为证治要点。

2. 现代应用　常用于慢性盆腔炎、附件炎、子宫内膜异位、子宫肌瘤、卵巢囊肿等证属于瘀血留滞者。

【使用注意】妇女妊娠而有瘀血，只能渐缓消散，不可峻攻猛破，以免损伤胎气。因此，本方应以体质壮实者为宜，并严格注意用量，不可过大。

【用法用量】炼蜜和丸，每丸重3g，每日食前服1丸（3g），无效，可加至3丸（9g）。

【其他制剂】桂枝茯苓胶囊，桂枝茯苓浓缩丸，桂枝茯苓颗粒。

即学即练 26 - 1

下列药物中不属于桂枝茯苓丸组成药物的是（　　）

答案解析　　A. 桃仁　　　　B. 丹皮　　　　C. 芍药　　　　D. 白蜜　　　　E. 当归

乌鸡白凤丸《寿世保元》

【组成】乌鸡（去毛爪肠）640g　人参128g　黄芪32g　山药128g　熟地黄256g　当归144g　白芍128g　川芎64g　丹参128g　鹿角霜48g　鹿角胶128g　鳖甲（制）64g　牡蛎（煅）48g　地黄256g　天冬64g　香附（醋制）128g　银柴胡26g　芡实（炒）64g　桑螵蛸48g

【功用】补气养血，调经止带。

【主治】气血两虚之月经不调，痛经，崩漏带下，腰膝酸软，产后体虚等。亦可用于男子气血两虚证。

【配伍意义】本方证治为气血两虚，兼阴虚有热所致。气血两虚，则腰膝酸软；气虚统血力弱，血溢脉外，妇女则见崩漏下血。血行不畅，妇女则见痛经。治宜补气养血，调经止带。乌鸡甘平，为血肉有情之品，补气养血，养阴退虚热，为君药。鹿角胶甘咸，补阴助阳；人参、黄芪、山药补气健脾；当归、白芍、熟地黄、川芎补血活血调经；鳖甲、银柴胡、地黄、丹参、天冬滋阴退热，凉血调经，以上共为臣药。桑螵蛸、牡蛎、芡实、鹿角霜收敛固涩止带；香附疏肝理气，使补而不滞，俱为佐药。甘草补气，并调和诸药，为使药。诸药合用，共奏补气养血、调经止带之功。

【临床应用】

1. 辨证要点　本方为治疗气血两虚之月经不调，痛经，崩漏带下常用方。以月经量少色淡清稀，白带量多，腰膝酸软为证治要点。

2. 现代应用　常用于月经不调、痛经、功能失调性子宫出血、子宫肌瘤、产后恶露不尽、产后低热、围绝经期综合征、原发性血小板减少性紫癜、隐匿性肾炎、再生障碍性贫血等证属气血两虚者。

【使用注意】实证均慎用，孕妇忌用。

【用法用量】口服。大蜜丸一次 1 丸，一日 2 次；小蜜丸一次 9g，一日 2 次；水蜜丸一次 6g，一日 2 次。

【其他制剂】乌鸡白凤片，乌鸡白凤口服液。

即学即练 26 -2

下列关于乌鸡白凤丸功用表述正确的是（　　）

A. 补气养血，调经止带　　B. 益气养血，理气活血　　C. 理气活血，调经止带

答案解析　　D. 活血调经，理气止痛　　E. 益气养血，活血止痛

女金丸《中国药典》

【组成】当归　白芍　熟地黄　鹿角霜　阿胶　党参　炒白术　茯苓　甘草　益母草　牡丹皮　没药（制）　醋延胡索　川芎　醋香附　砂仁　陈皮　肉桂　煅赤石脂　藁本　白芷　黄芩　白薇

【功用】益气养血，理气活血，止痛。

【主治】气血两虚、气滞血瘀所致的月经不调。症见月经提前，月经错后，月经量多，神疲乏力，经水淋漓不净，行经腹痛。

【配伍意义】本方证治为气血不足，气滞血瘀所致。女子以血为本，气血不足，故神疲乏力；气不固摄，则月经量多、经水淋漓不净；血虚或血瘀，可见月经提前或错后，行经腹痛。治宜益气养血，理气活血，止痛。方中党参、白术、茯苓健脾运，渗脾湿；甘草能补气健脾而生血；当归、白芍、熟地黄、阿胶、川芎既能补血益精，调经止痛，又补而不滞；益母草、牡丹皮、延胡索、香附、没药能行滞气，散瘀血，止痛；砂仁、陈皮行滞气，健脾胃，以防补而壅滞；藁本、白芷、赤石脂、鹿角霜合而用之，温疏与收涩并用，以温经止漏；黄芩、白薇既清热止血，又防温热太过。诸药合用，共奏益气养血、理气活血、调经止痛之功。

【临床应用】

1. 辨证要点　本方为治疗气血不足，气滞血瘀所致的月经不调常用方。以月经提前，月经错后，月经量多，神疲乏力为证治要点。

2. 现代应用　各种月经不调证属气血不足，气滞血瘀者。

【使用注意】孕妇慎用。湿热蕴结、阴虚火旺所致月经失调者慎用。

【用法用量】口服。水蜜丸一次 5g，大蜜丸一次 1 丸，一日 2 次。

温经汤《金匮要略》

【组成】吴茱萸 9g　当归 6g　芍药 6g　川芎 6g　人参 6g　桂枝 6g　阿胶 6g　牡丹皮 6g　生姜 6g　甘草 6g　半夏 6g　麦冬（去心）9g

【功用】温经散寒，养血祛瘀。

【主治】冲任虚寒，瘀阻胞宫。症见漏下不止，月经不调，或前或后，或逾期不止，或一月再行，或经停不至，而见傍晚发热，唇口干燥，少腹里急，腹满，或小腹冷痛，或久不受孕。

【配伍意义】本方证治为冲任虚寒，瘀血阻滞所致。冲为血海，任主胞胎，二脉皆起于胞宫，循行

于少腹，与经、产关系密切。冲任虚寒，血凝气滞，故少腹里急、腹满、月经不调，甚或久不受孕；若瘀血阻滞，血不循经，加之冲任补固，则月经先期，或一月再行，甚或崩中漏下；若寒凝血瘀，经脉不畅，则致痛经；瘀血不去，新血不生，不能濡润，故唇口干燥；至于入暮发热，手心烦热为阴血耗损，虚热内生之征。治宜温经散寒，祛瘀养血，兼清虚热。方中吴茱萸、桂枝温经散寒，通利血脉，共为君药。当归、川芎、芍药活血祛瘀，养血调经；牡丹皮活血清热凉血，俱为臣药。阿胶养血止血润燥；麦冬养阴清热；人参、甘草益气补中健脾，以资生化之源；半夏通降胃气而散结，以助健脾，祛瘀调经；生姜温中和胃，合为佐药。甘草又能调和诸药，兼为使药。诸药合用，共奏温经散寒、祛瘀养血之功。

【临床应用】

1. 辨证要点　本方为妇科调经常用方。以月经不调，小腹冷痛，经有瘀块，时发烦热为证治要点。

2. 现代应用　常用于月经不调、功能失调性子宫出血、慢性盆腔炎、不孕症等证属冲任虚寒、瘀血阻滞者。

【使用注意】 月经不调属实热或无瘀血内阻者忌用。服药期间忌食生冷之品。

【用法用量】 水煎，去渣取汁，再入阿胶烊化，温服。

【其他制剂】 温经胶囊，温经膏。

艾附暖宫丸《仁斋直指》

【组成】 当归6g　地黄6g　白芍（酒炒）6g　川芎6g　炙黄芪6g　艾叶（炭）6g　制吴茱萸6g　肉桂5g　续断5g　醋香附12g

【功用】 理气养血，暖宫调经。

【主治】 妇人子宫虚寒证。症见月经不调，经行后错，量少有血块，经行小腹冷痛，腰膝酸痛。

【配伍意义】 本方证治为血虚气滞，下焦虚寒所致。血虚气滞，血行不畅，则月经不调、经行后错、量少有血块；下焦虚寒，则经行小腹冷痛、腰膝酸痛。治宜理气养血，暖宫调经。方中艾叶温暖胞宫，温经止痛；香附理气解郁，调经止痛，共为君药。吴茱萸、肉桂温经散寒，通脉止痛，俱为臣药。当归、川芎养血活血，调经止痛；地黄、白芍滋阴养血；黄芪补脾益气，以助化源；续断补益肝肾，温暖胞宫，活血通经，为佐药。诸药合用，共奏养血理气、暖宫调经之功。

【临床应用】

1. 辨证要点　本方为治妇人子宫虚寒证的常用方。以月经不调，量少有血块，经行小腹冷痛，腰膝酸痛为证治要点。

2. 现代应用　常用于不孕症、月经紊乱、闭经、宫颈炎等证属子宫虚寒者。

【使用注意】 感冒发热患者不宜服用。忌生冷食物，不宜凉水洗澡。过敏体质者慎用。

【用法用量】 口服。一次1丸（每丸重9g），一日2次。

即学即练 26 - 3

下列关于艾附暖宫丸的君药表述正确的是（　　）

A. 艾叶、附子　　　　　B. 香附、当归　　　　　C. 熟地、当归

答案解析　D. 艾叶、香附　　　　　E. 艾叶、吴茱萸

固冲汤《医学衷中参西录》

【组成】 白术30g　生黄芪18g　龙骨（煅）24g　牡蛎（煅）24g　山萸肉24g　生杭芍12g　海螵

蛸（炒）12g　茜草9g　棕榈炭6g　五倍子1.5g

【功用】益气健脾，固冲摄血。

【主治】脾肾亏虚，冲脉不固证。症见猝然血崩或月经过多，或漏下不止，色淡质稀，头晕肢冷，心悸气短，神疲乏力，腰膝酸软，舌淡，脉微弱。

【配伍意义】本方证治为肾虚不固，脾虚不摄，冲脉滑脱所致崩漏而设。脾虚而不摄，肾虚而不固，以致冲脉滑脱，则血下如崩，或漏下难止；气血既虚，故见头晕肢冷、心悸气短、神疲腰酸诸症；舌淡脉弱，亦为气血不足之征。当急治其标，固冲摄血为主，辅以健脾益气。方中山茱萸重用，既能补益肝肾，又能收敛固涩，为君药。龙骨味甘涩，牡蛎咸涩收敛，合用以收敛元气，固涩滑脱，其收涩之力更强；白术补气健脾，以助健运统摄；黄芪既善补气，又善升举，尤善治流产崩漏，以上共为臣药。生白芍味酸收敛，功能补益肝肾，养血敛阴；棕榈炭、五倍子味涩收敛，善收敛止血；海螵蛸、茜草固摄下焦，既能止血，又能化瘀，使血止而无留瘀之弊，以上合为佐药。诸药合用，共奏固冲摄血、益气健脾之功。

【临床应用】

1. 辨证要点　本方是治脾气虚弱，冲脉不固之崩漏、月经过多的常用方。以出血量多，色淡质稀，心悸气短，舌淡脉细弱为证治要点。

2. 现代应用　常用于治疗功能失调性子宫出血、产后出血等病证属脾虚不摄、冲脉失固者。

【使用注意】崩漏及月经过多属血热妄行者，禁用。

【用法用量】水煎服。

固经丸 （《丹溪心法》）

【组成】龟板（炙）45g　白芍（炒）15g　黄柏（炒）6g　黄芩（炒）15g　椿根皮12g　香附6g

【功用】滋阴清热，固经止血。

【主治】崩漏证。症见月经过期不止，或下血量多，血色深红或紫黑稠黏，手足心热，腰膝酸软，舌红，脉弦数。

【配伍意义】本方证治为肝肾阴虚，相火炽盛，损伤冲任，迫血妄行所致。虚火迫血妄行，则见经血量多、血色深红黏稠；阴虚火旺，则见手足心热、腰膝酸软。治宜滋阴清热，固经止血。方中重用龟板咸甘性平，益肾滋阴而降火；白芍苦酸微寒，敛阴益血以养肝；黄芩苦寒，清热止血。三药用量偏大，是为滋阴清热止血的常用组合，共为君药。黄柏苦寒泻火坚阴，既助黄芩以清热，又助龟板以降火，为臣药。椿根皮苦涩而凉，固经止血；少量香附辛苦微温，调气活血，防寒凉太过止血留瘀，俱为佐药。诸药合用，共奏滋阴清热、固经止血之功。

【临床应用】

1. 辨证要点　本方是治疗阴虚血热之崩漏的常用方。以经血量多，血色深红，甚者紫黑黏稠，舌红，脉弦数为证治要点。

2. 现代应用　常用于功能失调性子宫出血、慢性附件炎、子宫肌瘤、绝经综合征致经行量多等证属阴虚血热者。

【使用注意】瘀血阻滞的经血过多者，禁用本方。本方寒凉伤胃，脾胃虚寒者慎用。

【用法用量】共为末，酒糊为丸，每次9g，一日1~2次，温开水送服。

宫血宁胶囊 （《中国药典》）

【组成】重楼。

【功用】　凉血止血，清热除湿，化瘀止痛。

【主治】　血热所致的崩漏下血，月经过多；产后或流产后宫缩不良出血及子宫功能性出血，以及慢性盆腔炎属湿热瘀结所致者。症见少腹痛，腰骶痛，带下增多。

【配伍意义】　本方证治为血热或湿热瘀结所致。血热下行，则崩漏下血，月经过多；湿热瘀结，故少腹痛，腰骶痛，带下增多。治宜血止血，清热除湿，化瘀止痛。方中重楼味苦泄燥，微寒清热，且具小毒，专入肝经。虽为单味制剂，但药简效宏，具有良好的凉血止血，清热，化瘀之功，故善治血热所致的崩漏、月经过多，以及慢性盆腔炎属湿热瘀结者。

【临床应用】

1. 辨证要点　本方为治疗血热所致的崩漏下血，月经过多代表方。以白带增多，少腹痛和腰骶痛为证治要点。

2. 现代应用　常用于功能失调性子宫出血、慢性盆腔炎属血热或湿热瘀结者。

【使用注意】　脾虚、肾虚、血瘀证出血者忌用。饮食忌肥甘厚味及辛辣之品。胃肠道疾病、脾胃虚寒者慎用，或减少服量。

【用法用量】　口服。月经过多或子宫出血期：一次 1～2 粒，一日 3 次，血止停服。慢性盆腔炎：一次 2 粒，一日 3 次，4 周为一疗程。

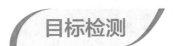

答案解析

一、选择题

（一）A 型题

1. 可用于治疗慢性白血病证属正气亏损，瘀血内停者的方剂为（　）

　　A. 大黄䗪虫丸　　　　　　　B. 桂枝茯苓丸　　　　　　C. 固经丸

　　D. 少腹逐瘀汤　　　　　　　E. 乌鸡白凤丸

2. 主治致妊娠胎动不安或漏下不止之证的常用方剂为（　）

　　A. 大黄䗪虫丸　　　　　　　B. 乌鸡白凤丸　　　　　　C. 固冲汤

　　D. 桂枝茯苓丸　　　　　　　E. 生化汤

3. 下列关于温经汤的功用描述正确的是（　）

　　A. 温经散寒，养血祛瘀　　　B. 温经活血，散寒止痛　　C. 温经养血，理气调经

　　D. 温经止痛，养血散寒　　　E. 理气活血，调经止痛

4. 下列关于艾附暖宫丸的主治病证，描述正确的是（　）

　　A. 冲任虚寒，瘀血阻滞之漏下　　　　B. 寒凝血瘀，肝肾失调之痛经

　　C. 血虚气质，下焦虚寒之闭经　　　　D. 脾肾亏虚，冲脉不固之崩漏

　　E. 营血不足，肝气郁滞之痛经

（二）X 型题

1. 乌鸡白凤丸功用是（　）

　　A. 补气养血　　　　　　　　B. 补养气血　　　　　　　C. 调经止带

　　D. 补血活血　　　　　　　　E. 补中益气

2. 温经汤的君药为（　　）

  A. 桂枝　　　　　　　　B. 肉桂　　　　　　　　C. 山茱萸

  D. 吴茱萸　　　　　　　E. 川芎

二、问答题

1. 请分析固经丸与固冲汤的使用鉴别。

2. 通过分析桂枝茯苓丸的药物的配伍意义，归纳其配伍特点。

书网融合……

知识回顾　　　　习题

（梁　爽）

项目二十七　止带剂

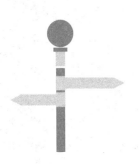

学习引导

带下，有广义和狭义之分。广义带下泛指女性经、带、胎、产、杂病。由于这些疾病都发生在带脉之下，故称为"带下病"。狭义带下又分为生理性带下及病理性带下。病理性带下即病理性白带，其带下量、色、质、气味等均可发生异常，患者还可伴有局部、全身症状。带下的发生多与外邪侵袭、禀赋不足、饮食不节、劳倦过度、情志失调等因素相关。经过及时治疗，大多患者可好转，预后良好，若治不及时或治不彻底，可导致月经异常、不孕症等。

本项目主要介绍常用止带剂的组成、功用、主治、配伍意义和临床应用。

📖 **学习目标**

1. **掌握**　完带汤的组成、功用、主治、配伍意义和临床应用。

2. **熟悉**　止带剂的概念、功能与主治及使用注意事项；千金止带丸、白带丸的组成、功用、主治、用法用量、临床应用。

3. **了解**　妇科千金片的组成和主治。

凡具有减少或制止带下等作用，治疗带下病的方剂，称为止带剂。

止带剂为治疗带下病而设。带下病多系湿邪为患，病位主要在前阴、胞宫；任脉损伤，带脉失约是带下病的核心机制。故止带剂分为健脾祛湿止带剂、清热祛湿止带剂两类。

止带剂有内服、外用之区别，外用制剂须清洁阴部，避开经期使用；内服制剂中清热祛湿剂所含清热药较多，应注意苦燥伤阴。

完带汤《傅青主女科》 微课27

【组成】白术（土炒）30g　山药（炒）30g　人参6g　车前子（酒炒）9g　白芍（酒炒）15g　苍术（制）9g　甘草3g　陈皮2g　黑芥穗2g　柴胡2g

【功用】补脾疏肝，化湿止带

【主治】脾虚肝郁，湿浊带下证。症见带下量多色白，清稀无臭，倦怠便溏，面色㿠白，舌淡苔白，脉缓或濡弱。

【配伍意义】本方证治为脾虚失运，湿浊内生，肝失疏泄，带脉不固所致。脾虚不运，湿浊下注成带，则带下量多、清稀无臭；脾虚气血生化不足，则面色㿠白、倦怠乏力；脾虚湿停，清阳不升，则大便溏薄；舌淡，脉缓濡弱均为脾虚湿盛之征。治宜补脾疏肝，化湿止带。方中重用白术、山药健脾补气，白术兼能燥湿，山药兼可涩精，共为君药。人参补中益气；苍术燥湿健脾；车前子淡渗利湿，三药助君药补脾祛湿，均为臣药。陈皮行气化湿并防补药之滞；柴胡、黑芥穗之辛散，得白术则升发脾胃清阳，配白芍则疏肝抑肝，合为佐药。甘草甘缓和中，为使药。诸药相合，共奏补脾疏肝、化湿止带之功。

【临床应用】

1. **辨证要点** 本方是治疗脾虚肝郁带下证的常用方。以带下清稀色白，量多缠绵，舌淡，脉濡弱为证治要点。

2. **现代应用** 常用于慢性宫颈炎、宫颈糜烂、阴道炎等证属肝脾不和、湿浊下注者。

【使用注意】 湿热带下非本方所宜。

实例分析 27-1

实例 患者，女，30岁。主诉带下量多半年余，逐渐出现白带绵绵不断，逐月加重，曾服清热除湿方药十余剂，未效。现症见：面色不华、无光泽，神倦乏力，嗜睡，易疲劳，手足时常冰冷，纳一般，大便不成形，带下量多，色白质稀如水状，无臭味，舌淡苔白，脉缓弱。辨证为脾气不足，运化失常，水湿内停，湿邪下陷。治则以健脾益气除湿为治法。

答案解析

讨论 根据患者病情推荐合适方药，并说出原因。

【用法用量】 水煎服。

【方歌】 完带汤中用白术，山药人参与白术，苍术车前黑芥穗，陈皮甘草与柴胡。

即学即练 27-1

完带汤的药物组成君药是（　）

答案解析　A. 白术　　　B. 人参　　　C. 山药　　　D. 苍术　　　E. 陈皮

千金止带丸《中国药典》

【组成】 党参50g　白术（炒）50g　盐补骨脂50g　盐杜仲50g　续断50g　当归100g　白芍50g　川芎100g　醋香附200g　醋延胡索50g　鸡冠花200g　椿皮（炒）200g　煅牡蛎50g　木香50g　砂仁50g　小茴香（盐炒）50g　青黛50g

【功用】 健脾补肾，调经止带。

【主治】 脾肾两虚所致的月经不调，带下病。症见月经先后不定期，量多或淋漓不净，色淡无块，或带下量多，色白清稀，神疲乏力，腰膝酸软。

【配伍意义】 本方证治为脾肾两虚，冲任失调所致。肾虚不能封藏，脾虚失于统摄，则见月经先后不定期、量多或淋漓不净，或带下量多，色白清稀，神疲乏力，腰膝酸软。治宜健脾补肾，调经止带。方中党参健脾益元气；补骨脂补肾而固下元，共为君药。白术辅党参补气健脾，燥湿利水；杜仲、续断助补骨脂温肾散寒；鸡冠花、椿皮、牡蛎清热燥湿，收涩止带；当归、白芍、川芎、延胡索活血养血，行气止痛，为臣药。香附、木香、砂仁、小茴香理气化湿，温中止痛；青黛凉血清肝，俱为佐药。诸药合用，共奏健脾益肾、调经止带之功。

知识链接

冲 脉

冲脉是人体奇经八脉之一，能调节十二经气血，故称为十二经脉之海。与生殖机能关系密切，冲、任脉盛，月经才能正常排泄，故又称血海。冲脉所发生的病候。《素问·骨空论》："冲脉为病，逆气里急。"《难经·二十九难》作"冲之为病，逆气而里急。"又《灵枢·海论》称冲脉为血海。《灵枢·五音五味》："血气盛而充肤热肉；血独盛则澹渗（《针灸甲乙经》作渗灌）皮肤，生毫毛。今妇人之生，有余于气，不足于血，以其数脱血也。冲任之脉，不荣口唇，故须不生焉。"说明冲脉与生殖关系密切。其病候有月经不调，崩漏，不育等。此外还主要表现为胸腹气逆而拘急，燥热，瘕疝，喘动应手，痿症等。

【临床应用】

1. 辨证要点 本方为治疗脾肾两虚所致月经不调，带下病的常用方。以带下色白或淡黄，质黏稠或清稀如水，无臭气，四肢无力，舌质淡，苔白腻，脉象濡缓为证治要点。

2. 现代应用 常用于慢性盆腔炎、阴道炎、子宫内膜炎、慢性宫颈炎等证属脾肾两虚者。

【使用注意】 孕妇忌服

【用法用量】 口服。大蜜丸，一次 1 丸，一日 2 次。水丸，一次 6 ~ 9g，一日 2 ~ 3 次。

白带丸《中国药典》

【组成】 黄柏（酒炒）150g 椿皮 300g 当归 100g 白芍 100g 醋香附 50g

【功用】 清热，除湿，止带。

【主治】 湿热下注所致的带下病。症见带下量多，色黄，有味。

【配伍意义】 本方证治为湿热下注所致。脾虚不运，湿浊下注成带，则带下量多、色黄、有味。治宜清热除湿止带。治宜清热，除湿，止带。方中椿皮清热燥湿，收涩止带，为君药。黄柏除下焦湿热而燥湿止带，为臣药。当归、白芍、香附三药相合，既疏肝理气，以利于运脾除湿止带，又养血敛阴，以防苦燥太过而伤阴血，共为佐药。诸药合用，共奏清热、除湿、止带之功。

【临床应用】

1. 辨证要点 本方为治疗湿热下注所致带下病常用方。以带下量多，色黄，有味为证治要点。

2. 现代应用 常用于宫颈炎、阴道炎等证属湿热下注者。

【使用注意】 虚寒性带下忌用。

【用法用量】 口服。一次 6g，一日 2 次。

妇科千金片《中国药典》

【组成】 千斤拔 功劳木 单面针 穿心莲 党参 鸡血藤 当归 金樱根

【功用】 清热除湿，益气化瘀。

【主治】 湿热瘀阻所致的带下病、腹痛。症见带下量多，色黄质稠，臭秽，小腹疼痛，神疲乏力；慢性盆腔炎、子宫内膜炎、慢性宫颈炎见有上述证候者。

【配伍意义】 本方证治为热瘀互结、湿热下注于前阴所致。湿热蕴结于下，则带下量多、色黄质稠、臭秽；湿热瘀阻胞脉，则小腹疼痛、腰骶酸痛。治宜清热除湿，益气化瘀。方中千斤拔祛风利湿，消瘀解毒；金樱根固涩止带，共为君药。穿心莲、功劳木清热燥湿，泻火解毒；单面针活血散瘀，均为臣药。当归、鸡血藤补血活血通络，调冲任止腹痛；党参补中益气，健脾化湿，均为佐药。诸药合用，共奏清热除湿、益气化瘀、止带之功。

【临床应用】

1. 辨证要点 本方为治疗湿热瘀阻所致的带下病、腹痛常用方。以带下量多，色黄质稠，腰部酸痛，或尿频尿急，神疲乏力，舌淡红苔薄黄，脉细为证治要点。

2. 现代应用 常用于急慢性盆腔炎、子宫颈炎、子宫内膜炎及其他妇女生殖器炎症等证属湿热瘀阻。

【使用注意】 虚寒性带下忌用。

【用法用量】 口服。一次 6 片，一日 3 次。

答案解析

目标检测

一、选择题

（一） A 型题

1. 完带汤的药物组成中不包括（　）

　　A. 人参、山药　　　　　　B. 白术、白芍　　　　　　C. 车前子、苍术

　　D. 陈皮、茯苓　　　　　　E. 柴胡、黑芥穗

2. 白带丸的功效是（　）

　　A. 清热，除湿，止带　　　B. 清热，化湿，止带　　　C. 清热，除湿，止血

　　D. 清热，利湿，止血　　　E. 破血，祛瘀，温经

（二） X 型题

3. 千金止带丸的功用是（　）

　　A. 健脾　　　　　　　　　B. 补肾　　　　　　　　　C. 调经

　　D. 止带　　　　　　　　　E. 活血

4. 妇科千金片药物组成包括（　）

　　A. 党参　　　　　　　　　B. 当归　　　　　　　　　C. 单面针

　　D. 穿心莲　　　　　　　　E. 千斤拔

二、问答题

1. 分析完带汤的主治及配伍特点。

2. 通过分析生化汤药物配伍意义，归纳其配伍特点。

书网融合……

知识回顾

微课

习题

（黄欲立）

PPT

学习引导

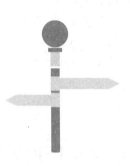

女性产后是一个"剧变"的时期，"十月怀胎，一朝分娩"，身体的剧烈变化一般情况下经过一段休息与调养，可以自然恢复。但是，这段时间产妇身心的剧烈变化，其调理也是必需的。"坐月子"是中国人特有的风俗，这个风俗也有它特定的道理。产后有恶露不尽或乳汁不下不同。产后乳汁不通发病机制主要为肝郁乳汁不通，或气血亏虚的少乳、无乳或乳汁不通等。产后恶露不尽发病机制主要为胞宫藏泻失度，冲任不固，气血运行失常。辨证应以恶露的量、色、质、气味等，并结合全身症状辨别寒热、虚实。治疗应遵循虚者补之，瘀者攻之，热者清之的原则分别施治。

本项目主要介绍常用产后康复剂的组成、功用、主治、配伍意义和临床应用。

学习目标

1. **掌握**　生化汤的组成、功用、主治、配伍意义和临床应用。
2. **熟悉**　产后康复剂的概念、适用范围、分类及使用注意事项；产复康颗粒、通乳颗粒的组成、功用、主治、用法用量、临床应用。

凡具有补虚活血、通络下乳的作用，治疗产后恶露不尽或乳汁不下的方剂，称为产后康复剂。

产后康复剂化瘀生新类大多为辛香活血之品，故血热所致的恶露不尽，或产后出血量不多且不止者不宜使用。服用调理通乳剂时，应注意饮食清淡，忌食辛辣。

任务一　化瘀生新

化瘀生新剂主要具有养血活血、祛瘀通经的作用，适用于寒凝瘀滞或气虚血瘀所致的产后恶露不绝，或行而不畅，或淋漓不断等。

生化汤《傅青主女科》 微课28

【**组成**】全当归24g　川芎9g　桃仁6g　干姜（炮黑）2g　甘草（炙）2g

【**功用**】养血祛瘀，温经止痛。

【**主治**】产后瘀血腹痛。症见产后恶露不行，小腹冷痛，舌淡，苔白滑，脉细而涩。

【**配伍意义**】本方证治为由产后血虚寒凝，瘀血内阻所致。妇人产后，血亏气虚，寒邪极易乘虚而入，寒凝血瘀，故恶露不行；瘀阻胞宫，不通则痛，故小腹冷痛。产后血虚，本来应当用补法，但是瘀血不去，新血不生，故治疗宜化瘀生新、活血养血、温经止痛。方中重用当归补血活血，化瘀生新，温经止痛，一药三用，恰合产后多虚、多瘀、多寒之病机，重用为君药。川芎活血行气；桃仁活血祛瘀，均为臣药。炮姜入血散寒，温经止血；黄酒温通血脉以助药力，共为佐药。炙甘草和中缓急，调和诸药，为使药。原方另用童便同煎（现多已不用）者，乃取其益阴化瘀，引败血下行之意。诸药配伍，共奏养血祛瘀、温经止痛之功。

 知识链接 ────────────────────────────────

童　便

童便药用历史悠久，最早可见于《五十二病方》，主要是外用以治疗疥癣类病。《名医别录》云："疗寒热、头痛、温气"。至唐代，《新修本草》述其："主卒血攻心，被打内有瘀血，又主癥积腹满，诸药不瘥者，服之皆下血片肉块，亦主久嗽上气失声"。《本草纲目》记载："人尿（童子尿）气味咸、寒、无毒。主治寒热头痛，温气。童男者尤良"古时童便作为药引或直接作为药给人们治疗疾病。

────────────────────────────────

【临床应用】

1. **辨证要点**　本方为妇女产后常用方。以产后恶露不行，小腹冷痛为证治要点。

2. **现代应用**　常用于产后调理、流产后胎盘残留、人工流产后出血、产后子宫复旧不良与产后子宫收缩痛、子宫肌瘤及子宫肥大症、宫外孕等证属血虚受寒、瘀血阻滞者。

【使用注意】　产后恶露过多，出血不止者慎用。

【用法用量】　黄酒、童便各半煎服。

【其他制剂】　生化口服液，生化丸，生化糖浆，生化颗粒。

 即学即练 28 -1

生化汤的功用是（　　）

A. 散寒止痛　　　　B. 温经止痛　　　　C. 活血化瘀

答案解析　D. 养血祛瘀　　　　E. 调经养血

产复康颗粒《中国药典》

【组成】　人参　黄芪　白术　益母草　当归　桃仁　蒲黄　黑木耳　何首乌　熟地黄　醋香附　昆布

【功用】　补气养血，祛瘀生新。

【主治】　气虚血瘀所致的产后恶露不绝。症见产后出血过多，淋漓不断，神疲乏力，腰腿酸软。

【配伍意义】　本方证治为气虚血瘀所致的产后恶露不绝。气虚血瘀，如见妇女产后，则见产后出血过多、淋漓不断；气虚，则见神疲乏力、腰腿酸软。治宜补气养血，祛瘀生新。方中何首乌、熟地黄补肾滋阴，共为君药。黄芪、人参、白术补脾益气；香附行气疏肝；当归养血活血，均为臣药。桃仁、蒲黄、益母草、黑木耳、昆布化瘀散结，合为佐使药。诸药合用，共奏补气养血、祛瘀新生之功。

【临床应用】

1. **辨证要点**　本方为治疗气虚血瘀所致的产后恶露不绝常用方。以产后恶露不绝，产后出血过多为证治要点。

2. 现代应用　常用于产后诸病属气虚血瘀者。

【使用注意】孕妇忌服

【用法用量】开水冲服，一次20g，一日3次，5～7天为一疗程。产褥期可长期服用。

任务二　调理通乳

调理通乳剂主要具有下乳之功，适用于产后肝郁乳汁不通，或气血亏虚的少乳、无乳或乳汁不通等。

通乳颗粒《中国药典》

【组成】黄芪　熟地黄　党参　当归　白芍（酒炒）　川芎　漏芦　瞿麦　通草　路路通　穿山甲（烫）　王不留行　天花粉　鹿角霜　柴胡

【功用】益气养血，通络下乳。

【主治】产后气血亏损，乳少，无乳，乳汁不通。

【配伍意义】本方证治为产后气血亏损所致。产后气血不足，则见乳少、无乳甚至乳汁不通。治宜益气养血，通络下乳。方中黄芪补气生血；当归养血活血通脉；王不留行活血通经、下乳。三药合用，益气补血，通下乳汁功著，共为君药。熟地黄、白芍、党参、鹿角霜、通草、路路通六药合用，通经下乳，散结消肿，俱为臣药。柴胡、川芎、瞿麦、穿山甲、漏芦、天花粉六药合用，疏理气血，通下乳汁，清热消肿，合为佐药。诸药合用，共奏益气养血，通络下乳之功。

【临床应用】

1. 辨证要点　本方为治疗产后气血亏损常用方。以产后少乳，无乳，乳汁不通为证治要点。

2. 现代应用　常用于产后乳少、无乳等证属气血亏损者。

【使用注意】孕妇禁用。产后缺乳属肝郁气滞者慎用。

 实例分析 28-1

実例　患者，女，28岁。产后乳汁少甚或全无，乳汁稀薄，乳房柔软无胀感，面色少华，倦怠乏力，舌淡苔薄白，脉细弱。处方通乳颗粒，效果佳。

问题　分析病情改善明显的原因是什么？

答案解析

【用法用量】口服。含蔗糖者一次30g，无蔗糖者一次10g，一日3次。

答案解析

目标检测

一、选择题

（一）A型题

1. 生化汤的组成是（　　）

A. 当归　川芎　桃仁　白芍　炮姜　　　　B. 当归　川芎　桃仁　生姜　甘草

C. 当归　川芎　桃仁　炮姜　甘草　　　　D. 当归　川芎　桃仁　赤芍　甘草

E. 以上都不是

2. 生化汤重用何药为君 （　　）

    A. 甘草　　　　　　　　　B. 川芎　　　　　　　　　C. 当归

    D. 炮姜　　　　　　　　　E. 桃仁

（二）X 型题

1. 通乳颗粒的功用有 （　　）

    A. 益气　　　　　　　　　B. 养血　　　　　　　　　C. 通络

    D. 下乳　　　　　　　　　E. 活血

2. 产复康颗粒的功用是 （　　）

    A. 养血　　　　　　　　　B. 补血　　　　　　　　　C. 补气

    D. 祛瘀　　　　　　　　　E. 生新

二、问答题

通过分析生化汤药物配伍意义，归纳其配伍特点。

书网融合……

    知识回顾　　　　　　　　微课　　　　　　　　习题

（黄欲立）

模块五
儿科常用方剂与中成药

PPT

项目二十九　儿科清热剂

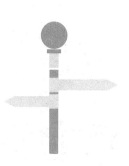

学习引导

　　发热是小儿常见的一种症状。小儿正常体温常以肛温 36.5 ~ 37.5℃，腋温 36 ~ 37℃衡量。通常情况下，腋温比口温（舌下）低 0.2 ~ 0.5℃，肛温比腋温高 0.5℃左右。若腋温超过 37.4℃，且一日间体温波动超过 1℃以上，可认为发热。在多数情况下，发热是身体和入侵病原作战的一种保护性反应，是人体正在发动免疫系统抵抗感染的一个过程。小儿的正常体温可以因性别、年龄、昼夜及季节变化、饮食、哭闹、气温以及衣被的厚薄等因素影响有一定范围的波动。体温稍有升高，并不一定有病理意义。儿科清热剂用于治疗小儿热毒炽盛证的方剂，具有清热解毒、利咽、凉血、活血等作用。

　　本项目主要介绍常用儿科清热剂的组成、功用、主治、配伍意义和临床应用。

学习目标

　　1. **掌握**　小儿咽扁颗粒的组成、功用、主治、配伍意义和临床应用。

　　2. **熟悉**　儿科清热剂的概念、适用范围及使用注意事项；小儿化毒散的组成、功用、主治、用法用量、临床应用。

　　凡具有清热解毒、利咽、凉血、活血等作用，治疗小儿热毒炽盛证的方剂，统称为儿科清热剂。

　　儿科清热剂为小儿热毒炽盛所致小儿咽痛、口疮、疮疡等证而设。临床表现多见咽痛，口舌糜烂，疮疡溃烂，烦躁口渴等。

　　儿科清热剂大多为苦寒之品，易伤脾胃，故脾胃虚弱之食少便溏者慎用。不宜久服，应中病即止。

小儿咽扁颗粒　《中国药典》　e 微课 29

　　【组成】金银花 109.4g　射干 62.5g　金果榄 78.1g　桔梗 78.1g　玄参 78.1g　麦冬 78.1g　人工牛黄 0.31g　冰片 0.16g。

　　【功用】清热利咽，解毒止痛。

　　【主治】小儿肺卫热盛所致的喉痹、乳蛾。症见咽喉肿痛，咳嗽痰盛，口舌糜烂；急性咽炎、急性扁桃体炎见上述证候者。

　　【配伍意义】本方证治为肺卫热盛所致。肺卫热盛，肺气不宣，则咽喉肿痛、咳嗽痰盛、口舌糜烂。治宜清热利咽，解毒止痛。方中金银花清热解毒，疏风清热；射干清热解毒，祛痰利咽，散结止痛，共为君药。金果榄解热毒，利咽消肿；桔梗开宣肺气，祛痰利咽；玄参解毒散结利咽，又清润滋阴；麦冬清肺养阴润喉。四药合用，俱为臣药。人工牛黄清热解毒而治咽痛；冰片清热止痛消肿。二药合用，可增君臣药解毒利咽止痛之功，并能凉肝以防肝热惊抽的发生，合为佐药。诸药合用，共奏清热利咽、解毒止痛之功。

【临床应用】

1. 辨证要点　本方是治疗小儿肺卫热盛所致喉痹、乳蛾的常用方。以咽喉肿痛，咳嗽痰盛，口舌糜烂为证治要点。

2. 现代应用　常用于小儿急性咽炎、急性扁桃腺炎证属肺卫热盛者。

【使用注意】脾虚易腹泻者慎服。

 实例分析 29-1

　　实例　患儿，女，3岁。十余日前，因出汗后受凉，次日即见发热恶寒、流清涕、咽喉的肿痛、咳嗽、口舌糜烂。服药后热稍退，恶寒、咳嗽症状减轻，口疮肿痛不减，反复治疗，口疮一直不除。就诊见：口疮肿痛，疮疡溃烂，烦躁口渴，大便秘结，舌红苔黄，脉数。

答案解析

　　讨论　针对本病例，推荐合适的中成药，并说明理由。

【用法用量】口开水冲服。一岁至两岁1次4g或2g（无蔗糖），一日2次；三岁至五岁一次4g或2g（无蔗糖），一日3次；六岁至十四岁一次8g或4g（无蔗糖），一日2~3次。

小儿化毒散《中国药典》

【组成】人工牛黄8g　珍珠16g　雄黄40g　大黄80g　黄连40g　天花粉80g　川贝母40g　赤芍80g　乳香（制）40g　没药（制）40g　冰片10g　甘草30g

📖 **知识链接**

雄　黄

　　雄黄又称作石黄、黄金石、鸡冠石，是一种含硫和砷的矿石，质软，性脆，通常为粒状，紧密状块，或者粉末，条痕呈浅橘红色。雄黄主要产于低温热液矿床中，常与雌黄、辉锑矿、辰砂共生；产于温泉沉积物和硫质火山喷气孔内沉积物的雄黄，则常与雌黄共生。雄黄主要分布于贵州、湖南、湖北、甘肃、云南等地。

【功用】清热解毒，活血消肿。

【主治】热毒内蕴、毒邪未尽所致的口疮肿痛，疮疡溃烂，烦躁口渴，大便秘结。

【配伍意义】本方证治为热毒内蕴、毒邪未尽所致。热毒内蕴，邪热灼血，则口疮肿痛、疮疡溃烂；毒邪未尽，热毒煎熬津液，则烦躁口渴、大便秘结。治宜清热解毒，活血消肿。方中牛黄清热解毒，定惊安神；大黄清热解毒，泻下攻积，有釜底抽薪的功效；珍珠镇心安神，三药合用，共为君药。黄连清热泻火解毒；雄黄解毒，与乳香、没药合用可加强后者消肿敛疮的功效；天花粉清热凉血生津；赤芍凉血活血，清热散瘀，上述诸药，均为臣药。川贝母清热化痰，散结消肿；乳香、没药活血止痛，消肿生肌；冰片开窍醒神，清热止痛，消肿生肌，合为佐药。甘草清热解毒，调和诸药，为使药。诸药合用，共奏清热解毒、活血消肿之功。

【临床应用】

1. 辨证要点 本方是治疗小儿热毒内蕴所致口疮的常用方。以口疮肿痛，疮疡溃烂，烦躁口渴，大便秘结为证治要点。

2. 现代应用 常用于复发性口腔溃疡、急性咽喉炎、急性牙周炎属热毒内蕴、毒邪未尽者。

【使用注意】 脾虚易腹泻者慎服。因含有雄黄，不宜过量或久用。

【用法用量】 口服。一次0.6g，一日1~2次；三岁以内小儿酌减。外用，敷于患处。

【其他制剂】 小儿化毒胶囊。

即学即练 29－1

小儿化毒散的佐药是（　　）

答案解析 A. 冰片　　　　B. 甘草　　　　C. 乳香　　　　D. 黄芩　　　　E. 黄连

目标检测

答案解析

一、选择题

（一）A 型题

1. 小儿化毒散用于（　　）

    A. 风寒感冒　　　　　　　　　　　　B. 脾虚泄泻

    C. 口疮肿痛　　　　　　　　　　　　D. 脘腹胀满

    E. 痰饮咳喘

2. 小儿咽扁颗粒的功能是（　　）

    A. 清热利咽，解毒止痛　　　　　　　B. 清热解毒，活血消肿

    C. 清热利咽，活血消肿　　　　　　　D. 清热解毒，解毒止痛

    E. 疏风清热，活血止痛

（二）X 型题

3. 下列关于小儿咽扁颗粒说法正确的是（　　）

    A. 用于小儿肺卫热盛所致的乳蛾

    B. 用于小儿肺卫热盛所致的喉痹

    C. 用于小儿毒邪未尽所致的喉痹

    D. 脾虚易腹泻者慎服

    E. 糖尿病患儿禁服

4. 小儿化毒散的功用是（　　）

    A. 解毒　　　　　　　　　　　　　　B. 清热

    C. 止痛　　　　　　　　　　　　　　D. 活血

    E. 消肿

二、问答题

分析小儿咽扁颗粒的主治及配伍特点。

书网融合……

知识回顾　　　　微课　　　　习题

（黄欲立）

项目三十　儿科止泻剂

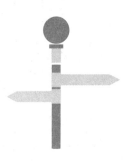

学习引导

泄泻是以大便次数增多，粪质稀薄或如水样为特征的一种小儿常见病。小儿泄泻发生的原因，以感受外邪、内伤饮食、脾胃虚弱为多见。其主要病变在脾胃，因胃主受纳腐熟水谷，脾主运化水谷精微，若脾胃受病，则饮食入胃，水谷不化，精微不布，清浊不分，合污而下，致成泄泻。儿科止泻剂具有清利湿热或健脾益气止泻等作用，用于治疗临床表现多见大便稀如水、腹痛、纳呆等或大便溏泄、食少腹胀、面黄肌瘦、倦怠乏力等小儿泄泻证。

本项目主要介绍常用儿科止泻剂的组成、功用、主治、配伍意义和临床应用。

学习目标

1. **掌握**　小儿泻速停颗粒、止泻灵颗粒的组成、功用、主治、配伍意义和临床应用。

2. **熟悉**　儿科止泻剂的概念、适用范围及使用注意事项；健脾康儿片的组成、功用、主治、用法用量、临床应用。

凡具有清利湿热或健脾益气止泻等作用，治疗小儿泄泻证的方剂，统称为儿科止泻剂。

儿科止泻剂为湿热或脾虚所致小儿泄泻证而设。湿热或脾虚所致小儿泄泻，临床表现多见大便稀如水，腹痛，纳呆或大便溏泄，食少腹胀，面黄肌瘦，倦怠乏力等。

儿科止泻剂中清利止泻类大多为苦泄清利之品，故虚寒性腹泻不宜使用。反之，健脾止泻类中大多为补益健脾之品，故湿热、邪实之泄泻当慎用。

小儿泻速停颗粒《中国药典》 e 微课30

【**组成**】地锦草　儿茶　乌梅　焦山楂　茯苓　白芍　甘草等

【**功用**】清热利湿，健脾止泻，缓急止痛。

【**主治**】小儿湿热壅遏大肠所致的泄泻。症见大便稀薄如水样，腹痛，纳差。

【**配伍意义**】本方证治为湿热壅遏大肠所致。湿热壅遏大肠，传导失司，则大便稀薄如水样、腹痛、纳差。治宜清热利湿，健脾止泻，缓急止痛。方中地锦草苦辛，大剂为用，清热利湿而止泻，为君药。茯苓甘淡，健脾渗湿，为臣药。儿茶、乌梅酸涩止泻，为君药相合，收涩而不敛邪；山楂消食导滞；白芍、甘草缓急止痛，俱为佐药。甘草调和诸药，兼为使药。诸药合用，共奏清热利湿、健脾止泻、缓急止痛之功。

【临床应用】

1. 辨证要点　本方是治疗小儿湿热壅遏大肠所致泄泻的常用方。以大便稀薄如水样，腹痛为证治要点。

2. 现代应用　常用于小儿秋季腹泻及迁延性、慢性腹泻证属湿热蕴结大肠者。

【使用注意】 忌食生冷油腻；腹泻严重，有较明显脱水表现者应及时就医。

 实例分析 30 - 1

> **实例**　患儿，男，5 岁，饮食不洁，出现腹痛泄泻，大便水样，量多，每日 10 余次，气味秽臭、伴有黏液。无咳嗽，无喘促，口渴引饮，纳差食少，神倦乏力，小便黄少，苔黄腻。
>
> **问题**　针对本病例给予合理用药指导意见和解释。

答案解析

【用法用量】 口服。一日 3 ~ 4 次；6 个月以下，一次 1.5 ~ 3g；6 个月至一岁以内，一次 3 ~ 6g；一岁至三岁，一次 6 ~ 9g；三岁至七岁，一次 10 ~ 15g；七岁至十二岁，一次 15 ~ 20g；或遵医嘱。

止泻灵颗粒《部颁药品标准》

【组成】 党参100g　白术（炒）100g　茯苓100g　陈皮100g　白扁豆（炒）100g　薏苡仁（炒）100g　山药100g　莲子100g　泽泻100g　甘草100g

【功用】 健脾益气，渗湿止泻。

【主治】 脾胃虚弱所致的泄泻。症见大便溏泄，饮食减少，腹胀，倦怠懒言；慢性肠炎见上述证候者。

 知识链接

溏　泄

溏泄，病名，出《素问·至真要大论》，又有濡泻、濡泄、鹜溏等名。通常泛指水泻或大便稀溏。《素问·气交变大论》："岁木不及，燥乃大行，民病中满，胠胁痛，少腹痛，肠鸣溏泄。"多由受寒或饮食不洁等因素酿病，湿甚亦为此病的常见病因。后世亦有将泻下污秽、粘垢之粪便称之为溏泄者，如张璐《张氏医通·大小府门》引戴复庵云："溏泄者，污积粘垢，湿兼热也。"

【配伍意义】 本方证治为脾胃虚弱所致。脾胃为后天之本，气血生化之源。脾胃虚弱，则气血生化不足，故倦怠懒言；脾失健运，胃纳不振，湿浊内生，故饮食减少、大便溏泄、腹胀。治宜健脾益气，渗湿止泻。方中党参、白术、茯苓益气健脾渗湿，共为君药。山药、莲子肉助君药以健脾益气，兼能止泻；白扁豆、薏苡仁助白术、茯苓以健脾渗湿，均为臣药。陈皮醒脾和胃，行气化滞，为佐药。泽泻利水渗湿，泄热通淋，通调水道；炒甘草健脾和中，调和诸药，共为佐使。诸药合用，共奏健脾益气、渗湿止泻之功。

【临床应用】

1. 辨证要点　本方是治疗脾胃虚弱所致泄泻的常用方。以大便溏泄，饮食减少，腹胀，倦怠懒言为证治要点。

2. 现代应用　常用于小儿慢性腹泻证属脾胃虚弱者。

【使用注意】非脾虚久泻不宜服用。

【用法用量】口服。2～3个月，每次1g；4～6个月，每次2g；7～9个月，每次3g；10～12个月，每次4g；一至二岁，每次5g；三岁以上每次6g，成人每次12g，一日3次；或遵医嘱。

健脾康儿片《部颁药品标准》

【组成】人参6g　白术（麸炒）64g　茯苓64g　使君子肉（炒）64g　鸡内金（醋炙）64g　山楂（炒）64g　山药（炒）64g　陈皮64g　黄连32g　木香32g　甘草64g

【功用】健脾养胃，消食止泻。

【主治】脾胃气虚所致的泄泻。症见腹胀便泻，面黄肌瘦，食少倦怠，小便短少。

【配伍意义】本方证治为脾胃气虚所致。脾胃气虚，运化失常，则食少倦怠、腹胀便泻。脾胃气虚日久，则面黄肌瘦。治宜健脾养胃，消食止泻。方中人参补气力强，补脾气而治脾虚气弱之证，为君药。白术补气健脾，燥湿利水而止泻；茯苓健脾渗湿止泻；山药补脾气，益脾阴，止泄泻。三药相合，共为臣药。山楂、鸡内金消食化积，运脾健胃；木香、陈皮理脾胃气滞；使君子杀虫消积；黄连清大肠积热，厚肠止泻。六药合用，俱为佐药。甘草补脾益气，调和诸药，为使药。诸药合用，共奏健脾养胃、消食止泻之功。

【临床应用】

1. 辨证要点　本方是治疗脾胃气虚所致泄泻的常用方。以腹胀便泻，面黄肌瘦，食少倦怠，小便短少为证治要点。

2. 现代应用　常用于小儿慢性腹泻证属脾胃气虚者。

【使用注意】湿热泄泻者慎用。忌食生冷、油腻、辛辣的食物。

【用法用量】口服。周岁以内一次1～2片，1～3岁一次2～4片，3岁以上一次5～6片；一日2次。

即学即练30－1

健脾康儿片主治（　）

答案解析　A. 脾虚泄泻　　B. 湿热泄泻　　C. 伤食泄泻　　D. 寒湿泄泻　　E. 肾虚泄泻

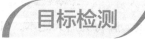 **目标检测**

答案解析

一、选择题

（一）A型题

1. 小儿泻速停颗粒用于（　）

　　A. 脾虚泄泻　　　　　　　　B. 湿热泄泻　　　　　　　　C. 伤食泄泻

　　D. 寒湿泄泻　　　　　　　　E. 肾虚泄泻

2. 止泻灵颗粒的功能是（　）

　　A. 清热利湿，健脾止泻　　　B. 渗湿止泻，健脾益肾

　　C. 利湿健脾，渗湿止泻　　　D. 清热利湿，宣肺平喘

E. 健脾益气，渗湿止泻

3. 健脾康儿片的功能是（　　）

　　A. 健脾养胃，消食止泻　　　　B. 清热利湿，健脾止泻

　　C. 利湿健脾，渗湿止泻　　　　D. 清热利湿，宣肺平喘

　　E. 渗湿止泻，健脾益肾

（二）X 型题

4. 下列关于小儿泻速停颗粒说法正确的是（　　）

　　A. 具有清热利湿，健脾止泻，缓急止痛的作用

　　B. 具有健脾益气，渗湿止泻的作用

　　C. 虚寒泄泻者可使用

　　D. 主治湿热蕴结大肠所致的小儿泄泻

　　E. 主治脾虚所致的小儿泄泻

5. 健脾康儿片的功用是（　　）

　　A. 健脾　　　　　　　B. 健胃　　　　　　　C. 养胃

　　D. 消食　　　　　　　E. 止泻

二、问答题

分析止泻灵的主治，归纳其配伍特点。

书网融合……

知识回顾　　　　　微课　　　　　习题

（黄欲立）

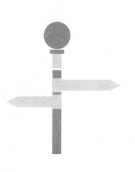

学习引导

食积，九积之一。食滞不消，日久成积者。《儒门事亲》卷三："食积，酸心腹满，大黄、牵牛之类，甚者礞石、巴豆"。小儿食积主要是由于喂养不当、暴饮暴食、过多的喂生冷、油腻食物，损伤脾胃，使脾胃运化功能失职，不能正常地腐熟水谷，停滞不化，胃气不降反而上逆，而引起食物积滞出现呕吐和泄泻的一种病症。儿科消食剂具有消食化滞、通利大便、健脾和胃等作用，用于治疗小儿食积停滞证。

本项目主要介绍常用儿科消食剂的组成、功用、主治、配伍意义和临床应用。

📖 学习目标

1. **掌握**　小儿消食片的组成、功用、主治、配伍意义和临床应用。

2. **熟悉**　儿科消食剂的概念、适用范围及使用注意事项；一捻金的组成、功用、主治、用法用量、临床应用。

凡具有消食化滞、通利大便、健脾和胃等作用，治疗小儿食积停滞证的方剂，统称为儿科消食剂。

儿科消食剂为肠胃或脾运不健所致小儿食积停滞证而设。肠胃或脾运不健所致小儿食积停滞，临床表现多见厌食、腹胀、便秘等，或乳食停滞、食欲不振、面黄肌瘦。此外也可用于小儿消化不良，虫积腹痛等。

儿科消食剂大多为消积、行气之品，易耗气，故脾胃虚弱或无积滞者当慎用。

小儿消食片《中国药典》

【**组成**】炒鸡内金4.7g　山楂93.3g　六神曲（炒）85.5g　炒麦芽85.5g　槟榔23.3g　陈皮7.8g

【**功用**】消食化滞，健脾和胃。

【**主治**】食滞肠胃所致积滞。症见食少，便秘，脘腹胀满，面黄肌瘦等。

【**配伍意义**】本方证治为食滞肠胃所致。食滞肠胃，脾失健运，则食少、便秘、脘腹胀满、面黄肌瘦。治宜消食化滞，健脾和胃。方中山楂功擅健脾开胃，消一切饮食积滞，为君药。六神曲、麦芽消食化滞，健胃和中；鸡内金运脾健胃，消化食积，共为臣药。槟榔、陈皮行气消积，导滞通便，俱为佐药。诸药合用，共奏消食化滞、健脾和胃之功。

【**临床应用**】

1. 辨证要点　本方是治疗小儿食滞肠胃所致积滞的常用方。以食少，便秘，脘腹胀满，面黄肌瘦为证治要点。

2. 现代应用　常用于小儿消化功能紊乱证属乳食内积者。

【使用注意】脾胃虚弱，内无积滞者不宜用。服药期间不宜过食生冷、肥甘黏腻食物。

 实例分析 31－1

　　实例　患儿，女，1岁。因进食不当，近期乳食不思，脘腹胀满，恶心呕吐，烦躁啼哭，夜卧不宁，手足心热，大便秽臭，舌淡，苔白腻。

　　问题　针对本病例，推荐合适的中成药，并说明理由。

答案解析

【用法用量】口服或咀嚼。一岁至三岁一次 2~4 片，三岁至七岁一次 4~6 片，成人一次 6~8 片；一日 3 次。薄膜衣片：一岁至三岁一次 2~3 片，三岁至七岁一次 3~5 片，成人一次 5~6 片；一日 3 次。

【其他制剂】小儿消食颗粒。

 即学即练 31－1

小儿消食片的君药是（　　）

答案解析

A. 鸡内金　　　　　B. 山楂　　　　　C. 麦芽　　　　　D. 陈皮　　　　　E. 六神曲

一捻金《中国药典》

【组成】大黄 100g　炒牵牛子 200g　槟榔 100g　人参 100g　朱砂 30g

【功用】消食导滞，祛痰通便。

【主治】脾胃不和，痰食阻滞所致的积滞。症见停食停乳，腹胀便秘，痰盛喘咳。

【配伍意义】本方证治为脾胃不和，痰食阻滞所致。脾胃不和，脾失健运，则停食停乳、腹胀便秘；痰食阻滞，则痰盛喘咳。治宜消食导滞，祛痰通便。方中大黄荡涤肠胃而攻下通便、涤痰化食；牵牛子有毒而力峻，虽经炒后毒性略减，但仍善消食通便，祛痰止咳。二药相须为用，既消食导滞，又祛痰通便，共为君药。槟榔消积行气，利水，缓通大便；人参为补脾益气之要药，可扶助正气，以防诸药克伐太过。二药一泻一补，既助君药消积，又益气扶正，俱为臣药。朱砂镇心逐痰，祛邪降火，为佐药。诸药合用，共奏消食导滞、祛痰通便之功。

 知识链接

"一捻金"名称来历

　　本方又名"小儿一捻金"。小儿体质娇嫩，脏腑薄弱，易罹病患。本方既治风痰外感咳嗽，又疗内伤腹胀纳差，内外通治，实为医小儿疾病万全之方。"一捻"者，言其用手指捻取，每服一字（即汉五铢钱淹没一字的药量，相当于 0.5~1g），谓份量很轻；"金"者，是形容其效果可靠，非常贵重，有只用少量药物，可奏奇效之意，故名之。

【临床应用】

1. 辨证要点　本方是治疗小儿脾胃不和、痰食阻滞所致积滞的常用方。以停食停乳，腹胀便秘，痰盛喘咳为证治要点。

2. 现代应用 常用于小儿消化功能紊乱证属乳食内积者。

【使用注意】脾虚泄泻，消化不良者不宜服用。

【用法用量】口服。一岁以内一次 0.3g，一岁至三岁一次 0.6g，四岁至六岁一次 1g；一日 1 ～ 2 次或遵医嘱。

【其他制剂】一捻金胶囊。

答案解析

目标检测

一、选择题

（一）A 型题

1. 小儿消食片除消食化滞外，还能（　　）

    A. 泻火通便   B. 祛痰通便   C. 健脾和胃

    D. 清热解毒   E. 驱虫

2. 一捻金的功能是（　　）

    A. 消食化滞，泻火通便   B. 健脾和胃，消食化滞   C. 消食化滞，健脾和胃

    D. 消食导滞，祛痰通便   E. 健胃消积，驱虫

（二）X 型题

3. 下列关于小儿消食片说法正确的是（　　）

    A. 脾胃虚弱，内无积滞者不宜用

    B. 服药期间不宜过食生冷、肥甘黏腻食物

    C. 常用于小儿消化功能紊乱证属乳食内积者

    D. 主治食滞肠胃所致积滞

    E. 主治脾胃不和、痰食阻滞所致的积滞

4. 一捻金的功用是（　　）

    A. 健脾   B. 消食   C. 导滞

    D. 祛痰   E. 通便

二、问答题

通过分析一捻金药物配伍意义，归纳其配伍特点。

书网融合……

    知识回顾   微课   习题

（黄欲立）

模块六
眼科常用方剂与中成药

项目三十二　眼科清热剂

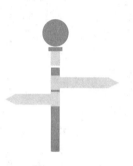

学习引导

中医眼科学是在中医基础理论基础上形成的一门独立学科，它在各家学说的影响和渗透下，有其独立的辨病辨证体系，随着西方眼科学的不断输入，现代中医眼科学吸收了西方实证医学的诊断技术和方法，将宏观辨证和局部辨病结合起来，形成了辨证与辨病、宏观与微观相结合的思维模式和治疗方法，在非手术治疗的眼内科领域发挥了重要作用。常见眼病病因总离不开虚实两种。实证眼病多因邪盛所致，治宜祛邪为主。

本项目主要介绍常用眼科清热剂的组成、功用、主治、配伍意义和临床应用。

学习目标

熟悉　眼科清热剂的概念、适用范围及使用注意事项；明目蒺藜丸、明目上清片的组成、功用、主治、主要配伍意义和临床应用。

凡具有清热散风、明目退翳、止痒止泪等作用，治疗风热或火热上攻所致的各种目疾的方剂，称为眼科清热剂。属于"八法"中的"清法"。

眼科清热剂为治疗风热或火热上攻所致的各种目疾而设。风热或火热上攻于目，临床表现多见胞睑红肿，白睛红赤，灼痛痒涩，羞明多泪，或眵多胶结，口干，尿黄，舌红苔黄，脉浮数等。

眼科清热剂大多辛散苦凉清泄或苦寒清泄，有伤阳伤津之弊，故脾胃虚寒或阴虚津亏者慎用。

▶▶ 实例分析 32 - 1

实例　患者，女，30岁。由于近段时间经常使用手机，造成了眼部干涩。服用明目上清片兼使用珍珠明目滴眼液后缓解了眼部干涩的问题，于是养成了每天服用明目上清片，同时滴眼剂滴眼缓解眼睛干涩的习惯。开始时按说明书中的剂量，能起到缓解干眼的作用，但一段时间后，开始出现眼睛发痒的症状。

问题　1. 该用药方法是否正确？中成药滴眼剂一定安全吗？

　　　　2. 如何预防眼部疾病？

答案解析

明目蒺藜丸《部颁药品标准》　📱 微课 32

【组成】蒺藜（盐水炙）　菊花　蝉蜕　决明子（炒）　石决明　薄荷　木贼　密蒙花　蔓荆子（微炒）　连翘　荆芥　防风　白芷　黄连　栀子（姜水炙）　黄芩　黄柏　当归　赤芍　地黄　川芎

旋覆花　甘草

【功用】清热散风，明目退翳。

【主治】上焦火盛引起的暴发火眼，云蒙障翳，羞明多眵，眼边赤烂，红肿痛痒，迎风流泪。

【配伍意义】本方证治为上焦火盛所致。上焦火盛，上犯于目，则暴发火眼、眼边赤烂、红肿痛痒、迎风流泪。治宜清热散风，明目退翳。方中盐蒺藜平肝疏肝，祛风明目止痒；菊花清热散风，平肝明目；蝉蜕疏散风热，明目退翳，止痒。三药相伍，切中病机，共为君药。决明子、石决明均入肝经，相伍同用，清泻肝火、平肝明目；黄芩、黄连、黄柏、姜栀子清泻三焦实热火毒；薄荷、木贼、密蒙花、蔓荆子均入肝经，相伍同用，疏散风热，清利头目而明目退翳止痒。此十味相合，能助君药之功，俱为臣药。连翘、荆芥、防风、白芷四药相伍，清散头面部风热，除湿止痒；当归、赤芍、地黄、川芎四药相伍，既养血活血，又凉血清热，还散风止痛。八味共为佐药。旋覆花、生甘草甘平偏凉，既清热，又调和诸药，合为使药。诸药配伍，共奏清热散风、明目祛翳之功。

【临床应用】

1. 辨证要点　本方为治上焦火盛所致暴发火眼常用方。以白睛红赤，痒涩多眵，舌质红，脉浮数为证治要点。

2. 现代应用　常用于急性结膜炎、病毒性角膜炎证属上焦火盛者。

【使用注意】阴虚火旺及年老体弱者慎用。

【用法用量】口服。一次9g，一日2次。

明目上清片《中国药典》

【组成】菊花32g　连翘20g　黄芩32g　黄连32g　薄荷20g　荆芥20g　蝉蜕20g　蒺藜20g　栀子20g　熟大黄32g　石膏20g　天花粉20g　麦冬20g　玄参32g　赤芍20g　当归20g　车前子20g　枳壳32g　陈皮32g　桔梗32g　甘草20g

知识链接

菊花商品

菊花是常用的清热解毒药，按产地和加工方法不同，将产于安徽亳州、涡阳及河南商丘者习称"亳菊"，产于安徽滁州者习称"滁菊"，产于安徽歙县、浙江德清者习称"贡菊"，产于浙江嘉兴、桐乡、吴兴多系"茶菊"，产于浙江海宁者多系"黄菊"，"茶菊"和"黄菊"又统称为"杭菊"。尤以"亳菊""滁菊"为佳。由于花的颜色不同，又有黄菊花和白菊花之别。清热解毒、疏散风热多用黄菊花（杭菊），平抑肝阳、清肝明目则多用白菊花（亳菊、滁菊、贡菊）。

【功用】清热散风，明目止痛。

【主治】外感风热所致的暴发火眼。症见红肿作痛，头晕目眩，眼边刺痒，大便燥结，小便赤黄。

【配伍意义】本方证治为外感风热所致。风热袭表，上犯于目，则红肿作痛；风邪犯表，故见头晕目眩、眼边刺痒；热伤津液，则大便燥结、小便赤黄。治宜清热散风，明目止痛。方中菊花清热散风，平肝明目；连翘疏散风热，清热解毒，散结利尿；黄芩、黄连清泻实火湿热。四药相伍，共为君药。薄荷脑、荆芥油、蝉蜕、蒺藜四者相伍，既助君药清热散风明目，又能止痒而疗眼边刺痒；栀子、石膏、天花粉、大黄四者相伍，既助君药清解内郁之火毒，又通利二便导热邪从二便出。此八味俱为臣药。麦冬、玄参清热泻火，滋阴润燥滑肠，助熟大黄通腑泄热，防辛散苦泄之品伤阴；赤芍、当归清除火热，活血散瘀而促进肿痛消退；车前子、枳壳、陈皮清肝明目利尿，理气燥湿健胃。此七味合为佐药。桔梗宣散肺气以利清泄上焦火邪，又载药上行直达头面。甘草清热解毒，调和诸药，均为使药。诸药合用，共奏清热散风、明目止痛，兼通利二便之功。

【临床应用】

1. 辨证要点　本方为治疗外感风热内郁化火又兼二便不利所致的暴发火眼等常用方。以白睛红赤浮肿，眵多黄稠，舌红苔黄，脉数为证治要点。

2. 现代应用　常用于急性结膜炎、病毒性角膜炎属外感风热者。

【使用注意】 孕妇及白内障患者忌服。脾胃虚寒者忌用。

【用法用量】 口服。一次 4 片，一日 2 次。

【其他制剂】 明目上清丸。

即学即练 32 -1

答案解析

明目上清片的功用是（　　）

A. 清热散风，明目止痛　　　　B. 清热散风，明目退翳　　　　C. 泻火明目

D. 清肝明目　　　　E. 滋肾明目

<h2 style="text-align:center">目标检测</h2>

答案解析

一、选择题

（一）A 型题

1. 下列兼能通利二便的是（　　）

　　A. 明目上清片　　　　B. 八宝眼药散　　　　C. 黄连羊肝片

　　D. 明目地黄丸　　　　E. 明目蒺藜丸

2. 明目蒺藜丸的功能是（　　）

　　A. 清热泻火，消肿止痛

　　B. 清热散风，明目退翳

　　C. 清热泻火，明目止痛

　　D. 清热泻火，明目退翳

　　E. 清热散风，化瘀明目

3. 主治外感风热所致的暴发火眼，红肿作痛的中成药是（　　）

　　A. 黄连羊肝丸　　　　B. 障眼明片　　　　C. 明目上清片

　　D. 复方血栓通胶囊　　　　E. 八宝眼药散

（二）X 型题

4. 眼病实证的常用药有（　　）

　　A. 明目上清片　　　　B. 明目蒺藜丸　　　　C. 天麻首乌片

D. 六味地黄丸   E. 肾气丸

二、问答题

明目上清片配伍特点是什么？为何配伍桔梗？

书网融合……

知识回顾   微课   习题

（刘 衡）

项目三十三　眼科扶正剂

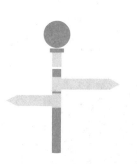
正气虚弱所致的各种目疾，或因先天禀赋不足，或孕妇不善调摄、妊娠期患病、邪气内结所致，如色盲、胎患内障、小儿青盲、高风雀目等。或因年老体衰、脏腑功能衰退、气血亏虚、目窍失养所致，如老视、圆翳内障、视瞻昏渺等。症见视物不清，眼前黑影，或者视一物而有两形，或入夜则不能视，或内遮睛视物模糊。虚则补之，治宜补益为主。

本项目主要介绍常用眼科扶正剂的组成、功用、主治、配伍意义和临床应用。

学习目标

熟悉　眼科扶正剂的概念、适用范围及使用注意事项；明目地黄丸、石斛夜光丸的组成、功用、主治、主要配伍意义和临床应用。

凡具有补虚扶正明目等作用，治疗正气虚弱等所致的各种目疾的方剂，称为眼科扶正剂。

眼科扶正剂为治疗正气虚弱所致的各种目疾而设。正气虚弱所致的各种目疾有肝肾亏虚、气阴两虚不同，其中肝肾亏虚证，临床表现多见目干目涩、腰膝酸软、口干、舌红少苔等；气阴两虚证，临床表现多见眼底瘀血征象、神疲乏力、舌红少苔、脉细数等。

眼科扶正剂大多甘润滋补，故脾胃虚弱者慎用。痰湿、食积、气滞者忌用。

明目地黄丸《中国药典》

【组成】　熟地黄 160g　山茱萸（制）80g　枸杞子 60g　山药 80g　当归 60g　白芍 60g　蒺藜 60g　石决明（煅）80g　牡丹皮 60g　茯苓 60g　泽泻 60g　菊花 60g

【功用】　滋肾，养肝，明目。

【主治】　肝肾阴虚所致的目涩畏光，视物模糊，迎风流泪。

【配伍意义】　本方证治为肝肾阴虚所致。肝肾阴亏，肝开窍于目，水不制火，则相火亢盛，虚火内生，故见目涩畏光、视物模糊、迎风流泪。治宜滋肾养肝明目。方中熟地黄滋阴养血，填精固本，精血充则神旺，神旺则目睛明，为君药。山茱萸、枸杞子、山药、当归、白芍甘补酸敛微寒，五药相伍，助君药补精养血，血盛则形强，以充养神光，共为臣药。蒺藜、石决明散风清热，益阴平肝，明目止泪；牡丹皮凉血散瘀；泽泻泄热利湿；茯苓健运脾气而益肾，此五味俱为佐药。菊花疏热散风，平肝益阴，清热明目，引药上行，以升发阴精，为佐使药。诸药合用，共奏滋肾、养肝、明目之功。

【临床应用】

1. 辨证要点　本方为治肝肾阴虚所致的目疾常用方。以目涩畏光，视物模糊，迎风流泪为证治要点。

2. 现代应用　常用于视力减退、夜盲、视神经炎、玻璃体浑浊、头晕耳鸣、咽干口燥、目眩等证属肝肾者。

【使用注意】　肝经风热、肝火上扰者不宜使用；脾胃虚弱、肝胆湿热者慎用。

 实例分析 33 - 1

> **实例**　患者，男，65 岁。双眼迎风流泪半年余。患者平素性格急躁。遇事不顺心即怒气冲天，半年前与人争吵后，即感双眼流泪，遇风加重，每日擦泪用纸数包，医院眼科检查鼻泪管通畅。就诊时双眼圈发暗，双眼不红不肿，自述用药多种，效果欠佳。舌质暗红苔薄黄。诊断迎风流泪（肝肾阴虚），予以明目地黄丸治疗。
>
> **问题**　1. 明目地黄丸属于哪一类眼科方剂？
> 　　　　2. 明目地黄丸中的君药是什么？
>
> 答案解析

【用法用量】　口服。水蜜丸一次 6g，小蜜丸一次 9g，大蜜丸一次 1 丸；一日 2 次。

石斛夜光丸《中国药典》　📱 微课33

【组成】　石斛 30g　天冬 120g　麦冬 60g　地黄 60g　熟地黄 60g　枸杞子 45g　菟丝子 45g　五味子 30g　肉苁蓉 30g　牛膝 45g　人参 120g　山药 45g　茯苓 120g　甘草 30g　水牛角浓缩粉 60g　山羊角 300g　决明子 45g　青葙子 30g　黄连 30g　菊花 45g　蒺藜（盐炒）30g　川芎 30g　防风 30g　苦杏仁 45g　麸炒枳壳 30g

【功用】　滋阴补肾，清肝明目。

【主治】　肝肾两亏、阴虚火旺所致内障目暗，视物昏花。

【配伍意义】　本方用于肝肾两亏，阴虚火旺所致。肝肾两亏，阴虚火旺，故内障目暗、视物昏花。方中石斛补肝肾，明目；地黄、熟地补肾生津、养血滋阴，麦冬、天冬，滋阴润燥、养阴生津；共为君药。枸杞子、肉苁蓉、菟丝子补益肝肾、益精明目，共为臣药。人参、茯苓、山药健脾滋肺、补益气血；蒺藜、菊花、青箱子、决明子疏风散热，清肝明目；黄连、水牛角、山羊角凉血清热；川芎、防风、枳壳、杏仁，行气活血、引热下性，以上共为佐药。甘草补脾益气、调和药性。诸药合用，共奏滋阴补肾、清肝明目之功。

 知识链接

石斛夜光丸方名称由来

石斛夜光丸原名"夜光丸"，最早收载于元代沙图穆秀克撰写的《瑞竹堂经验方》。后来，元末明初眼科名家倪维德将本方收入所著的《原机启微》中，并更名为"石斛夜光丸"。此后又被多种眼科著作转载，成为中医眼科的传世名方。

【临床应用】

1. 辨证要点　本方为治肝肾两亏、阴虚火旺所致内障目暗，视物昏花常用方。以内障目暗，视物昏花，羞明流泪，舌红少苔，脉细数为证治要点。

2. 现代应用　常用于老年性白内障、青光眼、视网膜炎、脉络膜炎、视神经炎等证属肝肾两亏、阴虚火旺者。

　　【使用注意】肝经风热、肝火上攻者不宜使用。孕妇及脾胃虚弱者慎用。

　　【用法用量】口服。水蜜丸一次6g，小蜜丸一次9g，大蜜丸一次1丸；一日2次。

即学即练33-1

君药为熟地的是?

A. 明目地黄丸　　　　B. 石斛夜光丸　　　　C. 黄连羊肝丸

答案解析　　D. 明目上清片　　　　E. 黄连上清片

目标检测

答案解析

一、选择题

（一）A 型题

1. 能滋阴补肾，清肝明目的是（　　）

　　A. 补中益气丸　　　　　　B. 石斛夜光丸　　　　　　C. 明目地黄丸

　　D. 六味地黄丸　　　　　　E. 左归丸

2. 下列哪项不是石斛夜光丸的主治症状（　　）

　　A. 肝肾两亏　　　　　　　B. 神疲乏力　　　　　　　C. 阴虚火旺

　　D. 内障目暗　　　　　　　E. 视物昏花

（二）X 型题

3. 明目地黄丸功用是（　　）

　　A. 滋肾　　　　　　　　　B. 养肝　　　　　　　　　C. 明目

　　D. 补肝　　　　　　　　　E. 滋阴

二、问答题

分析石斛夜光丸的配伍意义。

书网融合……

知识回顾　　　　　　微课　　　　　　习题

（刘　衡）

模块七
耳鼻喉、口腔科常用方剂与中成药

项目三十四　治耳聋耳鸣剂

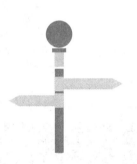

学习引导

　　耳病有虚实之分，实证耳病因肝火、痰郁或气滞血瘀所致，多选用泻肝降逆、清火化痰、行气活血等作用的药物组方；虚证耳病多由肾阴亏虚、肾阳不足、心脾两虚所致，多选用滋阴补肾、温肾壮阳、健脾养心的方药治疗。耳聋是指不同程度的听觉减退，甚至消失。耳鸣是指患者自觉耳内鸣响，如闻蝉声、轰鸣声或潮声。耳鸣可伴有耳聋，耳聋亦可由耳鸣发展而来。二者临床表现和伴发症状虽有不同，但在病因病机上却有许多相似之处，均与肾有密切的关系。

　　本项目主要介绍治耳聋耳鸣剂的组成、功用、主治、配伍意义和临床应用。

📖 **学习目标**

　　熟悉　治耳聋耳鸣剂的概念、适用范围及使用注意事项；耳聋九、耳聋左慈丸的组成、功用、主治、主要配伍意义和临床应用。

　　凡具有清泻肝胆实火、清利肝胆湿热、开窍或滋阴平肝等作用，治疗耳聋耳鸣的方剂，统称为治耳聋耳鸣剂。

　　治耳聋耳鸣剂为肝胆实火湿热或肝肾亏虚所致耳聋耳鸣而设。肝胆实火湿热所致耳聋耳鸣，临床表现多见突发耳聋，耳鸣如闻潮声或如风雷声，面红目赤，急躁易怒，口苦口干，便秘尿黄，舌红苔黄，脉弦数等。肝肾亏虚症所致耳聋耳鸣，临床表现多见听力逐渐下降，耳鸣如闻蝉鸣之声，昼夜不息，夜间较重，头晕目眩，腰膝酸软，舌红少苔，脉细弱或细数等。

　　治耳聋耳鸣剂中清肝利耳剂大多苦寒清泻清利，有伤阳败胃之弊，故脾胃虚寒或阴虚津亏者慎用。滋肾平肝剂大多滋腻碍胃，故脾胃虚弱慎服、食滞痰壅者不宜服。

▶▶ **实例分析 34－1**

　　实例　患者，男，55岁。耳鸣、听力降落，乃至耳聋1年余，伴有头晕眼花、失眠忘记、五心烦热、咽干颧红、腰膝酸软、便秘、舌红苔少、脉细数等症。自行服用药物数个月，效不显著，特来就诊。

　　问题　针对本病例，推荐合适的中成药，并说明理由。

答案解析

耳聋丸《中国药典》 ⓔ 微课 34

【组成】龙胆 500g　黄芩 500g　地黄 500g　泽泻 500g　木通 500g　栀子 500g　当归 500g　九节菖蒲 500g　甘草 500g　羚羊角 25g

【功用】清肝泻火，利湿通窍。

【主治】肝胆湿热之耳聋。症见头晕头痛，耳聋耳鸣，耳内流脓。

【配伍意义】本方证治为肝胆湿热所致。肝胆湿热，肝火上炎，则头晕头痛；热闭耳窍，则耳聋耳鸣、耳内流脓。治宜清肝泻火，利湿通窍。方中龙胆苦寒沉降，既能泻肝胆实火，又能清肝经湿热，为君药。黄芩、栀子清热燥湿，泻火解毒，共为臣药。泽泻、木通导湿下行，使邪有出路，湿热无留；地黄养阴；当归补血，佐制苦燥之品，祛邪而不伤正；九节菖蒲通耳窍；羚羊角具有清肝泻火的功能。以上六味皆为佐药，尽佐助佐制之能。甘草清热解毒，缓急止痛，调和诸药，为佐使药。诸药合用，共奏清肝泻火、利湿通窍之效。

【临床应用】

1. 辨证要点　本方是治疗肝胆湿热之耳聋的常用方。以头晕头痛，耳聋耳鸣，耳内流脓为证治要点。

2. 现代应用　常用于神经性耳聋、化脓性中耳炎属肝胆湿热者。

【使用注意】忌食辛辣食物。

【用法用量】口服。小蜜丸一次 7g，大蜜丸一次 1 丸，一日 2 次。

【其他制剂】耳聋胶囊，耳聋片。

耳聋左慈丸《中国药典》

【组成】磁石（煅）20g　熟地黄 160g　山茱萸（制）80g　牡丹皮 60g　山药 80g　茯苓 60g　泽泻 60g　竹叶柴胡 20g

【功用】滋肾平肝。

【主治】肝肾阴虚之耳鸣耳聋。症见耳鸣耳聋，头晕目眩等。

【配伍意义】本方证治为肝肾阴虚所致。肝肾阴虚，肝血不足，无以濡养清窍，脑失所养，则耳鸣耳聋、头晕目眩。治宜滋肾平肝。方中磁石平肝潜阳；熟地滋阴益肾，共为君药。山茱萸、山药补肝肾，俱为臣药。竹叶柴胡平肝疏肝；茯苓健脾渗湿，制山药之壅滞；牡丹皮清泄肝火，防山茱萸之温过；泽泻清涌浊，防熟地黄之滋腻，均为佐药。诸药合用，共奏滋肾平肝之功。

📱 拓展阅读

耳聋左慈丸的由来

耳聋左慈丸，出自《饲鹤亭集方》："耳聋左慈丸治肾水不足，虚火上升，头眩目晕，耳聋耳鸣等症。六味加磁石三两，柴胡一两一钱。蜜丸，每服三钱，淡盐汤送。"方名中"左"是指肾阴，"左慈"即养阴之意，故名之。

【临床应用】

1. 辨证要点　本方是治疗肝肾阴虚之耳鸣耳聋的常用方。以耳鸣耳聋，头晕目眩为证治要点。

2. 现代应用　常用于神经性耳聋、老年性耳聋、药物中毒性耳聋等证属肾阴不足、肝阳上亢所致者。

【使用注意】忌烟酒、辛辣刺激性食物。

【用法用量】口服。水蜜丸一次6g，大蜜丸一次1丸，一日2次。

即学即练 34 - 1

可用于神经性耳聋、化脓性中耳炎证属肝胆湿热的药是（　　）

A. 耳聋丸　　　　　　　　B. 六味地黄丸　　　　　　　C. 十全大补丸

D. 耳聋左慈丸　　　　　　E. 六神丸

答案解析

目标检测

答案解析

一、选择题

（一）A 型题

1. 耳聋丸的功用是（　　）

A. 清肝利胆，健脾和胃　　　B. 清肝泻火，利湿通窍　　　C. 清热解毒，利湿通窍

D. 清肝胆火，利湿通窍　　　E. 清热利湿，健脾和胃

2. 耳聋左慈丸主治（　　）

A. 肝胆湿热之耳聋　　　　　B. 肾精亏损之耳聋　　　　　C. 肝肾阴虚之耳鸣耳聋

D. 肝火上炎之耳聋　　　　　E. 肾精亏损之耳鸣

（二）X 型题

3. 关于耳聋丸，下列说法正确的是（　　）

A. 具滋肾平肝的功能

B. 用于肝胆湿热之耳聋

C. 常用于神经性耳聋、化脓性中耳炎属肝胆湿热者

D. 忌食辛辣食物

E. 头晕头痛，耳聋耳鸣，耳内流脓

二、实例分析题

分析耳聋左慈丸配伍意义。

书网融合……

知识回顾

微课

习题

（刘　衡）

项目三十五　治鼻䶌鼻渊剂

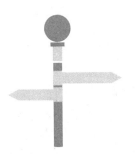

鼻渊、鼻䶌，均为鼻塞、流涕久而难愈的疾患。流脓涕而臭者为鼻渊；流清涕不臭者为鼻䶌。鼻者肺之官，肺开窍如鼻，肺气通于鼻，肺和鼻能知香臭。五气入鼻，藏于心肺，心肺有病，而鼻为之不利。胆积热于脑，则辛安鼻渊，故鼻渊又有脑病之称。鼻中时时流臭黄水，甚者脑亦时痛，亦称"控脑砂"。

本项目主要介绍治鼻䶌鼻渊剂的组成、功用、主治、配伍意义和临床应用。

学习目标

熟悉　治鼻䶌鼻渊剂的概念、适用范围及使用注意事项；鼻炎康片、藿胆丸的组成、功用、主治、主要配伍意义和临床应用。

凡具有散风寒或风热、清热解毒、宣肺、化湿、通鼻窍等作用，治疗鼻䶌鼻渊的方剂，称为治鼻䶌鼻渊剂。

治鼻䶌鼻渊剂为风寒或风热犯及鼻窍或胆腑郁热上蒸鼻窍、脾胃湿热上结鼻窍所致鼻䶌鼻渊而设。临床表现多见鼻痒，喷嚏，鼻塞，流清涕，或流浊涕，量多色黄或白，质黏，舌红苔微黄，脉浮数等或兼前额头痛等。

治鼻䶌鼻渊剂大多苦辛寒，有伤阳耗气之弊，故脾胃虚弱者慎用。

实例分析 35 –1

实例　患者，女，36 岁。素有慢性鼻窦炎，常流浊涕。近期感冒后，鼻塞不通，鼻涕黄稠，伴有心烦口渴、咳嗽痰多、舌红苔黄，脉数。

问题　请为该患者推荐合适的中成药。

答案解析

鼻炎康片《中国药典》　　微课 35

【组成】野菊花 129g　黄芩 109g　猪胆粉 13g　麻黄 129g　薄荷油 0.92g　广藿香 206g　苍耳子 257g　鹅不食草 257g　当归 166g　马来酸氯苯那敏 1g

【功用】清热解毒，宣肺通窍，消肿止痛。

【主治】肺经郁热型所致的急、慢性鼻炎，过敏性鼻炎。症见鼻内刺痒，鼻塞，喷嚏，鼻腔干燥不适，流黏液样涕而色黄，伴有口渴心烦，咽喉干燥，咳嗽痰多，小便短黄，舌红苔黄，脉细数等。

【配伍意义】 本方证治为肺经郁热所致。肺经郁热，邪犯鼻窍，窦内蕴热，则鼻内刺痒、鼻塞、流黏液样涕；热盛耗津，则口渴心烦、小便短黄、舌红苔黄、脉细数。治宜清热解毒，宣肺通窍，消肿止痛。方中野菊花清热解毒，疏散风热；黄芩清热燥湿，泻火解毒；猪胆汁苦寒清泄通利，清郁热，解热毒，化痰浊；三者相伍共为君药，既清热解毒，又兼散风除湿。麻黄散风寒，宣肺而通鼻窍；薄荷油疏散风热，清利头目；苍耳子散风寒湿，通鼻窍；共为臣药，辅助君药增强疏风散邪、宣肺利窍之功。广藿香化湿浊而通鼻窍；鹅不食草祛风散寒，通窍祛痰；当归辛温行散，和血消肿止痛，又防辛香燥散再伤气血；共为佐药。马来酸氯苯那敏，善抗组胺，以消除过敏之症状。全方配伍，中西药合璧，标本兼顾，共奏清热解毒、宣肺通窍、消肿止痛之效。

【临床应用】

1. 辨证要点 本方是治疗肺经郁热型所致急、慢性鼻炎，过敏性鼻炎的常用方。以鼻内刺痒，鼻塞喷嚏，鼻腔干燥不适，流黏液样涕而色黄为证治要点。

2. 现代应用 常用于风邪蕴肺所致的急、慢性鼻炎，过敏性鼻炎证属肺经郁热者。

【使用注意】 可见困倦、嗜睡、口渴、虚弱感；个别患者服药后偶有胃部不适，停药后可消失。

【用法用量】 口服。一次 4 片，一日 3 次。

【其他制剂】 鼻炎康喷雾。

藿胆丸《中国药典》

【组成】 广藿香叶 4000g　猪胆粉 315g

【功用】 芳香化浊，清热通窍。

【主治】 湿浊内蕴、胆经郁火所致的鼻塞，流清涕或浊涕，前额头痛。

【配伍意义】 本方证治为湿浊内蕴、胆火上攻所致。邪犯鼻窍，胆经郁火，窦内湿热蕴蒸，酿成痰浊，则鼻塞、流清涕或浊涕、前额头痛。治宜芳香化浊，清热通窍。方中广藿香化湿浊而通鼻窍；猪胆粉清胆经郁热、化痰浊；辅料滑石粉，甘寒清利，能清热利湿。诸药合用，共奏芳香化浊、清热通窍之功。

【临床应用】

1. 辨证要点 本方是治疗湿浊内蕴、胆经郁火所致鼻塞的常用方。以鼻塞，流清涕或浊涕，前额头痛为证治要点。

2. 现代应用 常用于急、慢性鼻炎，过敏性鼻炎证属湿浊内蕴、胆经郁火者。

【使用注意】 忌烟酒、辛辣、鱼腥食物。

【用法用量】 口服。一次 3～6g，一日 2 次。

【其他制剂】 藿胆片。

即学即练 35－1

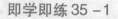

答案解析

用于肺经郁热型所致急、慢性鼻炎，过敏性鼻炎的常用药是（　　）

A. 鼻炎康片　　　　　　　B. 藿胆丸　　　　　　　C. 六味地黄口服液

D. 肾气丸　　　　　　　　E. 桂枝合剂

目标检测

一、选择题

（一）A 型题

1. 具有芳香化浊，清热通窍的方剂是（　）

    A. 鼻炎康片　　　　　　　　B. 六神丸　　　　　　　　C. 藿胆丸

    D. 冰硼散　　　　　　　　　E. 耳聋丸

2. 症见鼻内刺痒，鼻塞，喷嚏，鼻腔干燥不适，流黏液样涕而色黄，伴有口渴心烦，咽喉干燥，咳嗽痰多，小便短黄，舌红苔黄，脉细数。宜用（　）

    A. 藿胆丸　　　　　　　　　B. 六神丸　　　　　　　　C. 鼻炎康片

    D. 冰硼散　　　　　　　　　E. 黄氏响声丸

（二）X 型题

3. 关于鼻炎康片，下列说法正确的是（　）

    A. 具清热解毒、宣肺通窍、消肿止痛的功能

    B. 用于湿浊内蕴、胆经郁火所致的鼻塞

    C. 用于肺经郁热型所致的急、慢性鼻炎

    D. 个别患者服药后偶有胃部不适，停药后可消失

    E. 不良反应可见困倦、嗜睡、口渴、虚弱感

二、实例分析题

分析鼻炎康片主治和临床应用。

书网融合……

知识回顾　　　　　　　微课　　　　　　　习题

（刘　衡）

PPT

项目三十六　　治咽肿声哑剂 微课36

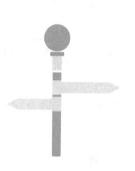

学习引导

咽喉即咽和喉的总称，即泛指口咽部和喉咽部。《内经》明确指出，咽具有司吞咽的功能，喉具有行呼吸、助发声的功能。如《灵枢·胀论》曰："咽喉小肠者，传送也"。《灵枢·忧恚无言篇》谓："咽喉者，水谷之道也，喉咙者，气之所以上下也"。《素问·太阴阳明篇》谓："喉主天气，咽主地气"，又曰："会厌者，音声之户也，口唇者，音声之扇也，舌者，音声之机也，悬雍垂者，音声之关也，颃颡者，分气之所泄也"。这里的描述虽然不如现代医学详细和准确，但说明了咽喉是司吞咽的器官，喉是发音器官，口齿唇舌也起到了辅助作用。治咽肿声哑剂为咽喉肿痛、声音嘶哑而设。

本项目主要介绍治咽肿声哑剂的组成、功用、主治、配伍意义和临床应用。

学习目标

1. 熟悉　治咽肿声哑剂的概念、适用范围及使用注意事项；六神丸、锡类散、冰硼散、黄氏响声丸的组成、功用、主治、主要配伍意义和临床应用。

凡具有清热解毒，疏散风热，化腐消肿，化痰散结，利咽开音等作用，治疗咽肿声哑的方剂，统称为治咽肿声哑剂。

治咽肿声哑剂为咽喉肿痛、声音嘶哑而设。咽肿声哑、声音嘶哑因风热或火毒上攻，或阴虚火旺、虚火上炎，或火毒蕴结、脓烂肉，或风热外束、痰热结喉所致。临床表现多见咽喉肿痛，糜烂，口干，尿黄，舌红苔黄，脉数；或声音嘶哑，咽干灼热，咽中有痰；或寒热头痛，便秘尿赤，舌红苔黄，脉数等。

治咽肿声哑剂大多苦寒清泄，有伤阳败胃之弊，故脾胃虚寒者慎用。个别有毒，不宜过量或持久服用。

六神丸《部颁药品标准》

【组成】　麝香4.5g　牛黄4.5g　珍珠（豆腐制）4.5g　冰片3g　蟾酥3g　雄黄3g

【功用】　清热解毒，消炎止痛。

【主治】　用于烂喉丹痧，咽喉肿痛，喉风喉痈，单双乳蛾，小儿热疖，痈疡疔疮，乳痈发背，无名肿毒。

【配伍意义】　本方证治为外感疫毒或热毒蕴结所致。疫毒上攻，则烂喉丹痧、咽喉肿痛、喉风喉痈、单双乳蛾；热毒凝聚肌肤，则见小儿热疖、痈疡疔疮、乳痈发背、无名肿毒。方中牛黄清心开窍，清热解毒；珍珠清热解毒，生肌敛疮，为君药。蟾酥、雄黄解毒散结、止痛，共为臣药。冰片、麝香芳香走窜，活血消肿止痛，合为佐药。诸药合用，共奏清热解毒、消肿止痛、生肌敛疮之效。

【临床应用】

1. 辨证要点　本方是治疗热毒蕴结所致烂喉丹痧的常用方。以咽喉肿痛，肌肤红肿热痛为证治要点。

2. 现代应用　常用于慢性咽炎、扁桃体炎、牙周炎、中耳炎等证属于热毒炽盛者。

3. 不良反应　主要表现为药疹，也有出现喉头水肿者，严重者会出现过敏性休克。

【使用注意】服药期间忌烟酒、辛辣食物。孕妇禁用

【用法用量】口服，一日 3 次，温开水吞服；一岁每服 1 粒，两岁每服 2 粒，三岁每服 3~4 粒，四岁至八岁每服 5~6 粒，九岁至十岁每服 8~9 粒，成年每服 10 粒。另可外敷在皮肤红肿处，取丸十数粒，用冷开水或米醋少许，盛食匙中化散，数搽四周，每日数次常保潮润，直至肿退为止。如红肿已将出脓或已穿烂，切勿再敷。

锡类散《部颁药品标准》

【组成】象牙屑 93.8g　青黛 187.5g　壁钱炭 31.3g　人指甲（滑石粉制）15.6g　珍珠 93.8g　冰片 9.4g　牛黄 15.6g

 知识链接

象牙屑

象牙屑为象牙的屑末，性味甘寒。功能清热定惊，拔毒生肌。适用于痰热惊痫，喉痹肿痛，痈肿疮毒，痔漏等症。多呈碎屑状，形状极不规则，表面浅赤或黄色，并有纵行的浅沟纹。内为银白色。片块状者，纵剖面有纵横交叉的波纹，横断面可见同心轮纹。质坚而脆。无臭，无味。以外面浅赤色，内面银白色、显油性者为佳。

【功用】解毒化腐，敛疮。

【主治】心胃火盛所致的咽喉糜烂肿痛。

【配伍意义】本方证治为心胃火盛所致。心胃火盛，火热上攻，则咽喉糜烂肿痛。治宜解毒化腐，敛疮。方中珍珠清热解毒，生肌敛疮；牛黄苦凉清泄，清热解毒、化痰定惊；两药相伍，相得益彰，共为君药。冰片开窍醒神，为臣药。象牙屑、青黛清热定惊，拔毒生肌；壁钱炭、人指甲清热解毒，止血，均为佐药。诸药合用，共奏清热解毒、化腐止痛、敛疮之功。

【临床应用】

1. 辨证要点　本方是治疗心胃火盛所致咽喉糜烂肿痛的常用方。以咽喉糜烂，肿痛为证治要点。

2. 现代应用　常用于口腔溃疡、咽炎等证属心胃火盛者。

【使用注意】忌辛辣食物。

【用法用量】每用少许，吹敷患处。每日 1~2 次。

冰硼散《中国药典》

【组成】冰片 50g　硼砂（煅）500g　朱砂 60g　玄明粉 500g

【功用】清热解毒，消肿止痛。

【主治】热毒蕴结所致的咽喉疼痛、牙龈肿痛、口舌生疮。

【配伍意义】本方证治为热毒蕴结所致。热毒蕴结，火热上攻咽喉，则咽喉疼痛、牙龈肿痛、口舌生疮。治宜清热解毒，消肿止痛。方中冰片辛散香窜，苦泄微寒，外用善清热止痛，消肿生肌，为君药。煅硼砂甘咸性凉，外用善清热解毒，防腐消肿，为臣药。朱砂甘寒清解有毒，外用善清热解毒消肿；玄明粉苦泄咸软性寒，外用善清火散结消肿，二者相合，共为佐药。诸药合用，共奏清热解毒、消肿止痛之功。

【临床应用】

1. 辨证要点 本方是治疗热毒蕴结所致口疮的常用方。以咽喉疼痛，牙龈肿痛、口舌生疮为证治要点。

2. 现代应用 常用于复发性口腔溃疡、急性咽喉炎、急性牙周炎等证属热毒蕴结者。

【用法用量】吹敷患处，每次少量，一日数次。

【其他制剂】冰硼片。

【方歌】冰硼散实效堪夸，玄明粉再共朱砂，硼砂冰片相兼佐，喉咙口齿病无他。

黄氏响声丸《中国药典》

【组成】薄荷 浙贝母 桔梗 薄荷脑 蝉蜕 儿茶 胖大海 诃子肉 川芎 连翘 大黄（酒制） 甘草

【功用】疏风清热，化痰散结，利咽开音。

【主治】风热外束、痰热内盛所致的急、慢性喉痹。症见声音嘶哑，咽喉肿痛，咽干灼热，咽中有痰，或寒热头痛，或便秘尿赤；急慢性喉炎、声带小结及声带息肉初起见上述证候者。

【配伍意义】本方证治为风热外束、痰热内盛所致。风热外束，热攻咽喉，则声音嘶哑、咽喉肿痛；痰热内盛，则便秘尿赤。治宜疏风清热，化痰散结，利咽开音。方中薄荷、薄荷脑疏散风热，清利头目而利咽开音；浙贝母清热化痰，散结消肿；桔梗宣肺祛痰，利咽开音；合而用之，共为君药。蝉蜕疏散风热，利咽，疗音哑；胖大海清宣肺气，利咽开音，润肠通便；儿茶清热解毒，化痰消肿；生诃子肉下气降火，利咽开音；四者相合，俱为臣药。川芎活血行气，祛风止痛；连翘疏散风热，清热解毒，散结利尿；酒制大黄泻火解毒，散瘀消肿，攻下通便；三者相合，既助君臣药疏风清热、散结利咽，又通利二便导热邪外出，合为佐药。甘草甘平，既清热解毒，又调和诸药，为使药。诸药合用，共奏疏风清热、化痰散结、利咽开音之功。

【临床应用】

1. 辨证要点 本方是治疗风热外束、痰热内盛所致急、慢性喉痹的常用方。以声音嘶哑，咽喉肿痛，咽干灼热，咽中有痰为证治要点。

2. 现代应用 常用于急慢性喉炎、声带小结及声带息肉等证属风热外束，痰热内盛者。

【使用注意】忌辛辣、鱼腥食物。孕妇慎用。

 实例分析 36 -1

实例 患者，39岁。3天前咽喉肿痛而就诊，症见胸闷气促，吞咽不利，痰涎壅盛，声音嘶哑，伴发热，大便秘结，小便短黄，舌红，苔黄，脉洪数。处以黄氏响声丸，一次20丸，一日3次。

问题 为何推荐服用黄氏响声丸？请简述具体理由。

答案解析

【用法用量】口服。炭衣丸一次 8 丸（每丸重 0.1g）或 6 丸（每丸重 0.133g），糖衣丸一次 20 丸，一日 3 次，饭后服用。

【其他制剂】黄氏响声片。

即学即练 36 - 1

主治心胃火盛所致的咽喉糜烂肿痛的药是（   ）

A. 锡类散　　　B. 黄氏响声丸　　　C. 微恶风寒　　　D. 冰硼散　　　E. 玄麦甘桔含片

答案解析

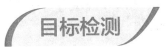 目标检测

答案解析

一、选择题

（一）A 型题

1. 六神丸的功用是（   ）

A. 解毒化腐，敛疮　　　　　　　B. 清热解毒，消肿利咽，化腐止痛

C. 清热解毒，利湿通窍　　　　　D. 清热解毒，消肿止痛

E. 疏风清热，化痰散结，利咽开音

2. 冰硼散主治（   ）

A. 肺胃热盛所致的咽喉疼痛　　　　B. 风热外束、痰热内盛所致的急、慢性喉瘖

C. 热毒蕴结所致的咽喉疼痛　　　　D. 心胃火盛所致的咽喉糜烂肿痛

E. 烂喉丹痧

（二）X 型题

3. 关于黄氏响声丸，下列说法正确的是（   ）

A. 具解毒化腐，敛疮的功能

B. 风热外束、痰热内盛所致的急慢性喉瘖

C. 症见声音嘶哑、咽喉肿痛、咽干灼热、咽中有痰，或寒热头痛，或便秘尿赤

D. 常用于急、慢性喉炎及声带小结

E. 孕妇慎用

二、实例分析题

分析六神丸用法用量。

书网融合……

知识回顾

微课

习题

（刘　衡）

模块八
骨伤科常用方剂
与中成药

项目三十七　接骨疗伤剂

项目三十七　接骨疗伤剂

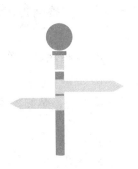

学习引导

中医骨伤科学是祖国医学宝库的一个重要组成部分，又称"伤科"或"正骨科"，是一门主要研究防治皮肉、筋骨、气血、脏腑、经络等各种损伤性疾患的学科。中医骨伤科学历史悠久，具有丰富的理论和实践经验，它是人类在长期与各种伤病作斗争中创造和发展起来的，并逐渐形成一门独立的学科。在古代的一些著作中曾称之为折疡、金疮、接骨、正骨、正体等。周代医疗分工上已有专人掌管骨科疾患的治疗。《周礼》中把医生分为食医、疾医、疡医、兽医四类，其中疡医"掌肿疡、溃疡、金疡、折疡之祝药、劀杀之齐。凡疗疡以五毒攻之，以五气养之，以五味调之"。这是我国最早的医学分科的文献记载。

本项目主要介绍常用接骨疗伤剂的组成、功用、主治、配伍意义和临床应用。

📖 学习目标

熟悉　接骨疗伤剂的概念、适用范围及使用注意事项；七厘散、云南白药气雾剂的组成、功用、主治、配伍意义和临床应用。

凡具有活血化瘀、接骨续筋、消肿止痛的作用，治疗皮肉、筋骨、气血、脏腑经络损伤疾患的方剂，称为接骨疗伤剂。

接骨疗伤剂为治疗外伤或内伤所致的跌打瘀肿、闪腰岔气、骨折筋伤而设。临床表现多见局部瘀血，肿胀疼痛，骨断裂，筋扭伤，脱臼等。

接骨疗伤剂大多辛苦泄散、活血通脉，有伤津、堕胎之弊，故孕妇及月经过多者禁用。阴虚津亏者慎用。个别有毒，不宜过量或久服。

七厘散《同寿录》　e 微课37

【组成】瓜儿血竭 300g　净乳香（制）4.5g　明没药（制）4.5g　红花 4.5g　份口儿茶 7.2g　梅花冰片 0.36g　真麝香 0.36g　朱砂（水飞）3.6g

【功用】散瘀消肿，定痛止血。

【主治】跌打损伤，筋断骨折，瘀血肿痛，刀伤出血，烧伤烫伤等。

【配伍意义】本方证治为跌打损伤，瘀血阻滞所致。轻者血瘀气滞，重者筋断骨折，流血不止。治宜化瘀消肿，定痛止血。方中血竭专入血分，活血止血，散瘀定痛，对筋断骨折者，可接骨疗伤，对烧伤烫伤者，则能生肌敛疮，为君药。红花、没药、乳香活血止痛，祛瘀消肿；儿茶收敛生肌止血。冰片、麝香芳香走窜，通络化瘀，共为臣药。朱砂清热解毒，定心安神，为佐药。诸药合用，共奏化瘀消肿、止痛止血之功。

 知识链接

中药国家保密配方

中药保密配方是指根据《中华人民共和国保守国家秘密法》《科学技术保密规定》等有关规定，被列入国家秘密技术项目的中药品种。具体还划分为绝密级、机密级和秘密级，其中绝密级为长期保密。属于国家保密配方的有云南白药、安宫牛黄丸、片仔癀、麝香保心丸、再造丸等。

【临床应用】

1. 辨证要点 本方为治跌仆损伤，血瘀疼痛，外伤出血常用方。以局部青紫红肿，疼痛拒按或出血为证治要点。

2. 现代应用 常用于骨折、关节挫伤、外伤性关节炎、外伤性坐骨神经痛、外科疮疡、刀伤、烫伤、烧伤等证属瘀血肿痛者。

【使用注意】本品处方中含朱砂，不宜过量久服。肝肾功能不全者慎用。运动员慎用，孕妇禁用。

【用法用量】口服。一次 1～1.5g，一日 1～3 次；外用，调敷患处。

【其他制剂】七厘胶囊。

云南白药气雾剂《部颁药品标准》

【组成】三七　重楼等

【功用】活血散瘀，消肿止痛。

【主治】用于跌打损伤，瘀血肿痛，肌肉酸痛及风湿疼痛。

【配伍意义】本方证治为跌仆、殴打、闪挫、擦伤、运动损伤等因素，致气血郁滞，痹阻不通，见瘀血肿痛、肌肉酸痛。治宜活血散瘀，消肿止痛。方中君药三七性温入血分，止血化瘀，消肿定痛，为君药。重楼消肿止痛，化瘀止血，助君药化瘀、止血、定痛，为臣药。两药合用，共奏活血散瘀、消肿止痛之效。

【临床应用】

1. 辨证要点 本方为治疗跌打损伤，瘀血肿痛，肌肉酸痛及风湿疼痛常用方。以局部青紫红肿，疼痛拒按或出血为证治要点。

2. 现代应用 常用于跌打损伤所致的软组织损伤见有肿胀、疼痛者。

3. 不良反应 极少数患者外敷云南白药后可有轻微灼痛，随着病情的好转将逐渐消失。偶有过敏反应。

【使用注意】孕妇忌用。有本药过敏史者或家族过敏体质者慎用。外用前务必清洁创面。施用在红、肿、疮、毒脓破溃之前，一旦破溃，则不可再外用。

 实例分析 37-1

实例 患者，男，20 岁。学生，因登山时不慎跌倒，扭伤踝关节。局部肿胀疼痛，活动受限，经 X 线片未见关节骨折脱位。治疗予以云南白药气雾剂外用，口服云南白药胶囊，3 天后肿消痛止而痊愈。

讨论 简述云南白药气雾剂使用注意事项。

答案解析

【用法用量】外用，喷于伤患处，一日 3～5 次。凡遇较重闭合性跌打损伤者，先喷云南白药气雾剂保险液，若剧烈疼痛仍不缓解，可间隔 1～2 分钟重复给药，一天使用不得超过 3 次。喷云南白药气雾剂保险液间隔 3 分钟后，再喷云南白药气雾剂。

【其他制剂】云南白药胶囊，云南白药片，云南白药膏，云南白药酊剂。

即学即练 37－1

七厘散的用法、用量正确的是（　　）

A. 口服一次 5g　　　　　B. 口服一天 5 次　　　　　C. 口服一次 1～1.5g，1 日 1～3 次

D. 外用一次 10g　　　　E. 口服每次不超过 10g

答案解析

目标检测

答案解析

一、选择题

（一）A 型题

1. 七厘散的君药是（　　）

　　A. 血竭　　　　　　　　　B. 乳香、没药　　　　　　C. 红花

　　D. 冰片　　　　　　　　　E. 人工麝香

2. 云南白药气雾剂的功用是（　　）

　　A. 清热解毒，消肿止痛　　B. 活血止血，消肿止痛　　C. 活血祛瘀，解毒生肌

　　D. 活血散瘀，消肿止痛　　E. 化瘀消肿，止痛止血

（二）X 型题

3. 七厘散的功用是（　　）

　　A. 散瘀消肿　　　　　　　B. 定痛止血　　　　　　　C. 活血祛瘀

　　D. 活血散瘀　　　　　　　E. 止痛止血

二、实例分析题

分析七厘散配伍意义。

书网融合……

知识回顾

微课

习题

（刘　衡）

实践技能训练

实训一 感冒问病荐药技能训练

【实训目的】

1. 掌握感冒的问病要点，能辨证分型，推荐基本符合治疗药物，指导患者合理用药。

2. 根据相关中医药知识，熟悉常用感冒中成药九味羌活丸、银翘散、桑菊饮、银翘解毒丸、双黄连颗粒、藿香正气散（水）、板蓝根颗粒、清热解毒口服液、抗病毒口服液、参苏丸、玉屏风颗粒等中成药的功效、主治和使用注意。

【实训仪器及材料】

感冒类中成药样品。

【问病要点和辨证荐药】

1. 感冒的问病要点

（1）首先辨清是风寒、风热还是流行性感冒：风寒型感冒以恶寒重，发热轻，头身疼痛，鼻塞流清鼻涕为特征；风热型感冒以发热重，恶寒轻，头痛，口渴，咽痛红肿，鼻塞流黄稠涕为特征；若发病急，病情较重，类似风热感冒，症见寒战高热、头身疼痛剧烈、咽痛，多为流行性感冒。

（2）其次辨认感冒兼夹证候：如夹暑邪者多见于夏季，身热、心烦口渴、小便短赤、舌苔黄腻为特征；夹湿者，多见于梅雨季节，恶心呕吐、腹泻为特征。

2. 感冒的辨证荐药

分型	病证特点	常用中成药
风寒型感冒	多发于冬季，由外感风寒所致。恶寒重，发热轻，无汗，头痛，口不渴，喷嚏，鼻塞流清鼻涕，喉痒声重，咳嗽吐稀痰，舌苔薄白，脉浮	感冒清热颗粒、九味羌活丸、风寒感冒冲剂、午时茶颗粒
风热型感冒	多发生于夏秋季，发热重，恶寒轻（或不恶寒），口渴，咽痛红肿，头胀痛，咳嗽吐痰黏稠，鼻塞流黄稠涕，舌尖红，苔薄黄，脉浮	银翘解毒丸、羚翘解毒丸、桑菊感冒片、双黄连口服液、维C银翘片、桑菊饮
暑湿型感冒	多发生于夏季，发热，身倦无汗，头晕，头胀，口渴喜饮，恶心呕吐，腹泻，小便短而黄，舌苔黄腻	藿香正气散（水）、十滴水、广东凉茶颗粒
流行性感冒	多发于冬春季，有较强的传染性。临床表现类似风热感冒，但发病急，病情较重，突然恶寒发热，以发热为主，体温可达39℃以上，头身疼痛剧烈，面赤，目赤，口燥，咽痛，舌尖红，舌苔淡黄，脉浮数	板蓝根颗粒、清热解毒口服液、抗病毒口服液
气虚型感冒	素体虚弱，易常患感冒，不耐风寒，四肢倦怠，乏力，轻度发热，背部常易畏风寒，平时易出汗，鼻流清涕，食欲不振；或感冒日久，缠绵不愈，舌体胖大而嫩，舌边有齿痕	参苏丸、人参败毒散、玉屏风颗粒

【实训内容】

（一）感冒病证解析实训

1. 病例分析 四人为一组，对所给出的病例进行辨证，并为患者提供常用的中成药。

（1）某患儿，5岁。午后突然发热，体温达38.5℃，头身疼痛剧烈，喜冷饮，咽喉肿痛，舌尖红，苔薄黄，脉浮数。

（2）某患者，女，60岁，平时易出汗，畏风寒。一周前患感冒，四肢倦怠，乏力，轻微发热，鼻流清涕，食欲不振，舌体胖大，舌边有齿痕。

2. 处方分析 两人一组，根据处方主要药物，分析此方适用于感冒的何种证型，并简要说明理由。

（1）处方主要组成：柴胡、葛根、黄芩、赤芍、知母、生地、丹皮、甘草。

（2）处方主要组成：滑石、甘草、淡竹叶、西瓜翠衣、薄荷。

3. 集体讨论 同学集体讨论并由教师指导并归纳、总结。

（二）情景模拟实训

1. 实训安排 学生模拟药店店员和顾客进行问病荐药实训。

2. 操作方法

（1）准备好常用感冒药，分类摆放整齐。

（2）学生2人为一组，抽签决定分别饰演药店店员和顾客，以及要模拟的感冒病证。

（3）饰演顾客的学生结合被模拟病证特点进行寻药表演，饰演药店店员的学生应根据顾客所求进行问病荐药表演。

（4）一组同学表演完后其他同学进行讨论，指出其成功和不足，教师指导并归纳、总结。

【思考题】

1. 分析以上病例，并为患者提供常用的中成药。

2. 分析以上处方适用于感冒的何种证型。

3. 描述模拟表演的主要问病要点。

实训二　咳嗽问病荐药技能训练

【实训目的】

1. 掌握咳嗽的问病要点，能辨证分型，推荐基本符合治疗药物，指导患者合理用药。

2. 根据相关中医药知识，熟悉常用咳嗽中成药通宣理肺丸、桂龙咳喘宁胶囊、小青龙颗粒、川贝枇杷糖浆、急支糖浆、牛黄蛇胆川贝液、川贝雪梨膏、川贝清肺糖浆、二陈丸、半夏露冲剂、橘红痰咳口服液、清气化痰丸、橘红丸、鲜竹沥口服液、百合固金丸、养阴清肺膏、二冬膏、川贝梨糖浆等中成药的功效、主治和使用注意。

【实训仪器及材料】

咳嗽类中成药样品。

【问病要点和辨证荐药】

1. 咳嗽的问病要点

（1）首先辨外感还是内伤咳嗽：外感咳嗽多为新病，起病急，病程短，属实邪；内伤咳嗽，常反复发作，起病缓，病程长，多伴其他脏腑病症。

（2）其次问咳嗽的声音及发作时间：咳声高扬者属实，咳声低弱者为虚。咳嗽时作，发于白昼，鼻塞声重者多为外感咳嗽。晨起咳嗽，阵发加剧，咳声重浊，多为痰浊咳嗽。午后或黄昏咳嗽较剧，咳嗽轻微、短气乏力者，多为气虚或阴虚咳嗽；咳嗽加重，咳嗽轻微、短促者，多为肺燥阴虚。

（3）再次问痰的颜色、性质及量：咳嗽痰少或干咳无痰者，多属燥热、火、阴虚。痰多者，常属痰湿、痰热和虚寒。痰白稀薄者，属风、属寒。痰白而稠厚者，属湿。痰黄而黏稠者，属热。

2. 咳嗽的辨证荐药

分型	病证特点	常用中成药
外感风寒型咳嗽	咳嗽声重，急促频繁，咯痰色白清稀，伴有咽痒、鼻塞流清涕、畏寒发热，头痛，肢体酸痛，口不干，舌苔薄白，脉浮	通宣理肺丸、桂龙咳喘宁胶囊、风寒咳嗽颗粒、小青龙颗粒
外感风热型咳嗽	咳嗽频繁剧烈、气粗或咳声嘶哑，吐白色或黄色黏痰，或咳痰不爽，伴有鼻流黄涕，咽喉肿痛，口渴，头痛，舌苔薄黄，脉浮数	急支糖浆、川贝止咳糖浆、蛇胆川贝散、复方枇杷膏、川贝枇杷糖浆、罗汉果止咳冲剂
外感秋燥型咳嗽	好发于秋季，表现为干咳无痰，或痰少而粘连成丝、不易咯出，伴有咽干痛，口干，舌质红而少津，舌苔薄白或薄黄，脉浮数等	川贝清肺糖浆、养阴清肺膏、清金化痰丸、蛇胆川贝枇杷膏、川贝雪梨膏
内伤痰湿型咳嗽	咳嗽反复发作，咳声重浊，痰多黏稠，色白或带灰色，每日晨起或食甘甜、油腻食物后加重，兼有胸闷，恶心，舌苔白腻	橘红丸、半夏露、二陈丸、杏仁止咳糖浆
内伤痰热壅肺型咳嗽	咳嗽声重、气粗，多为黄色黏痰，伴有发热，口干，舌质红，舌苔厚腻，脉清数等	鲜竹沥口服液、牛黄蛇胆川贝液、止咳橘红口服液、清气化痰丸
内伤阴虚型咳嗽	干咳无痰，或痰少咳吐不爽，带有血丝，伴午后低热，咽干口燥，手足心发热，盗汗，舌红少苔，脉细数等	百合固金丸、养阴清肺膏、蛤蚧定喘丸、川贝梨糖浆、二冬膏

【实训内容】

（一）咳嗽病证解析实训

1. 病例分析　四人为一组，对所给出的病例进行辨证，并为患者提供常用的中成药。

（1）某患者，女，15岁。1周前因受风寒而咳嗽，痰白质稀量较多，咳甚则呕吐痰涎，鼻时流清涕，胃纳不佳，舌苔薄白，脉浮。

（2）某患者，男，40岁，因秋季天气干燥而咳嗽，痰黏而少，音哑喉痒，而赤唇干，喜冷饮，大便干，舌红苔薄黄。

2. 处方分析　两人一组，根据处方主要药物，分析此方适用于咳嗽的何种证型，并简要说明理由。

（1）处方主要组成：瓜蒌、黄芩、石膏、前胡、贝母、桔梗。

（2）处方主要组成：熟地、生地、百合、桔梗、麦冬、贝母。

3. 集体讨论　同学集体讨论并由教师指导并归纳、总结。

（二）情景模拟实训

1. 实训安排　学生模拟药店店员和顾客进行问病荐药实训。

2. 操作方法

（1）准备好常用咳嗽药，分类摆放整齐。

（2）学生2人为一组，抽签决定分别饰演药店店员和顾客，以及要模拟的咳嗽病证。

（3）饰演顾客的学生结合被模拟病证特点进行寻药表演，饰演药店店员的学生应根据顾客所求进行问病荐药表演。

（4）一组同学表演完后其他同学进行讨论，指出其成功和不足，教师指导并归纳、总结。

【思考题】

1. 分析以上病例，并为患者提供常用的中成药。

2. 分析以上处方适用于咳嗽的何种证型。

3. 描述模拟表演的主要问病要点。

实训三　便秘问病荐药技能训练

【实训目的】

1. 掌握便秘的问病要点，能辨证分型，推荐基本符合治疗药物，指导患者合理用药。

2. 根据相关中医药知识，熟悉常用便秘中成药大黄清胃丸、当归龙荟丸、九制大黄丸、番泻叶冲剂、三黄片、牛黄解毒片、黄连上清丸、木香槟榔丸、枳实导滞丸、麻仁丸、麻仁润肠丸、五仁润肠丸、苁蓉通便口服液等中成药的功效、主治和使用注意。

【实训仪器及材料】

便秘类中成药样品。

【问病要点和辨证荐药】

1. 便秘的问病要点

（1）首先辨便秘的寒热虚实：便秘伴小便短赤，面红身热，口干口臭，脘腹痞满，甚则胀痛，为实证、热证；便秘伴气短汗出，面色少华，神疲乏力，小便清长，四肢不温，为虚证、寒证。

（2）其次辨排便粪质：粪质干燥坚硬，排便困难，多为燥热内积；大便艰涩，腹痛拘急，喜暖恶寒，多为寒凝；粪质不甚干结，排便不爽，腹胀肠鸣，多为气滞；粪质不干，欲便不出，便后乏力，为气虚。

2. 便秘的辨证荐药

分型	病证特点	常用中成药
实热便秘	大便干结，脘腹痞满，甚则胀痛，面红身热，口干口臭，小便短赤，舌红苔黄，脉滑数	当归龙荟丸、九制大黄丸、大黄清胃丸、三黄片
气滞便秘	大便干结，或不甚干结，欲便不得出，或便而不爽，腹胀肠鸣，胸胁满闷，苔薄腻，脉弦	枳实导滞丸、木香槟榔丸
冷积便秘	大便艰涩，腹痛拘急，喜暖恶寒，手足不温，苔白腻，脉弦紧	大黄附子汤、温脾汤
肠燥便秘	大便干结，坚硬呈球状或板栗状，胸腹胀满，饮食无味，烦躁不宁，小便频数，舌红少津，舌苔微黄，脉细涩	麻子仁丸、麻仁滋脾丸、麻仁润肠丸
气虚便秘	粪质不干，虽有便意，但便难排出，便后乏力，汗出气短，面白神疲，舌淡苔白，脉弱	补中益气丸、枳实消痞丸
血虚便秘	大便干结，面色无华，心悸气短，舌燥少津，脉细涩	五仁丸、润肠丸
阳虚便秘	大便干或不干，排便艰涩，畏寒肢冷，小便清长，腰膝酸软，头目眩晕，舌淡苔白，脉沉迟	济川煎
阴虚便秘	大便干结如羊屎，形体消瘦，头晕耳鸣，心烦失眠，腰膝酸软，舌红少苔，脉细数	苁蓉通便口服液

【实训内容】

（一）便秘病证解析实训

1. 病例分析　四人为一组，对所给出的病例进行辨证，并为患者提供常用的中成药。

（1）某患者，大便干结，小便短赤，腹胀腹痛，口臭，厌食，舌红苔黄。

（2）某患者，大便排出困难，小便清长，面白，四肢不温，腹中冷痛，喜热怕冷，舌淡苔白。

2. **处方分析** 两人一组，根据处方主要药物，分析此方适用于便秘的何种证型，并简要说明理由。

（1）处方主要组成：木香、沉香、乌药、大黄、槟榔、枳实。

（2）处方主要组成：麻子仁、杏仁、大黄、芍药、厚朴、枳实。

3. **集体讨论** 同学集体讨论并由教师指导并归纳、总结。

（二）情景模拟实训

1. **实训安排** 学生模拟药店店员和顾客进行问病荐药实训。

2. **操作方法**

（1）准备好常用便秘药，分类摆放整齐。

（2）学生 2 人为一组，抽签决定分别饰演药店店员和顾客，以及要模拟的便秘病证。

（3）饰演顾客的学生结合被模拟病证特点进行寻药表演，饰演药店店员的学生应根据顾客所求进行问病荐药表演。

（4）一组同学表演完后其他同学进行讨论，指出其成功和不足，教师指导并归纳、总结。

【思考题】

1. 分析以上病例，并为患者提供常用的中成药。

2. 分析以上处方适用于便秘的何种证型。

3. 描述模拟表演的主要问病要点。

实训四　泄泻问病荐药技能训练

【实训目的】

1. 掌握泄泻的问病要点，能辨证分型，推荐基本符合治疗药物，指导患者合理用药。

2. 根据相关中医药知识，熟悉常用泄泻中成药藿香正气水、六合定中丸、保济丸、人参健脾丸、香砂养胃丸、葛根芩连丸、黄连胶囊、保和丸、山楂丸、逍遥丸、木香槟榔丸、左金丸、沉香化气丸、六君子丸、参苓白术散、补中益气丸、理中丸、附子理中丸、四神丸、固本益肠片等中成药的功效、主治和使用注意。

【实训仪器及材料】

泄泻类中成药样品。

【问病要点和辨证荐药】

1. **泄泻的问病要点**

（1）首先要辨清泄泻的虚实寒热：起病急骤，脘腹胀满，腹痛拒按，泻后痛减，小便不利，多属实证；病程较长，腹痛较缓且喜按，小便自利，口不渴，多属虚证；粪质清稀如水，腹痛喜温，完谷不化，多属寒湿证；粪便黄褐，味臭较重，泻下急迫，肛门灼热，多属湿热证。

（2）其次辨久泻特点：久泻迁延不愈，倦怠乏力，稍有饮食不当，或劳倦过度即复发为脾虚；泄泻反复不愈，每因情志不遂而复发为肝郁乘脾；五更泄泻，完谷不化，腰酸肢冷为肾阳不足。

（3）再次辨轻重缓急：泄泻而饮食如常提示脾胃未败，属轻证，预后良好；泻而不能食，形体消瘦暑湿化火，暴泻无度，均为重症。急性泄泻发病急，病程短，以湿盛为主；慢性泄泻发病缓，病程长，以脾虚为主，或脾肾阳虚。

（4）最后辨泻下之物：大便清稀，或如水样，气味腥秽，为寒湿泄泻；大便稀溏，粪色黄褐，气味秽臭，为湿热泄泻；大便溏垢，臭如败卵，完谷不化，为伤食泄泻。

2. 泄泻的辨证荐药

分型	病证特点	常用中成药
寒湿型泄泻	泄泻清稀，甚如水样，腹痛肠鸣，脘闷食少，或兼有恶寒发热，鼻塞头痛，肢体酸痛，舌苔薄白或白腻，脉濡缓	藿香正气水
湿热型泄泻	腹泻腹痛，泻下急迫，或泻而不爽，粪色黄褐而臭，烦热口渴，小便短黄，舌苔黄腻，脉濡数或滑数	黄连胶囊、葛根芩连丸
饮食积滞型泄泻	腹痛肠鸣，泻下粪便臭秽，泻后腹痛减轻，常伴有不消化食物，脘腹胀满，嗳腐酸臭，不思饮食，舌苔厚腻而垢浊，脉滑	保和丸、健胃消食片、山楂丸
肝气乘脾型泄泻	平时多有胸胁胀闷，嗳气食少，每因抑郁、愤怒或情绪紧张之时而发生腹痛腹泻，舌淡红，苔薄白，脉弦	逍遥丸、痛泻要方、左金丸
脾胃虚弱型泄泻	大便时溏时泻，水谷不化，稍进油腻之物则大便次数增多，食欲不振，脘腹胀满，面色萎黄，肢倦乏力，舌淡苔白，脉细弱	参苓白术散、补中益气丸、人参健脾丸、六君子丸
肾阳不足型泄泻	黎明之前腹部作痛，肠鸣即泻，泻后则安，形寒肢冷，腰膝酸软，舌淡苔白，脉沉细	四神丸、附子理中丸、固本益肠片

【实训内容】

（一）泄泻病证解析实训

1. 病例分析 四人为一组，对所给出的病例进行辨证，并为患者提供常用的中成药。

（1）某患者，泄泻腹痛，泻下急迫，粪色黄褐而臭，肛门灼热，烦热口渴，小便短黄，苔黄腻。

（2）某患者，胸胁不舒，嗳气食少，每因情绪紧张之时发生腹痛泄泻，舌淡红。

2. 处方分析 两人一组，根据处方主要药物，分析此方适用于泄泻的何种证型，并简要说明理由。

（1）处方主要组成：补骨脂、吴茱萸、肉豆蔻、五味子。

（2）处方主要组成：人参、茯苓、白术、山药、白扁豆、莲子肉、砂仁、薏苡仁。

3. 集体讨论 同学集体讨论并由教师指导并归纳、总结。

（二）情景模拟实训

1. 实训安排 学生模拟药店店员和顾客进行问病荐药实训。

2. 操作方法

（1）准备好常用泄泻药，分类摆放整齐。

（2）学生2人为一组，抽签决定分别饰演药店店员和顾客，以及要模拟的泄泻病证。

（3）饰演顾客的学生结合被模拟病证特点进行寻药表演，饰演药店店员的学生应根据顾客所求进行问病荐药表演。

（4）一组同学表演完后其他同学进行讨论，指出其成功和不足，教师指导并归纳、总结。

【思考题】

1. 分析以上病例，并为患者提供常用的中成药。

2. 分析以上处方适用于泄泻的何种证型。

3. 描述模拟表演的主要问病要点。

实训五　胃痛问病荐药技能训练

【实训目的】

1. 掌握胃痛的问病要点，能辨证分型，推荐基本符合治疗药物，指导患者合理用药。

2. 根据相关中医药知识，熟悉常用胃痛中成药良附丸、香砂养胃丸、左金丸、三九胃泰胶囊、沉香舒气丸、胃苏冲剂、保和丸、健胃消食片、阴虚胃痛颗粒、仲景胃灵片等中成药的功效、主治和使用注意。

【实训仪器及材料】

胃痛类中成药样品。

【问病要点和辨证荐药】

1. 胃痛的问病要点

（1）首先要辨虚实：胃痛实证疼痛剧烈，固定不移，拒按；虚证痛势徐缓，痛处不定，喜按。

（2）其次辨寒热：胃痛暴作，疼痛剧烈而拒按，遇寒则痛甚，得温则痛减属于寒痛；如灼痛，痛势急迫，遇热则痛甚，得寒则痛减，烦渴喜饮则为热痛。

（3）再次辨气血：胃痛在气，胃胀且痛，以胀为主，时作时止，痛无定处，或涉及两胁，伴有恶心呕吐、嗳气频频等，常与情志因素有关；胃痛在血，痛如针刺，呈持续性，痛有定处。

2. 胃痛的辨证荐药

分型	病证特点	常用中成药
寒邪犯胃型胃痛	胃脘冷痛暴作，呕吐清水痰涎，得热痛减，口不渴，喜热饮，舌苔薄白或白腻	温胃舒胶囊、香砂养胃丸、十香止痛丸、良附丸
胃热炽盛型胃痛	胃脘灼热疼痛，痛较急迫，烦躁易怒，泛酸嘈杂，口干口苦，舌红苔黄，脉细数	三九胃泰胶囊、左金丸
肝气犯胃型胃痛	胃脘胀闷，攻窜作痛，痛连两胁，嗳气频繁，大便不畅，每因情志因素而发作，舌苔薄白，脉弦	胃苏冲剂，沉香舒气丸
饮食停滞型胃痛	常因暴饮暴食引发，胃痛胀满，嗳腐吞酸，或吐出不消化食物，吐后疼痛暂可缓解，舌苔厚腻	保和丸、健胃消食片、六味安消散
胃阴亏虚型胃痛	胃痛隐作，灼热不适，嘈杂似饥，食少，口咽干燥，烦渴思饮，大便干燥，舌红少津，少苔或无苔	阴虚胃痛颗粒、参梅养胃冲剂
脾胃虚寒型胃痛	胃痛绵绵，空腹痛甚，得食痛减，喜温喜按，泛吐清水，纳差，神倦乏力，手足不温，便溏，舌淡苔白	小建中汤合剂、仲景胃灵片、参芪健胃冲剂

【实训内容】

（一）胃痛病证解析实训

1. 病例分析　四人为一组，对所给出的病例进行辨证，并为患者提供常用的中成药。

（1）某患者，胃脘灼痛，痛势急迫，拒按，烦躁易怒，嘈杂吐酸，舌红苔黄。

（2）某患者，胃痛剧烈，恶寒喜暖，脘腹得温则痛减，喜热饮，苔薄白。

2. 处方分析 两人一组，根据处方主要药物，分析此方适用于胃痛的何种证型，并简要说明理由。

（1）处方主要组成：山楂、神曲、莱菔子、半夏、陈皮、茯苓。

（2）处方主要组成：柴胡、芍药、川芎、香附、陈皮、枳壳。

3. 集体讨论 同学集体讨论并由教师指导并归纳、总结。

（二）情景模拟实训

1. 实训安排 学生模拟药店店员和顾客进行问病荐药实训。

2. 操作方法

（1）准备好常用胃痛药，分类摆放整齐。

（2）学生2人为一组，抽签决定分别饰演药店店员和顾客，以及要模拟的胃痛病证。

（3）饰演顾客的学生结合被模拟病证特点进行寻药表演，饰演药店店员的学生应根据顾客所求进行问病荐药表演。

（4）一组同学表演完后其他同学进行讨论，指出其成功和不足，教师指导并归纳、总结。

【思考题】

1. 分析以上病例，并为患者提供常用的中成药。

2. 分析以上处方适用于胃痛的何种证型。

3. 描述模拟表演的主要问病要点。

实训六　风湿痹问病荐药技能训练

【实训目的】

1. 掌握风湿痹病的问病要点，能辨证分型，推荐基本符合治疗药物，指导患者合理用药。

2. 根据相关中医药知识，熟悉常用痹证中成药小活络丸、大活络丸、国公酒、五加皮酒、二妙丸、三妙丸、四妙丸、雷公藤总苷片、独活寄生丸、天麻丸、补益活络丸等中成药的功效、主治和使用注意。

【实训仪器及材料】

风湿痹类中成药样品。

【问病要点和辨证荐药】

1. 风湿痹的问病要点

（1）首先要辨邪气的偏盛：肢体关节、肌肉疼痛酸楚，屈伸不利，可涉及肢体多个关节，疼痛呈游走性者为行痹，属风邪偏盛；肢体关节、肌肉酸楚，重着，疼痛，肿胀散漫者为着痹，属湿邪偏盛；肢体关节疼痛，痛势较剧，部位固定，遇寒则痛甚，得热则痛缓者为痛痹，属寒邪偏盛；关节局部灼热红肿，痛不可触，得冷则舒，可有皮下结节或红斑者为热痹，属于热邪偏盛。

（2）其次辨虚实：痹证初起，风、寒、湿、热明显者为实；痹证日久，反复发作，耗伤气血，损及脏腑，肝肾不足为虚，或虚实夹杂。

2. 风湿痹的辨证荐药

分型	病证特点	常用中成药
风寒湿痹	关节肌肉疼痛，屈伸不利，恶冷喜暖，或肢体酸痛、游走不定，或肢体关节疼痛剧烈、痛有定处，遇寒加重，遇热痛减，或肢体沉重、酸楚麻木	疏风定痛丸、风湿骨痛胶囊、祛风疏筋丸、小活络丸、国公酒、五加皮酒
热痹	肌肉关节酸痛，局部灼热红肿，痛不可近，得冷稍舒，常伴有发热，恶风，口渴，烦闷不安等症状	二妙丸、三妙丸、四妙丸、雷公藤总苷片
痹证日久	腰膝酸软而痛，关节酸楚，屈伸不利，喜暖恶寒，肢末欠温或麻木，头晕神疲，面色少华，舌淡，苔薄白，脉沉无力	独活寄生丸、天麻丸、补益活络丸、祛风止痛片

【实训内容】

（一）风湿痹病证解析实训

1. 病例分析　四人为一组，对所给出的病例进行辨证，并为患者提供常用的中成药。

（1）某患者，关节疼痛，屈伸不利，红肿灼热，烦闷不安，苔黄燥。

（2）某患者，关节肌肉疼痛，屈伸不利，痛有定处，疼痛较剧，得热则减，局部皮色不红，触之不热，苔薄白。

2. 处方分析　两人一组，根据处方主要药物，分析此方适用于痹证的何种证型。

处方主要组成：独活、防风、细辛、人参、茯苓、当归、川芎、牛膝、桑寄生。

3. 集体讨论　同学集体讨论并由教师指导并归纳、总结。

（二）情景模拟实训

1. 实训安排　学生模拟药店店员和顾客进行问病荐药实训

2. 操作方法

（1）准备好常用痹证药，分类摆放整齐。

（2）学生2人为一组，抽签决定分别饰演药店店员和顾客，以及要模拟的风湿痹病证。

（3）饰演顾客的学生结合被模拟病证特点进行寻药表演，饰演药店店员的学生应根据顾客所求进行问病荐药表演。

（4）一组同学表演完后其他同学进行讨论，指出其成功和不足，教师指导并归纳、总结。

【思考题】

1. 分析以上病例，并为患者提供常用的中成药。

2. 分析以上处方适用于风湿痹证的何种证型。

3. 描述模拟表演的主要问病要点。

实训七　失眠问病荐药技能训练

【实训目的】

1. 掌握失眠的问病要点，能辨证分型，推荐基本符合治疗药物，指导患者合理用药。

2. 根据相关中医药知识，熟悉常用失眠中成药朱砂安神丸、天王补心丸、人参归脾丸、安神补脑液、刺五加片、柏子养心丸、琥珀安神丸等中成药的功效、主治和使用注意。

【实训仪器及材料】

失眠类中成药样品。

【问病要点和辨证荐药】

1. 失眠的问病要点

（1）首先辨虚实：虚证多由阴血不足、心失所养所致，表现为体质虚弱、面色无华、神疲懒言、心悸健忘，多与肝、脾、肾失调有关；实证多由心火亢盛、肝郁化火所致，表现为心烦易怒、口苦咽干、便秘尿赤，多与心、肝有关。

（2）其次辨脏腑：失眠病位主要在心，多为心神失养、神不内守所致，但亦与肝胆、脾胃、肾之阴阳气血失调有关。急躁易怒而失眠者多为肝火内扰；失眠伴脘闷苔腻者多为胃腑宿食，痰热内盛；心烦失眠，心悸气短，头晕健忘者，多为阴虚火旺，心肾不交；失眠而面色少华，肢倦神疲者，多为脾虚不运，心神失养；心烦不寐，触事易惊者，多为心胆气虚。

2. 失眠的辨证荐药

分型	病证特点	常用中成药
心火亢盛型失眠	心胸烦热，夜不成眠，面赤口渴，心悸不安，舌红弦数	朱砂安神丸
肝郁化火型失眠	心烦不眠，急躁易怒，不思饮食，目赤口苦，小便黄赤，大便秘结，舌红苔黄，脉弦而数	龙胆泻肝丸
心阴亏虚型失眠	心悸失眠，头晕耳鸣，健忘多梦，手足心热，口干，大便干燥，舌红少苔，脉细数	天王补心丸
心脾两虚型失眠	多梦易醒，心悸健忘，眩晕，食欲不振，面色萎黄	人参归脾丸
脾肾两虚型失眠	失眠健忘，头晕耳鸣，遗精，腰膝酸软，舌红，脉细弱	安神补脑液、刺五加片
气血两虚型失眠	失眠多梦，心悸健忘，气短懒言，自汗，神疲乏力，头晕目眩，面色苍白，舌淡苔白，脉细弱无力	柏子养心丸、琥珀安神丸

【实训内容】

（一）失眠病证解析实训

1. 病例分析 四人为一组，对所给出的病例进行辨证，并为患者提供常用的中成药。

（1）某患者，心烦不寐，心悸不安，头晕耳鸣，健忘，腰膝酸软，口干津少，舌红，脉细数。

（2）某患者，心烦失眠，性情急躁易怒，饮食不佳，口渴喜饮，口苦，小便黄，大便干，舌红苔黄。

2. 处方分析 两人一组，根据处方主要药物，分析此方适用于失眠的何种证型。

处方主要组成：人参、白术、黄芪、甘草、远志、酸枣仁、茯神、龙眼肉、当归、木香。

3. 集体讨论 同学集体讨论并由教师指导并归纳、总结。

（二）情景模拟实训

1. 实训安排 学生模拟药店店员和顾客进行问病荐药实训。

2. 操作方法

（1）准备好常用失眠药，分类摆放整齐。

（2）学生2人为一组，抽签决定分别饰演药店店员和顾客，以及要模拟的失眠病证。

（3）饰演顾客的学生结合被模拟病证特点进行寻药表演，饰演药店店员的学生应根据顾客所求进行问病荐药表演。

（4）一组同学表演完后其他同学进行讨论，指出其成功和不足，教师指导并归纳、总结。

【思考题】

1. 分析以上病例，并为患者提供常用的中成药。

2. 分析以上处方适用于失眠的何种证型。

3. 描述模拟表演的主要问病要点。

实训八　头痛问病荐药技能训练

【实训目的】

1. 掌握头痛的问病要点，能辨证分型，推荐基本符合治疗药物，指导患者合理用药。

2. 根据相关中医药知识，熟悉常用头痛中成药川芎茶调散、正天丸、菊花茶调散、芎菊上清丸、牛黄上清丸、天麻钩藤颗粒、镇脑宁胶囊等中成药的功效、主治和使用注意。

【实训仪器及材料】

头痛类中成药样品。

【问病要点和辨证荐药】

1. 头痛的问病要点

（1）首先辨外感头痛与内伤头痛：外感头痛由外邪所致，属实证，起病较急，一般疼痛较剧，多表现为掣痛、跳痛、灼痛、胀痛、重痛，痛无休止。内伤头痛以虚证或虚实夹杂证为多见，起病较缓，疼痛表现为隐痛、空痛、昏痛，痛势悠悠，遇劳加重，时作时止，多属虚证；因肝阳、痰浊、瘀血所致者属实，表现为头昏胀痛，或昏蒙重痛，或刺痛钝痛，痛点固定，常伴有肝阳、痰浊、瘀血的相应证候。

（2）其次辨头痛的性质：胀痛、灼痛、跳痛多为外感风热头痛；重痛多为风湿头痛；头痛伴有紧束感，多为风寒头痛；胀痛而伴眩晕者多为肝阳上亢头痛；昏痛多为痰浊头痛；刺痛而痛处固定多为瘀血头痛；空痛为精伤；悠痛、隐痛多为气血精亏。

（3）再次辨头痛部位：太阳头痛，在头后部，下连于项；阳明头痛，在前额部及眉棱骨等处；少阳头痛，在头之两侧，并连及于耳；厥阴头痛在巅顶部位，或连目系。

2. 头痛的对证中成药

分型	病证特点	常用中成药
风寒型头痛	头痛起病较急，其痛如破，连及项背，恶风畏寒，遇风尤剧，口不渴，苔薄白	川芎茶调散、九味羌活丸
风热型头痛	头痛而胀，甚则头痛如裂，发热或恶风，口渴，面红目赤，便秘溲黄，舌红苔黄	菊花茶调散、芎菊上清丸、牛黄上清丸
肝阳型头痛	头胀痛而眩，心烦易怒，胁痛，夜眠不宁，口苦，舌红苔薄黄	镇脑宁胶囊、牛黄降压丸、清脑降压颗粒
血虚型头痛	头痛隐隐，心悸失眠，面色少华，神疲乏力，遇劳加重，舌质淡，苔薄白，脉细弱	养血清脑颗粒、天麻首乌片
痰浊型头痛	头痛昏蒙，胸脘满闷，纳呆呕恶，舌苔白腻，脉滑或弦滑	半夏白术天麻丸

续表

分型	病证特点	常用中成药
肾虚型头痛	头痛且空，眩晕耳鸣，腰膝酸软，神疲乏力，滑精带下，舌红少苔，脉细无力	大补元煎
瘀血型头痛	头痛经久不愈，其痛如刺，固定不移，或头部有外伤史，舌紫或有瘀斑、瘀点，苔薄白，脉细或细涩	大川芎口服液、正天丸

【实训内容】

（一）头痛病证解析实训

1. 病例分析 四人为一组，对所给出的病例进行辨证，并为患者提供常用的中成药

（1）某患者，恶寒发热，头痛较急，鼻塞，苔薄白。

（2）某患者，头痛而胀，反复不愈，朝轻暮重，头晕目眩，腰膝酸软，口干苦，舌红苔薄。

2. 处方分析 两人一组，根据处方主要药物，分析此方适用于头痛或眩晕的何种证型。

（1）处方主要组成：川芎、菊花、黄芩、栀子、蔓荆子、黄连、薄荷、连翘、白芷。

（2）处方主要组成：当归、牡丹皮、地龙、川芎、丹参、陈皮。

3. 集体讨论 同学集体讨论并由教师指导并归纳、总结。

（二）情景模拟实训

1. 实训安排 学生模拟药店店员和顾客进行问病荐药实训。

2. 操作方法

（1）准备好常用头痛类药，分类摆放整齐。

（2）学生 2 人为 1 组，抽签决定分别饰演药店店员和顾客，以及要模拟的头痛病证。

（3）饰演顾客的学生结合被模拟病证特点进行寻药表演，饰演药店店员的学生应根据顾客所求进行问病荐药表演。

（4）一组同学表演完后其他同学进行讨论，指出其成功和不足，教师指导并归纳、总结。

【思考题】

1. 分析以上病例，并为患者提供常用的中成药。

2. 分析以上处方适用于头痛的何种证型。

3. 描述模拟表演的主要问病要点。

（钟长军）

方名汉语拼音索引

参考文献

［1］国家药典委员会．中华人民共和国药典［S］．北京：中国医药科技出版社，2020.

［2］毕德众．国家执业药师资格考试教材精讲 – 中药学专业知识（二）［M］．北京：中国医药科技出版社，2020.

［3］赵宝林，陆鸿奎．实用方剂与中成药［M］．北京：中国医药科技出版社，2017.

［4］赵宝林，易东阳．中药调剂技术［M］．2 版．北京：中国中医药出版社，2018.

［5］阮时宝．中成药学［M］．北京：人民卫生出版社，2012.

［6］李飞．方剂学［M］．2 版．北京：人民卫生出版社，2012.